一碗汤 百病食疗

吴宏东 娄振国◎主编

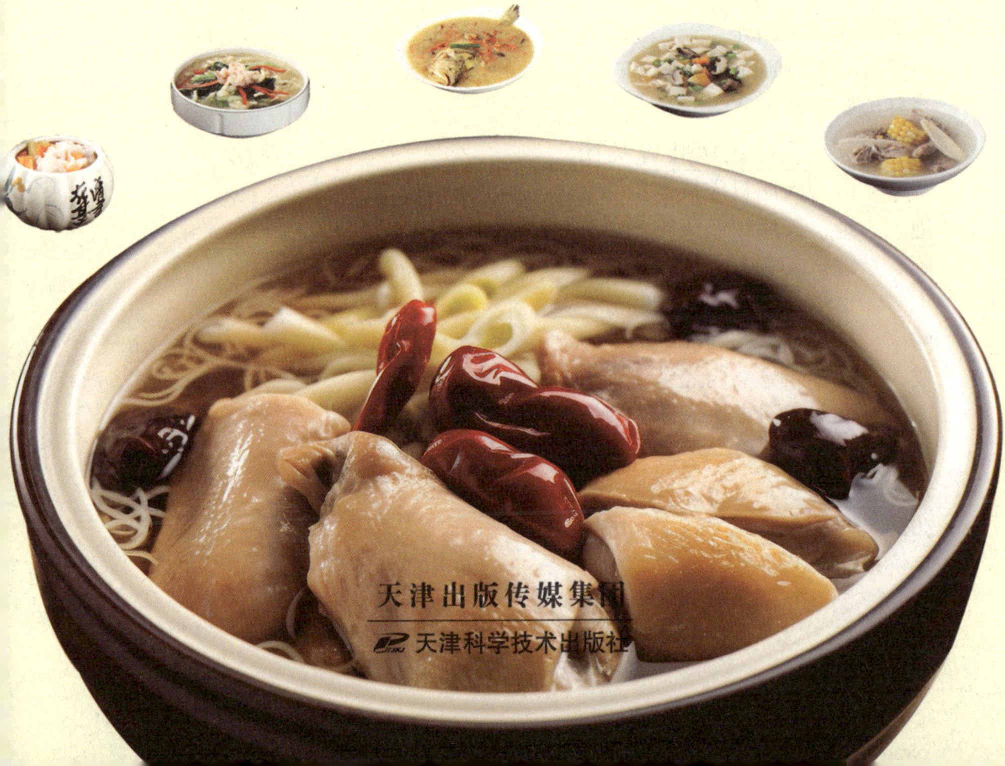

天津出版传媒集团
天津科学技术出版社

图书在版编目 (CIP) 数据

百病食疗一碗汤 / 吴宏东， 娄振国主编． -- 天津 ：天津科学技术出版社，2024. 11（2025.3 重印）--（中华养生经典丛书）. -- ISBN 978-7-5742-2535-0

Ⅰ. R247. 1；TS972. 122

中国国家版本馆 CIP 数据核字第 2024JL9842 号

百病食疗一碗汤

BAIBING SHILIAO YIWANTANG

责任编辑：胡艳杰

出　　版：天津出版传媒集团 / 天津科学技术出版社

地　　址：天津市西康路 35 号

邮　　编：300051

电　　话：（022）23332695

网　　址：www. tjkjcbs. com. cn

发　　行：新华书店经销

印　　刷：三河市华润印刷有限公司

开本 680×960　1/16　印张 14　字数 182 000

2025 年 3 月第 1 版第 2 次印刷

定价：68.00 元

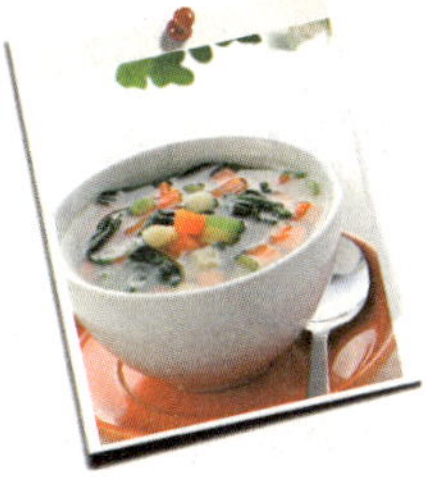
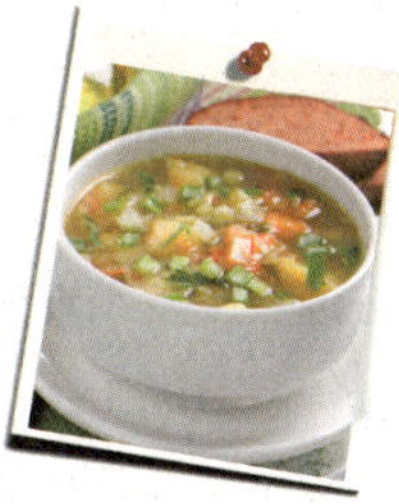
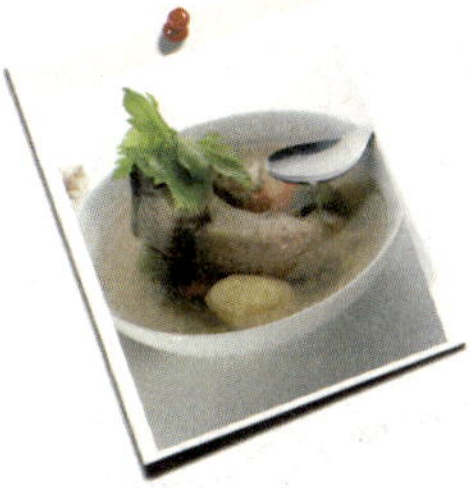
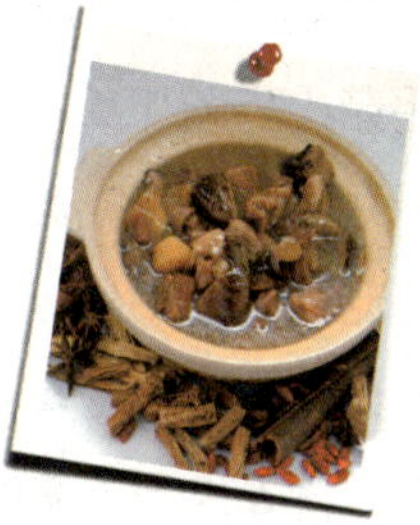

Part 1 营养美味，滋补汤羹

Part 2 回归自然的纯鲜，清淡开胃蔬菜汤

Part 3 不可抵挡的浓香味，营养保健畜肉汤

Part 4 色香味全重食疗，滋补养生禽蛋汤

Part 5 暖心养胃好舒畅，鲜香美味水产汤

Part 6 如丝如绵入心田，温补养颜甜品汤

Part 1

营养美味，滋补汤羹

滋补汤的效果其实是“寓医于食”，是将中国传统医学知识与烹调相结合的产物，既将药物作为食物，又将食物赋以药用，二者相辅相成，做出来的汤料既有较高的营养价值，又可防病强身。

喝汤已经成为一种习惯和文化，对于每个家庭来说，每天饭桌上备一道靓汤，营养美味，全家健康。

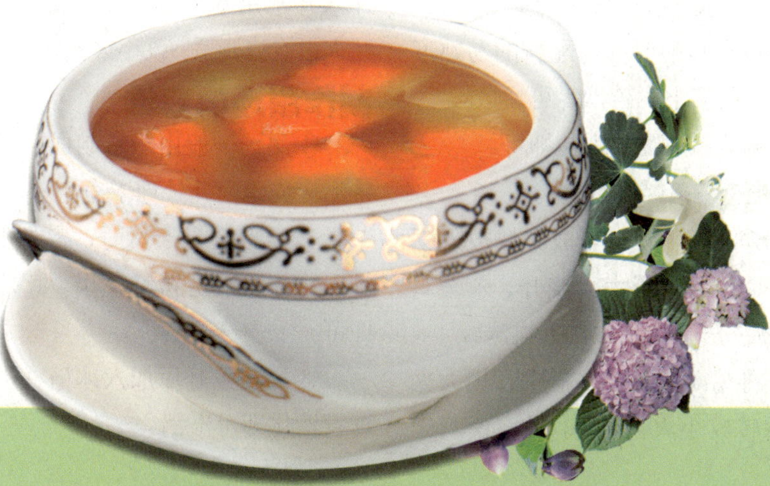

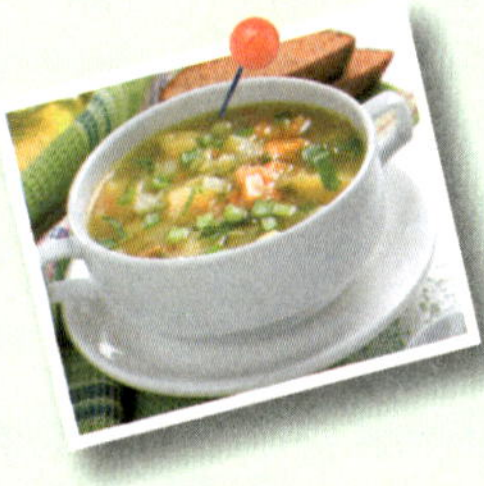

新手煲汤指南

◎ 汤品是家常菜肴中必不可缺的一道菜，如何煲汤才能使汤美味又富营养，是每个煲汤新手需要学习的必修课。

制作蔬菜汤的方法

①蔬菜味道比较清淡，煮汤可以用上汤（用鸡骨或猪骨熬制的汤）来煮。

②蔬菜水分多、富含纤维质、易熟，所以煮蔬菜汤的时间不需要太久，几分钟即可。

③快出锅时加盐调味就可以了。

制作猪骨汤的方法

①清水烧开，把洗净的猪骨入锅汆水，将血沫和污物捞出。

②将处理干净的猪骨与煲汤用的多种配料（如山药、胡萝卜、玉米等）依次放入汤煲中，慢火煲2小时。

③放配料的时间与配料的易熟度有关，如胡萝卜、苦瓜等可后放。

④调味料只需加入盐即可。

制作老鸡汤的方法

①老母鸡洗净，斩成大块放入锅中，加足量清水用大火烧开，汆至鸡肉变色后捞出，用清水洗去血沫。

②将鸡肉放入冷水锅中，用大火煮沸后转成小火再炖2小时，使鸡肉中的蛋白质、脂肪等营养物质充分溶于汤中即可。

制作鱼汤的方法

①先将鲜鱼去鳞、除内脏，清洗干净后放到开水中烫三四分钟捞出来，然后放进烧开的汤里，再加适量的葱、姜、盐，改用小火慢煮，待出鲜味时离火即可。

②将洗净的鲜鱼放入油锅中煎至两面微黄，然后冲入开水，并加葱、姜，先用旺火烧开，再用小火煮熟即可。

③锅中放油，用葱段、姜片炝锅，冲入开水用旺火煮沸后，放进鱼；用旺火再次烧开后，改小火煮熟即可。

制作甜汤的方法

①甜汤一般由干货制成，所以清洗后应先泡发并处理干净。

②汤料全是干货时，需要煮20分钟以上；如果是新鲜蔬果，煮几分钟即可。

③汤料煮好后加入冰糖，搅拌至冰糖溶化即可出锅。

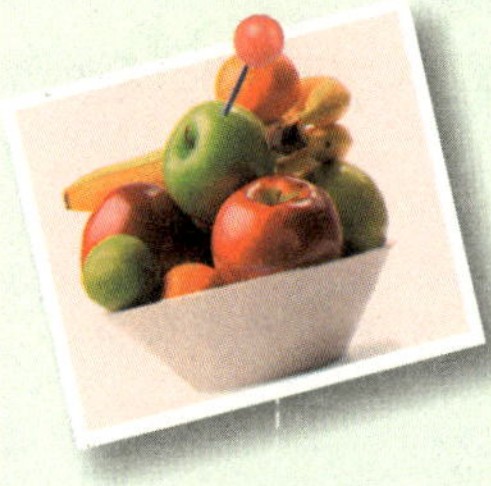

四季煲汤，所选食材应不同

◎煲汤极具滋补养生的功效。汤品制作中所选的材料应为天然绿色的佳品，营养价值自然高。

《黄帝内经》写道：“药疗不如食疗，救治于后，不若摄养于先。”食物是健康的根源，与其等邪气入体而生病吃药，不如直接通过食物进行食疗；若等生病后再进行食疗，又不如在生病前就先用食物养生。

春季万物萌生，人的阳气也得以生发。春季生发之气是夏长之气的基础，是一年健康的开始，所以在饮食上可以吃一些温补阳气的食物，如桂圆、大枣、莲子、红糖、小米、山药、茯苓、薏仁等。而南方地区正是雨量增多、空气潮湿的时候，这时需要加强对脾胃的养护，可多吃芡实、大枣、山药、胡萝卜、莲子等食物，防止脾胃虚弱；同时多吃利湿的食物，如薏米、红豆、冬瓜等。

夏季是一年中阳气最旺盛的季节，人体新陈代谢也随之旺盛，此时应多吃有酸味的食物以固表，多吃有咸味的食物以补心。此外，西瓜、绿豆、金银花、菊花、乌梅等制作的各式甜汤都是解渴消暑的佳品。

《黄帝内经·素问·脏气法时论》中说：“肺主秋，肺收敛，急食酸以收之，用酸补之，辛泻之。”秋季天气炎热不下，而且空气逐渐干燥，应选择润燥止渴、养阴清热、清心安神的食物，如莲子、百合、蜂蜜、山药等。

冬季是进补的最佳季节，可以多食用核桃、桂圆、生姜等温补佳品，应该少食咸多食苦，以达到助心阳、藏热量的目的。食材可以选择萝卜、板栗、核桃、白薯等热量较高的，但是忌食黏硬、生冷的食物。

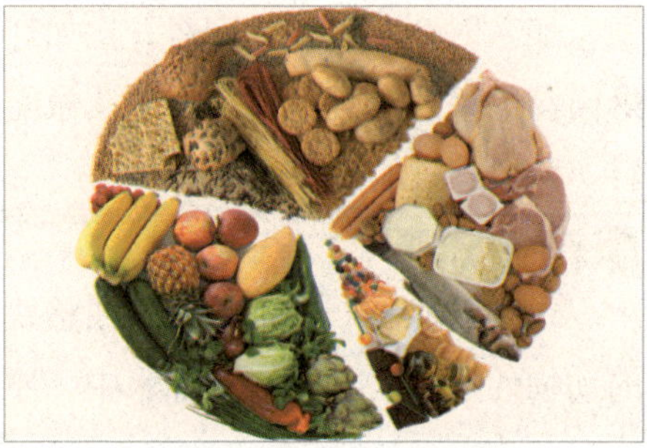

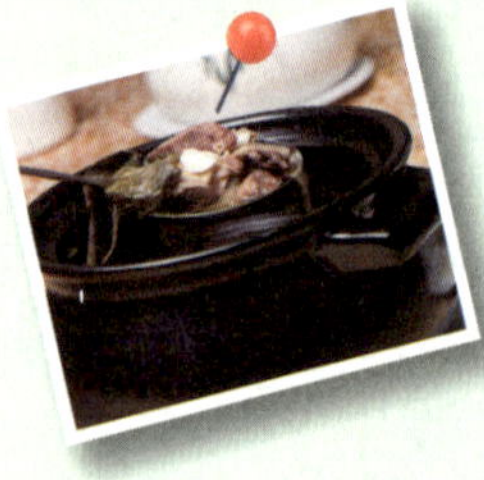

煲汤成功的小秘诀

◎制作一道营养美味的汤品并没有想象中那么难，注意以下四个小秘诀就可以了。

主料和调味料的搭配

常用的花椒、生姜、胡椒、葱等调味料都有去腥增香的作用，是煲汤中少不了的。但调料多了容易产生太多的浮沫，这就需要大家在做汤的后期耐心地将浮沫打掉。

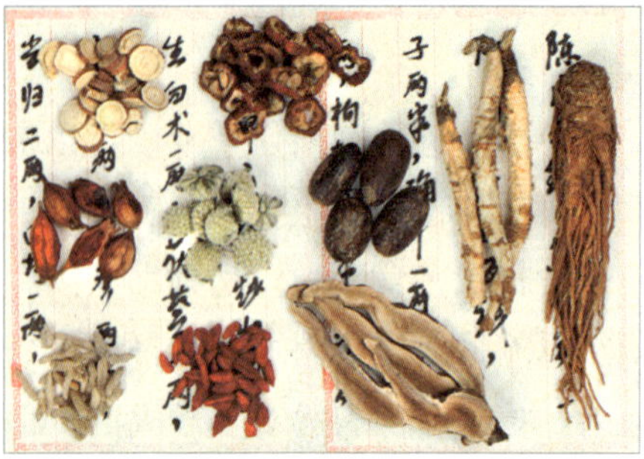

优质合适的配料

一般来说，根据所处季节的不同，加入时令蔬菜作为配料，比如炖酥肉汤的话，春夏季就加入菜头做配料，秋冬季就加白萝卜。

原料冷水下锅

煲汤的原料一般都是整只或整块的动物性原料，如果投入沸水中，原料表层细胞骤受高温易凝固，会影响原料内部蛋白质等物质的溢出，成汤的鲜味便会不足。

注意加水比例

在煲牛骨、猪骨汤时，可把骨头砸碎，按1：5的比例加水小火慢熬。切忌用大火猛烧，也不要中途加冷水，因为那样会使肉内蛋白质凝固，有损于汤的美味。

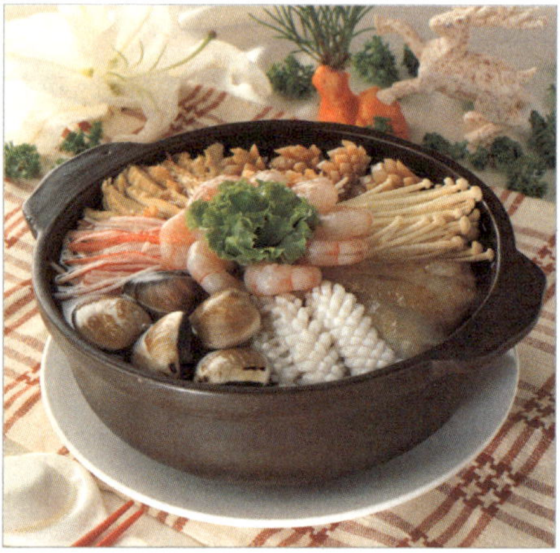

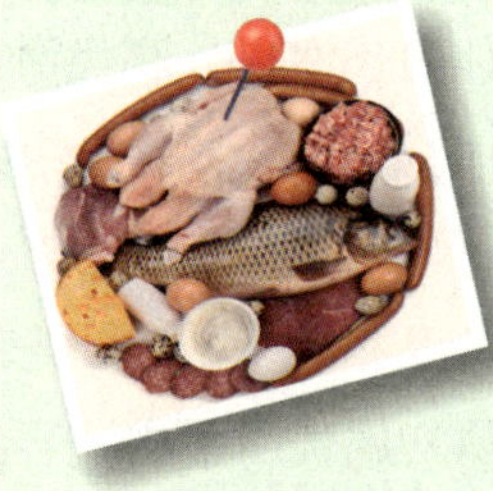

煲汤要有养生效果

◎人们常喝的汤有荤汤、素汤两大类，荤汤有肉汤、骨头汤、鱼汤、蛋花汤等；素汤有豆腐汤、紫菜汤、西红柿汤、米汤等。无论是荤汤还是素汤都应根据个人的需求与口味来选料烹制，"对症喝汤"可达到防病滋补、清热解毒的"汤疗"效果。

延缓衰老多喝骨汤

人到中老年，由于微循环障碍而导致心脑血管疾病的发生。另外，老年人容易发生"钙迁徙"而导致骨质疏松、骨质增生和骨折等症。骨头汤中的胶原蛋白可补充钙质，从而改善上述症状。

防治感冒多喝鸡汤

鸡汤中的特殊养分可加快咽喉及支气管黏膜血液循环，增加黏液的分泌，可缓解咳嗽、咽干、喉痛等症状，对感冒、支气管炎等症预防和缓解效果尤佳。

防治呼吸道发炎多喝鱼汤

鲫鱼、墨鱼汤中含有大量的脂肪酸，可防止呼吸道发炎。鱼汤中含有的卵磷脂，有益于病愈后的身体康复。

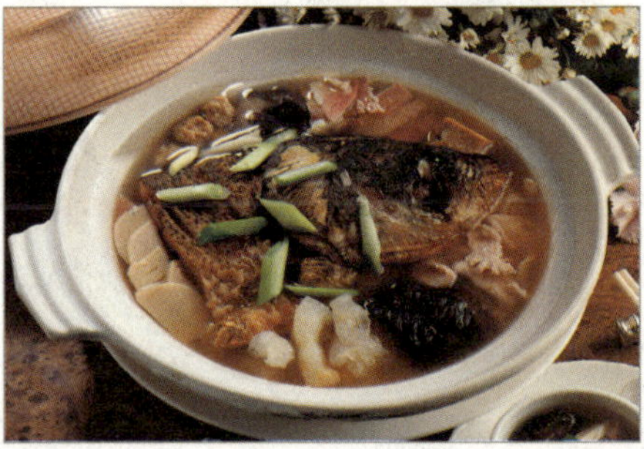

养气血多喝猪蹄汤

猪蹄性平味甘，入脾、胃、肾经，能强健腰腿、补血润燥、填肾益精。加入一些花生煲汤，尤其适合妇女产后阴血不足、乳汁缺少。

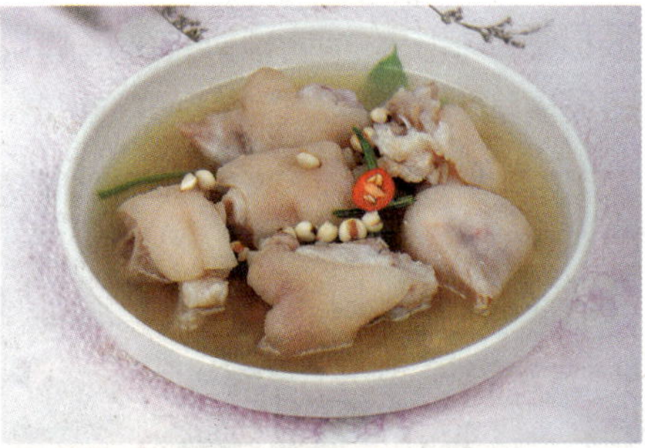

消胃火旺盛多喝去火汤

平时喜欢吃辛辣、油腻食品的朋友，其体内日久易化热生火，积热于肠胃，表现为胃中灼热、喜食冷饮、口臭、便秘等。这类人群一定要注意清胃中之火，适度喝一些苦瓜汤、黄瓜汤、冬瓜汤、苦菜汤等。

退风热多喝豆类汤

很多豆类都有祛风除湿、调中下气、活血解毒等功效。如甘草生姜黑豆汤，对小便涩黄、风热入肾等症有一定食疗效果；绿豆陈皮排骨汤，能厚肠胃、润皮肤、和五脏、滋脾胃。

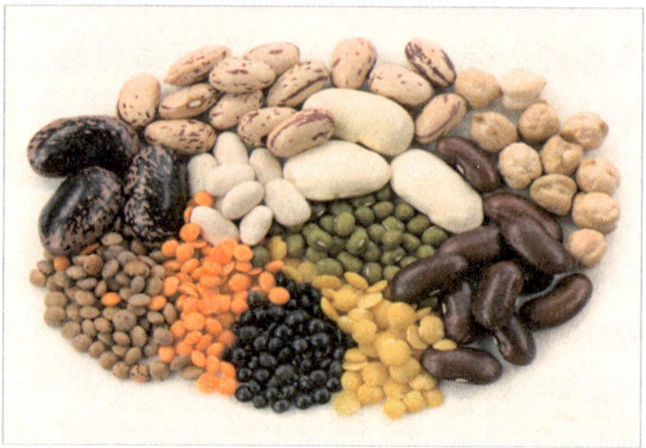

排毒多喝蔬菜汤

各种新鲜蔬菜含有大量碱性成分，常喝蔬菜汤可使体内血液呈正常的弱碱性状态，防止血液酸化，并使沉积于细胞中的毒性物质重新溶解后随尿液排出体外。

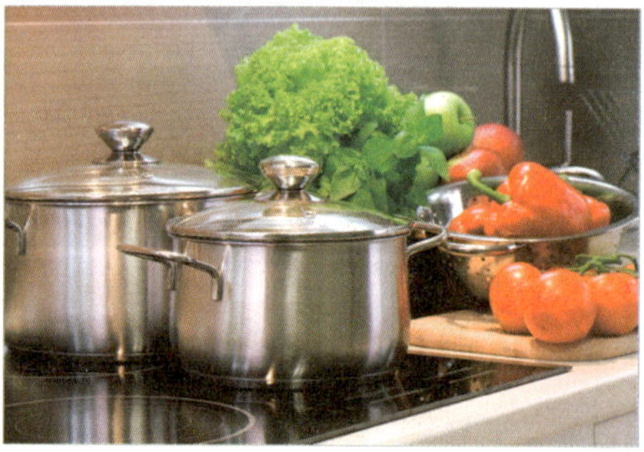

脾虚的人如何喝汤

脾虚的人常常表现为食少腹胀、肢体倦怠、时有腹泻、面色萎黄，适度喝些山药汤、豇豆汤等，以促进脾胃功能。

老年人喝汤首选优质蛋白

老年人的体内代谢以分解代谢为主，需用较多的蛋白质来补偿组织蛋白的消耗。鸡肉、鱼肉、兔肉、羊肉、牛肉、瘦猪肉以及豆类制品，所含蛋白质均属优质蛋白，容易消化。

儿童喝汤要注重健脾和胃

由于儿童消化能力较弱，胃中常积滞宿食，表现为食欲不振或食后腹胀。因此，可以适量吃点山楂羹、白萝卜汤等消食、健脾、和胃的食物。

成年人喝汤补充营养

成年人的工作压力大，用脑频繁，所以喝汤时最好做到荤素兼备，多用豆制品、鱼类和新鲜蔬菜煲汤。每周至少食用一次动物肝脏汤，以保证维生素A和B族维生素的供应。做汤时少用盐，不过分油腻。

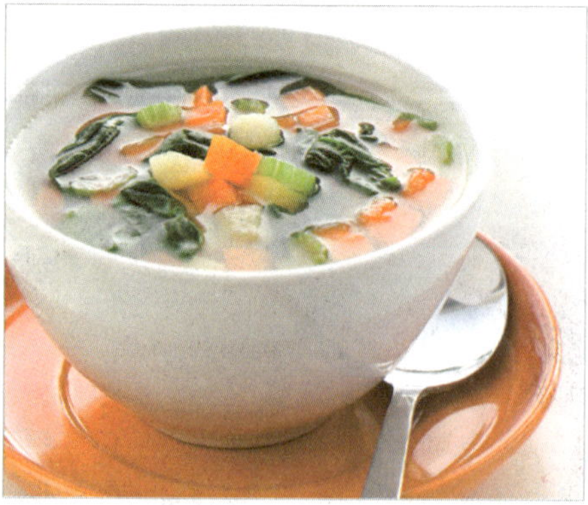

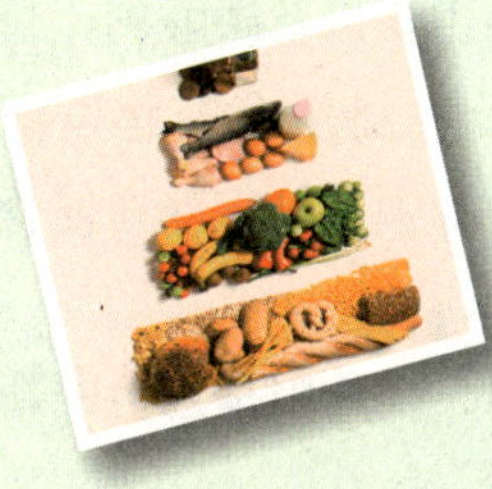

了解食材的营养价值与煲汤技巧

◎煲汤必须选择新鲜、营养的食材，无论是蔬菜还是肉类、海鲜，都有其特别的功效。

蔬菜

冬瓜

营养功效：冬瓜含有矿物质、维生素等营养成分，煲汤具有清热解毒、利水消肿、减肥美容的功效。

选购窍门：选择外形完整、无虫蛀、无外伤的新鲜冬瓜。

煲汤技巧：冬瓜最好切大块，放入锅中和其他食材慢火煲至熟烂即可。

白萝卜

营养功效：白萝卜含有蛋白质、糖类、B族维生素、维生素C以及铁、钙、磷等营养成分，煲汤食用可洁净血液、降低胆固醇，同时有利于血管弹性的维持。

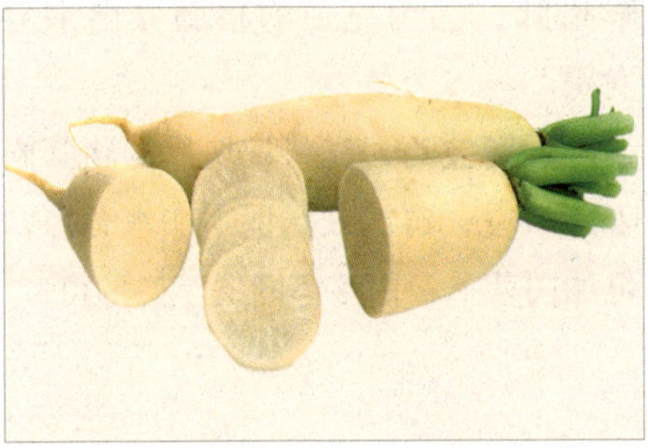

选购窍门：外皮细嫩光滑，用手指轻弹以声音沉重的为佳，如声音混浊则多为糠心。

煲汤技巧：白萝卜用来煲汤可以增加汤的鲜味，因此不可加太多调味料，以免影响汤的味道。

莲藕

营养功效：莲藕含有葡萄糖、蛋白质、蔗糖、钙、磷、铁及多种维生素。煲汤具有滋阴养血的功效，可以补五脏之虚、强壮筋骨、补血养血。

选购窍门：选择两端节细、藕身圆而笔直、用手轻敲声音厚实、外皮颜色为淡茶色、没有伤痕的为佳。

煲汤技巧：最好将莲藕切成大块，用小火慢煲至其熟烂。

玉米

营养功效：玉米含有蛋白质、糖类、钙、磷、铁、硒、镁、胡萝卜素、维生素E等营养成分，具有开胃益智、宁心活血、调理中气等功效。玉米煲汤能降低血脂，对于高血脂、动脉硬化、心脏病的患者有助益。

选购窍门：以整齐、饱满、无缝隙、色泽金黄、表面光亮者为佳。

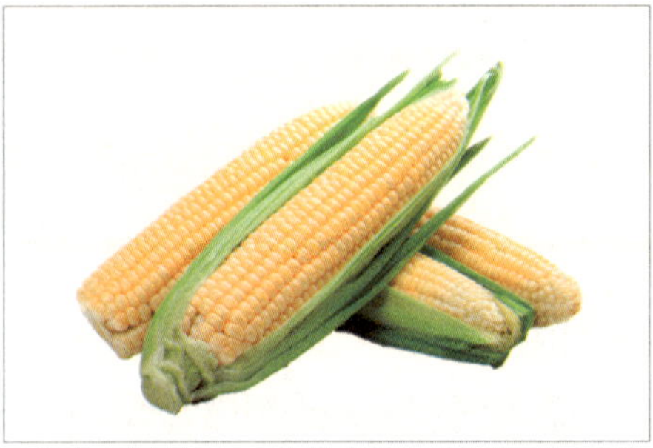

煲汤窍门：将整根玉米切成小段，加入汤中熬煮即可。

畜肉

猪肉

营养功效：猪肉含有蛋白质、脂肪、碳水化合物、磷、钙、铁、B族维生素、烟酸等成分，煲汤有滋养脏腑、滑润肌肤、补中益气、滋阴养胃之功效。

选购窍门：选择肌肉有光泽、嗅之气味正常的新鲜猪肉。

煲汤技巧：煲猪肉汤最好用小火慢煮，可保证猪肉汤原汁原味。

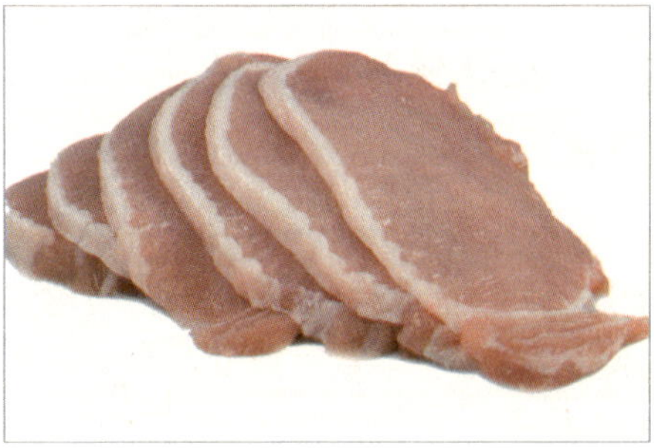

猪骨

营养功效：猪骨含有大量蛋白质、脂肪、维生素以及磷酸钙、骨胶原等营养成分，煲汤有补脾、润肠胃、生津液、补中益气、养血健骨的功效。

选购窍门：挑选肉呈红色的新鲜猪骨。

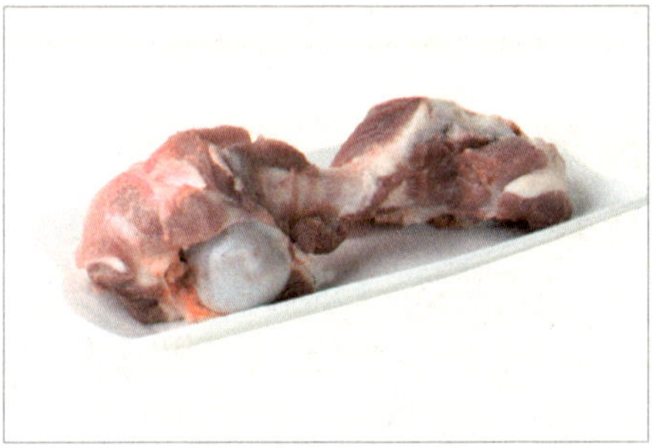

煲汤技巧：先将猪骨入沸水锅中汆去血水。煲汤时在汤内放点醋，可促进骨头中的蛋白质及钙、磷、铁等矿物质的溶解。

猪肺

营养功效：猪肺含有蛋白质、脂肪、B族维生素、钙、磷、铁等营养成分，具有止咳、止血的功效。

选购窍门：选择颜色稍淡的新鲜猪肺，因为充血的猪肺煮出来会发黑。

煲汤技巧：先将切块后的猪肺同姜片炒香，再放入汤煲中加水煮沸，可加白萝卜、白菜等同煲至熟即可。

猪肚

营养功效：猪肚富含蛋白质、脂肪、维生素A、维生素E以及钙、钾、镁、铁等营养元素，具有补虚损、健脾胃的功效。

选购窍门：选购黄白色的、手摸劲挺、肚内无块和颗粒、弹性足的猪肚。

煲汤技巧：煲猪肚汤时加入适量生姜，可以有效去除腥味。

猪蹄

营养功效：猪蹄富含脂肪和碳水化合物，并含有多种维生素及钙、磷、铁等营养成分，具有补虚弱、填肾精等功效，对延缓衰老和促进儿童生长发育有一定食疗作用。

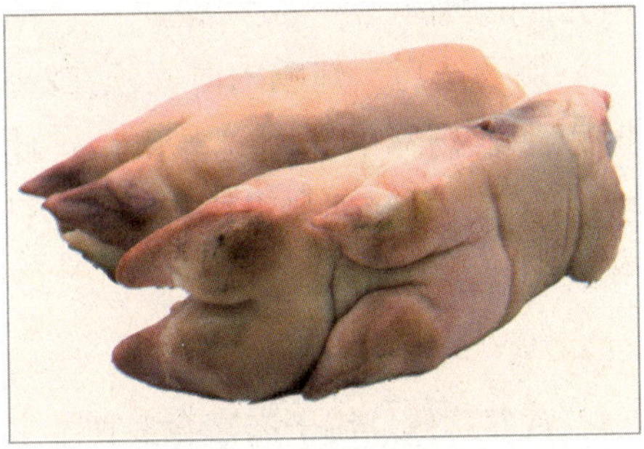

选购窍门：选择肉色红润、外皮洁白有光泽、肉质紧密的新鲜猪蹄。

煲汤技巧：煲猪蹄汤时先用大火烧开，持续用大火烧20分钟，可以使汤色发白。

牛肉

营养功效：牛肉含有蛋白质、脂肪、B族维生素、钙、磷、铁等营养成分，有补中益气、滋养脾胃、强健筋骨、化痰息风、止渴止涎之功效。

选购窍门：新鲜牛肉有光泽，肌肉红色均匀，肉的表面微干或湿润，不黏手。

煲汤技巧：煲牛肉汤时，一定要将牛肉先汆煮去掉血水；煲汤用水最好一次性加足，如果中途需要再加水，要用开水。

羊肉

营养功效：羊肉含有丰富的蛋白质、脂肪，还含钙、磷、铁、钾、碘等矿物质。羊肉为益气补虚、温中暖下之佳品，对虚劳羸瘦、腰膝酸软、产后虚寒腹痛、寒疝等皆有补益功效。

选购窍门：新鲜羊肉的肉色鲜红而均匀、有光泽，肉质细而紧密有弹性，外表略干，不黏手。

煲汤技巧：炖羊肉时，在锅里放点食用碱很容易煮烂。

羊骨

营养功效：羊骨中含有磷酸钙、碳酸钙、骨胶原等营养成分，有补肾、强筋的作用，对不良性贫血、筋骨疼痛、腰软乏力、白浊、淋痛、久泻、久痢等病症有补益功效。

选购窍门：选择肉色鲜红而且均匀，肉细而紧密，不黏手、气味新鲜的羊骨。

煲汤技巧：羊骨剁块后要先汆烫去血水和血沫，再入锅中用大火煮2

小时便可。

禽肉

鸡肉

营养功效：鸡肉富含蛋白质、脂肪、碳水化合物、B族维生素、钙、磷、铁、钾、钠等营养成分，有温中益气、补精填髓、益五脏、补虚损的功效。

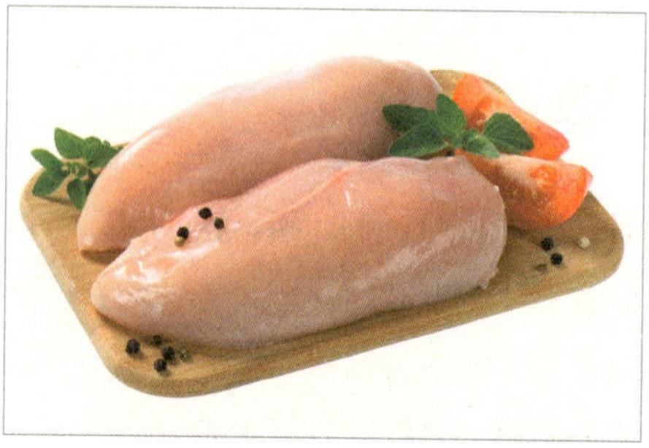

选购窍门：新鲜鸡肉的肉质紧密，颜色呈粉红色且有光泽；鸡皮呈米色并有光泽和张力，毛囊突出。

煲汤技巧：带皮的鸡肉含有较多脂肪，所以较肥的鸡应该去掉鸡皮再烹制；处理好鸡后放5～6小时，待鸡肉表面产生一层光亮的薄膜再下锅煮，味道更美；先将水烧开再放鸡肉，炖汤更鲜；用盐腌制过的鸡肉，需冷水入锅炖。

乌鸡

营养功效：乌鸡含有赖氨酸、蛋氨酸和组氨酸等营养成分，有滋阴补肾、养血添精、益肝补虚的作用，能调节人体免疫功能和抗衰老。

选购窍门：以骨和肉都是黑色的为佳。

煲汤窍门：乌鸡连骨（砸碎）熬汤，滋补的效果最佳。

鸭肉

营养功效：鸭肉富含蛋白质、B族维生素、维生素E以及铁、铜、锌等矿物质，具有养胃滋阴、清肺解热、大补虚劳、利水消肿的功效。

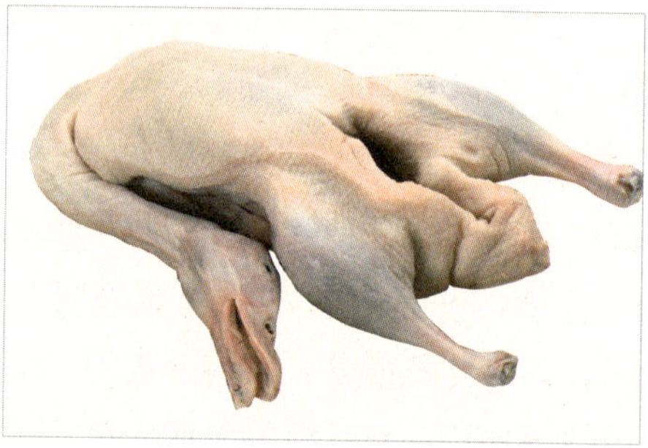

选购窍门：选择肉质新鲜、脂肪有光泽的鸭肉。

煲汤技巧：炖鸭的时间须在2小时以上，汤料的味才能熬出来。此外，为了使老鸭熟烂得快，可将几只螺蛳一同入锅烹煮。

鸽子

营养功效：鸽子肉富含多种维生素及造血用的微量元素，具有补肾、益气、养血的功效。

选购窍门：优质鸽肉有光泽，脂肪洁白。

煲汤技巧：鸽子入锅后，要改用小火慢慢炖至肉酥。此外，鸽子汤的味道非常鲜美，不必放太多调味料。

鹌鹑

营养功效：鹌鹑富含蛋白质、卵磷脂、维生素以及铁、钙、磷等元素，具有补五脏、益精血、温肾助阳的功效。

选购窍门：优质鹌鹑的胸肉肥厚，羽毛齐全而有光。

煲汤技巧：鹌鹑切块，放入热油锅中与姜丝同炒片刻，再倒入汤煲中慢火煲3小时。

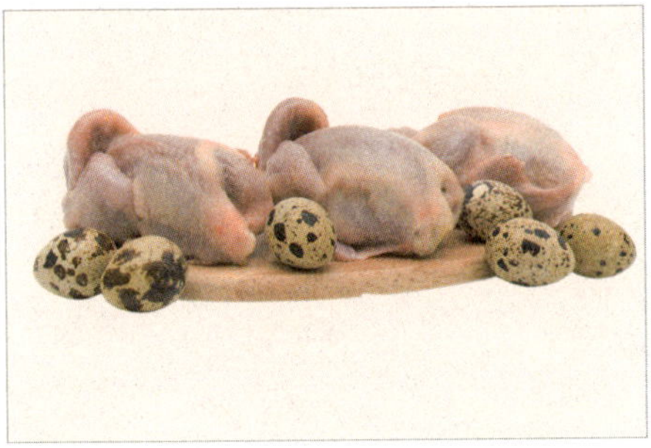

水产

生鱼

营养功效：生鱼含有不饱和脂肪酸、氨基酸、优质蛋白质、钙、铁、磷等营养元素，具有补气血、健脾胃之功效，可强身健体、延缓衰老。

选购窍门：挑选体表光滑、黏液少的生鱼。

煲汤技巧：煲生鱼汤前，最好先将生鱼两面煎一下，煲汤时就不易碎烂，而且还不会有腥味。

鱼头

营养功效：鱼头富含蛋白质、碳水化合物、脂肪、多种维生素、钙、铁、磷等营养成分，有提神健脑、增强免疫力的功效。

选购窍门：选购现切的鱼头。

煲汤技巧：先将鱼头对半切开，再放入锅中慢火煮至沸腾。

鲫鱼

营养功效：鲫鱼富含蛋白质、脂肪、钙、铁、锌、磷等营养元素，可补阴血、通血脉、补体虚，还有益气健脾、利水消肿、清热解毒等功效。

选购窍门：新鲜鲫鱼的眼珠略凸，眼球黑白分明，眼表发亮。

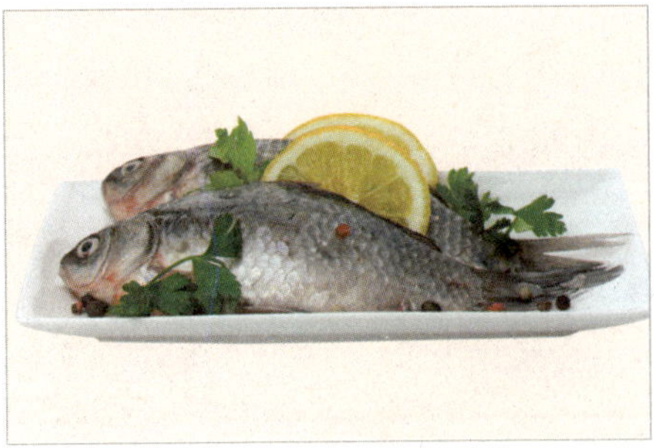

煲汤技巧：煲鲫鱼汤的时间不宜太长。此外，可在锅内滴入几滴鲜奶，不仅可令汤中鱼肉白嫩，而且汤的滋味更为鲜美。

鲤鱼

营养功效：鲤鱼含有丰富的优质蛋白质，容易被人体吸收，可供给人体必需的氨基酸。

选购窍门：优质鲤鱼的眼球突出、角膜透明，鱼鳃色泽鲜红，鳞片完整有光泽。

煲汤窍门：鲤鱼背脊两边的皮内各有一条似白线的筋，在烹制前要把它抽出。

甲鱼

营养功效：甲鱼含有丰富的蛋白质、磷、脂肪、碳水化合物等营养成分，具有滋阴壮阳、软坚散结、化瘀的功效。

选购窍门：优质甲鱼的腹部有光泽，肌肉肥厚，裙边厚而向上翘，体外无伤病痕迹。

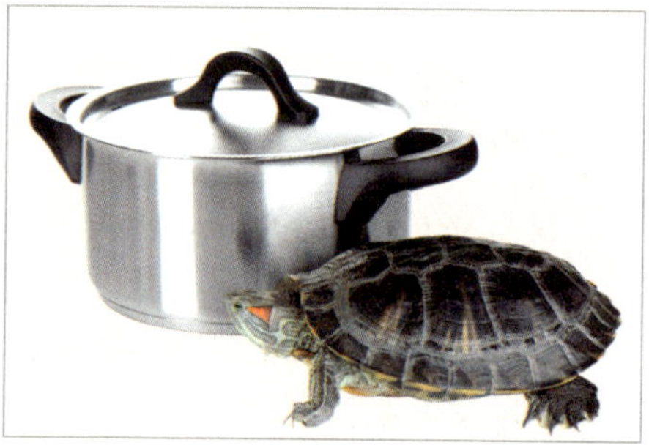

煲汤技巧：煲汤前，甲鱼一定要在沸水中煮一下，以洗掉表面的一层膜，然后再入锅中以大火炖至熟烂。

Part 2

回归自然的纯鲜，清淡开胃 蔬菜汤

蔬菜汤多是采用日常生活常见的时令蔬菜，或单一或混搭而熬制的汤，因为保留了蔬菜天然绿色的营养以及口味而深受大家喜爱。

蔬菜汤种类繁多，营养不一，能够帮助人体清理肠胃，其各类营养元素也特别容易被人体吸收，提高免疫力。

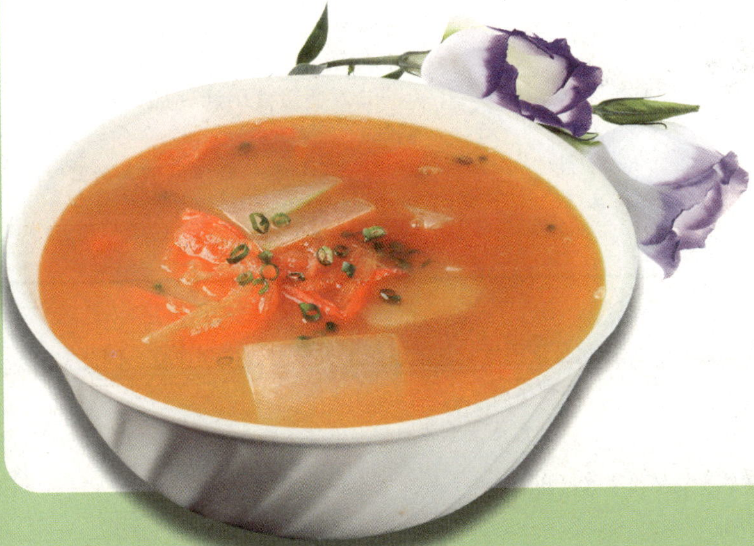

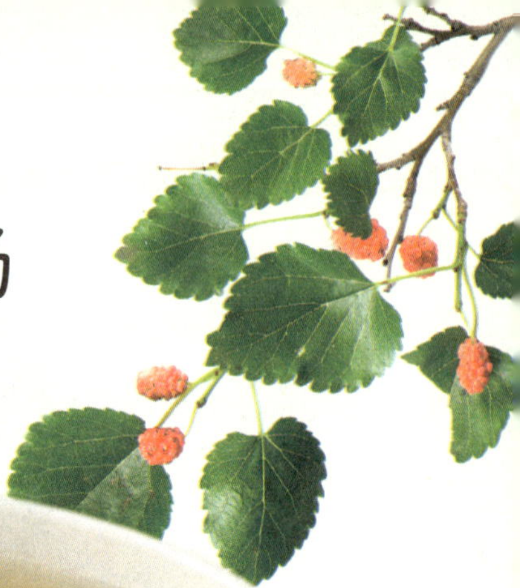

菌菇菠菜汤

▶ 降压降糖

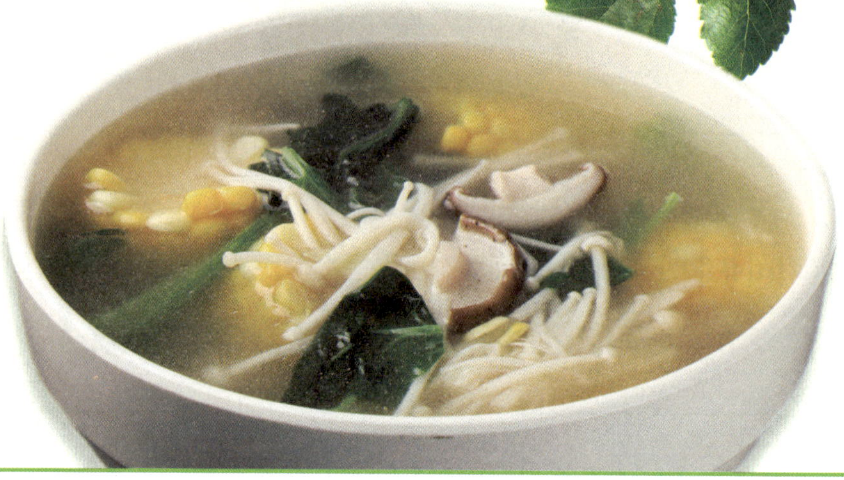

材料 cailiao

鲜香菇45克，玉米棒180克，金针菇100克，菠菜120克，姜片少许

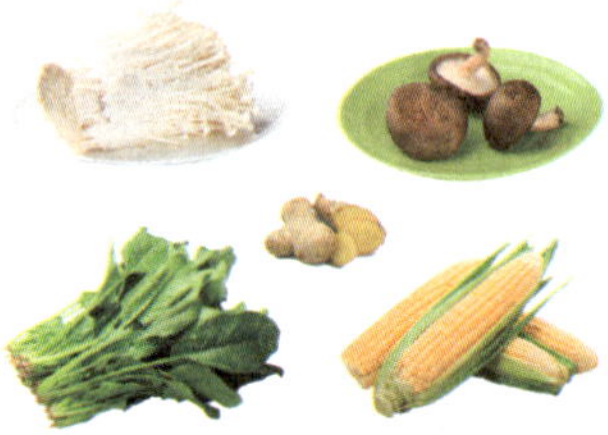

调料 tiaoliao

盐3克，鸡粉2克，食用油适量

做法 zuofa

01.香菇洗净，去蒂切小块；金针菇洗净，切去根部；玉米棒洗净，切小块；菠菜洗净，切长段。

02.砂锅中注水烧开，放入玉米块，下入香菇、姜片。

03.加盖，烧开后转小火再煮15分钟至食材熟软。

04.淋入适量食用油，加入盐、鸡粉调味。

05.放入金针菇，煮沸后放入菠菜，拌煮至熟软即成。

营养分析〉菠菜含有一种类胰岛素物质，它能够帮助人体有效控制血糖。因此，糖尿病患者常吃菠菜有利于保持血糖稳定。

菠菜相宜〉猪肝（预防贫血）、冬瓜（消炎养颜）、海带（利于钙的吸收）

菠菜相克〉黄瓜（破坏维生素C）、奶酪（易引起结石）

马蹄莲子羹

清热解毒

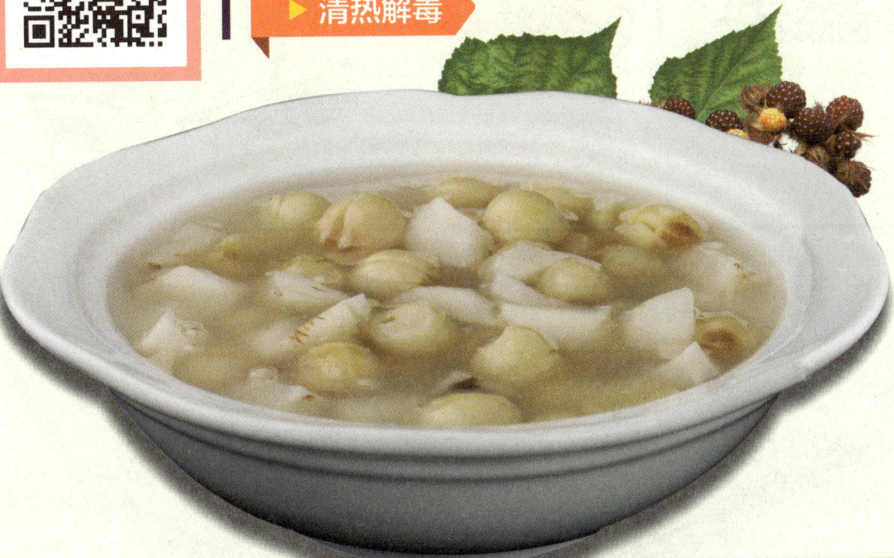

材料 cailiao

莲子50克，马蹄45克

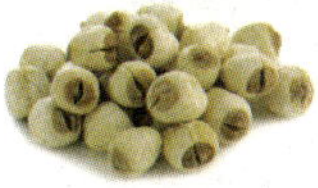

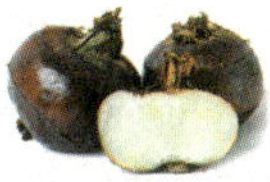

调料 tiaoliao

冰糖、水淀粉各适量

做法 zuofa

01.把洗净去皮的马蹄切开，再改切成小块，待用。

02.锅中倒入约800毫升清水烧热，放入洗净的莲子。

03.盖上锅盖，用大火煮沸后转小火续煮约30分钟。

04.开盖，倒入马蹄，煮片刻；再放入冰糖，拌匀。

05.盖上锅盖，用小火续煮约5分钟至冰糖溶化。

06.揭盖，倒入少许水淀粉，拌匀。

07.把煮好的汤羹盛入碗中即成。

营养分析〉马蹄肉质洁白，味甜多汁，含有蛋白质、糖类以及多种维生素、磷、铁等营养物质，具有清热解毒、凉血生津、消食除胀的功效。

马蹄相宜〉海蜇皮（清热祛痰、降低血压）、核桃仁（有利于消化）、黑木耳（补气强身、益胃助食）

马蹄相克〉牛肉（伤脾胃）

青豆豆腐汤

▶ 益气补血

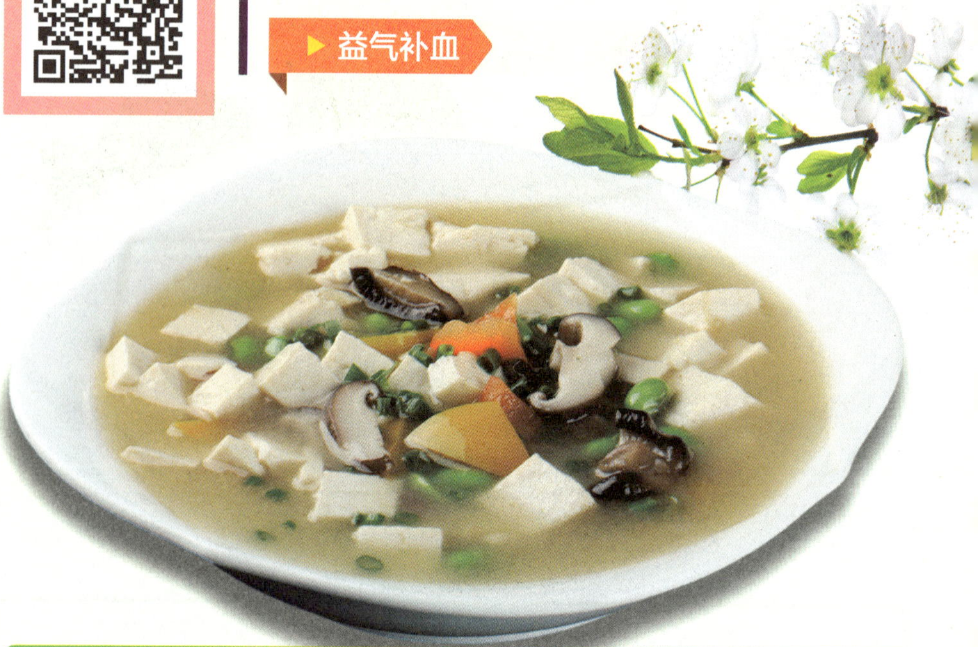

材料 cailiao

豆腐300克，鲜香菇40克，青豆100克，彩椒65克，火腿30克，干贝35克，葱花少许

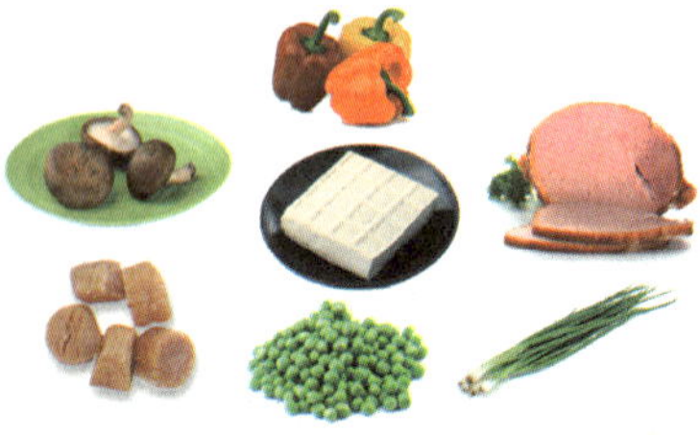

调料 tiaoliao

盐、鸡粉各2克，黑芝麻油3毫升，米酒5毫升，食用油适量

做法 zuofa

01.食材均洗净，香菇切粗丝，彩椒切小块，火腿切细丝，豆腐划开切成小方块。

02.用油起锅，放入洗净的干贝，撒上火腿丝、香菇丝，淋入少许米酒，快速翻炒几下。

03.倒入青豆、彩椒，翻炒至青豆色泽翠绿；再注入清水，盖上锅盖，烧开后用小火续煮约2分钟至食材熟软。

04.揭开盖，倒入豆腐块，加入盐、鸡粉，用中火续煮至食材熟透；淋上少许黑芝麻油，拌煮入味。

05.盛出豆腐汤，撒上葱花即成。

营养分析〉豆腐含有铁、钙、磷、镁和其他人体必需的多种微量元素，还含有糖类和丰富的优质蛋白。产妇食用豆腐，有补血、补充身体所需营养物质的作用。

芥菜豆腐羹

▶ 开胃消食

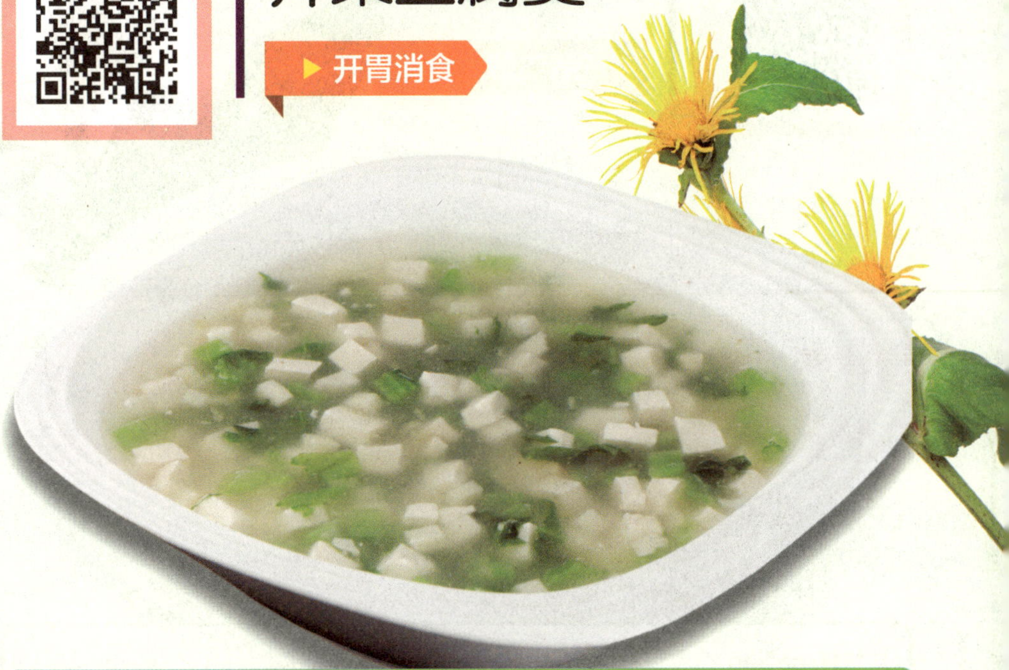

材料 cailiao

芥菜100克，竹笋80克，豆腐180克，姜末少许

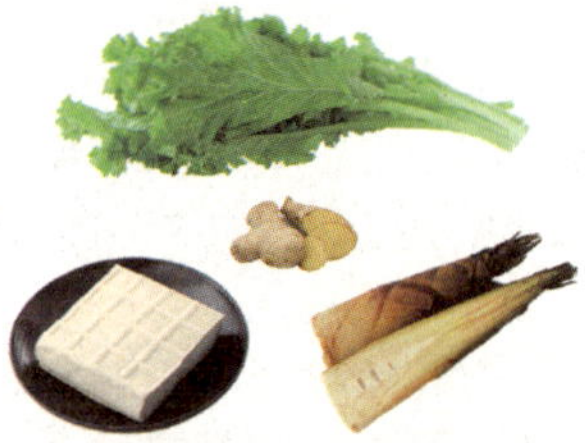

调料 tiaoliao

盐6克，鸡粉2克，料酒4毫升，芝麻油2毫升，水淀粉10毫升，食用油适量

做法 zuofa

01.将洗净的竹笋、芥菜、豆腐均切成粒。

02.锅中注入适量清水烧开，撒上少许盐，放入竹笋、豆腐，用大火煮约1分钟，捞出，沥干水分。

03.用油起锅，倒入少许姜末，爆香；倒入芥菜，翻炒匀；淋入少许料酒，炒匀；注入适量清水，用大火煮沸，放入适量盐、鸡粉调味。

04.倒入竹笋和豆腐，续煮至沸；倒入少许水淀粉，淋入少许芝麻油，拌匀。

05.将煮好的汤羹盛出即成。

营养分析〉芥菜含有维生素A、B族维生素和维生素D等营养成分，有提神醒脑的功效。

芥菜相宜〉鸡心（增强营养素的吸收）、猪肝（有助于钙的吸收）、豆腐（清热降压）

芥菜相克〉鲫鱼（引起水肿）、醋（破坏胡萝卜素）

双瓜汤

▶清热解毒

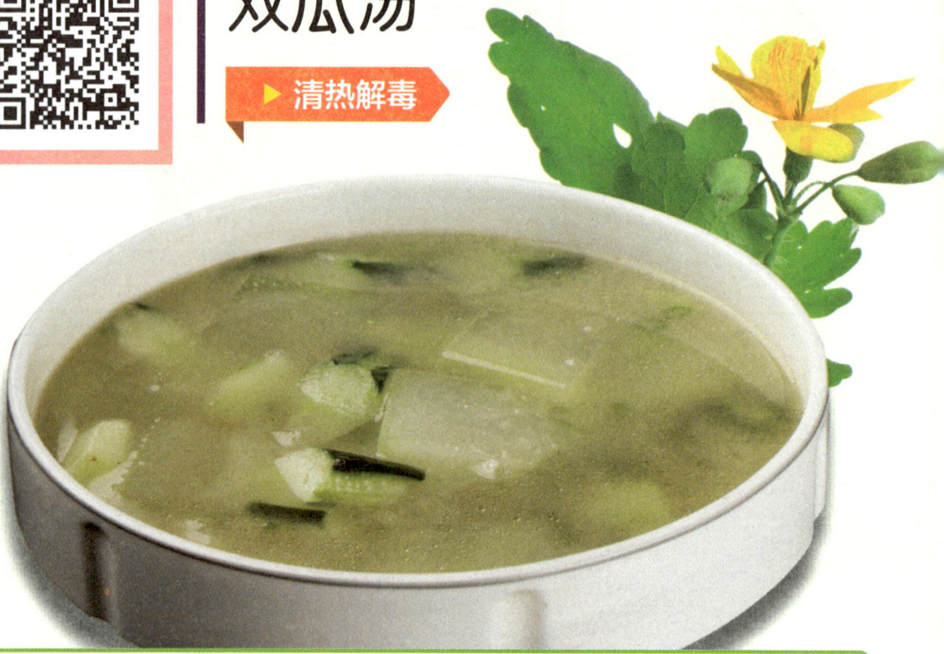

材料 cailiao

冬瓜250克，黄瓜150克，姜片、葱花各少许

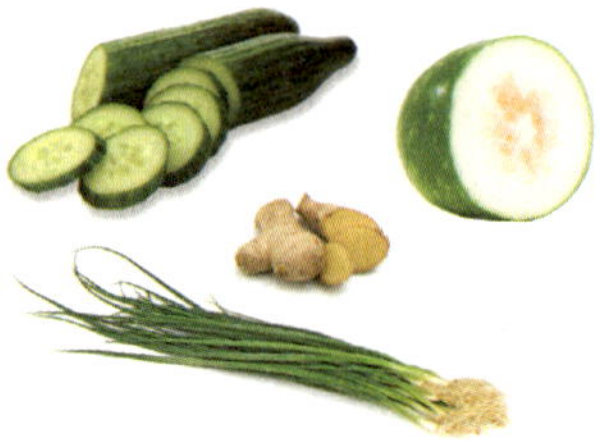

调料 tiaoliao

盐、鸡粉各2克，料酒5毫升，芝麻油、胡椒粉、食用油各少许

做法 zuofa

01.洗净的冬瓜去皮去瓤，再切成片；洗净的黄瓜去皮，切成小块。

02.锅中倒入适量食用油烧热，放入姜片，爆香；倒入冬瓜、黄瓜，翻炒香。

03.淋入少许料酒，再注入约300毫升清水，加入鸡粉、盐，用大火煮沸。

04.盖上盖，用小火续煮约5分钟至食材熟透。

05.取下锅盖，撒上葱花，淋入少许芝麻油，撒上胡椒粉，搅拌匀。

06.将煮好的汤盛入汤碗中即成。

营养分析〉冬瓜含有蛋白质、维生素、钙、铁、镁、磷、钾等营养物质，具有润肺生津、化痰止咳、利尿消肿、清热祛暑的功效。冬瓜的膳食纤维含量也很高，能刺激肠道蠕动，加速排出肠道里积存的致癌物质。

冬瓜相宜〉海带（降低血压）、芦笋（降低血脂）、甲鱼（润肤、明目）、鲢鱼（对产后气血亏虚有补益作用）、口蘑（利小便、降血压）

香菇萝卜汤

▶开胃消食

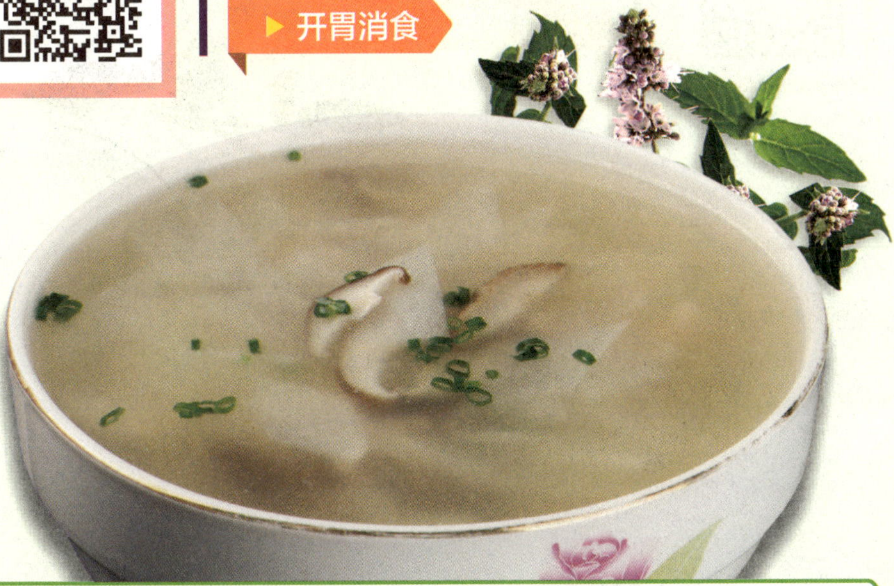

材料 cailiao

白萝卜300克，鲜香菇50克，葱花少许

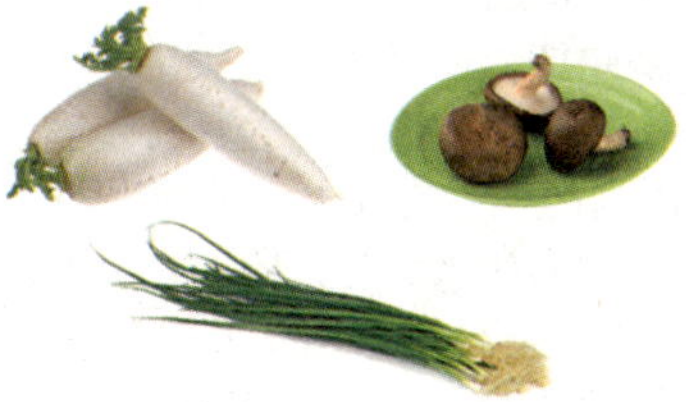

调料 tiaoliao

盐3克，鸡粉2克，胡椒粉适量

做法 zuofa

01.白萝卜去皮洗净，用刀斜切成段，改切成片；香菇洗净，切成片。

02.锅中注入适量清水烧开，倒入香菇、白萝卜，盖上盖，烧开后用小火煮3分钟。

03.揭盖，加入适量盐、鸡粉、胡椒粉，拌匀入味。

04.将煮好的汤盛入碗中，再撒上少许葱花即成。

营养分析〉白萝卜含有芥子油、淀粉酶和粗纤维等营养物质，具有促进消化、增进食欲和止咳的作用。

白萝卜相宜〉紫菜（清肺热、缓解咳嗽）、豆腐（促进营养物质的吸收）

白萝卜相克〉柿子（诱发或导致甲状腺肿）、黄瓜（破坏维生素C）、猪腰（影响消化）

文思豆腐

养心润肺

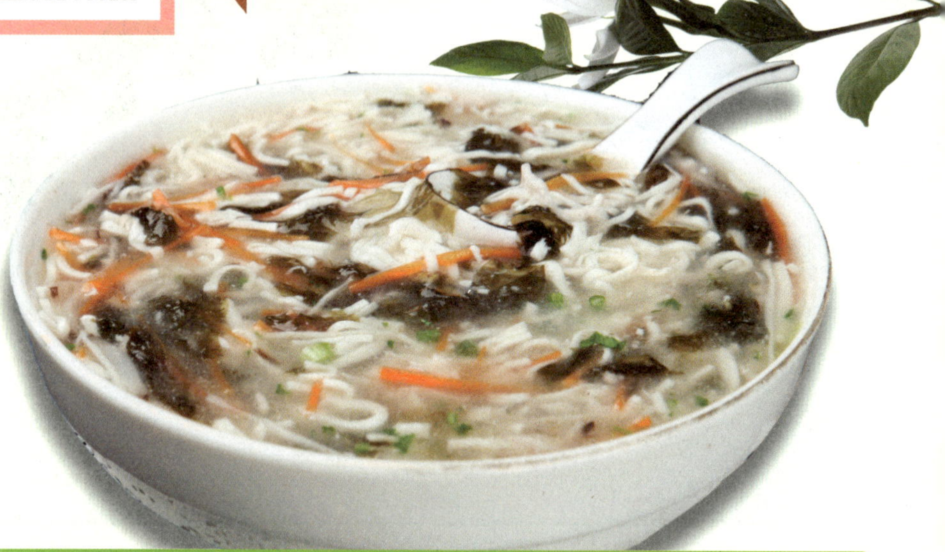

材料 cailiao

水豆腐350克，胡萝卜35克，水发紫菜100克，瘦肉85克，冬笋20克，香菜、香菇各少许

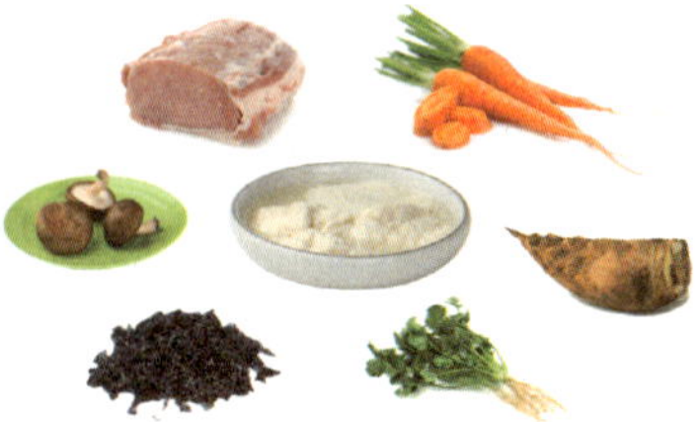

调料 tiaoliao

盐、鸡粉、水淀粉、芝麻油、食用油各适量

做法 zuofa

01.洗净的瘦肉、胡萝卜、冬笋、香菇、水豆腐均切丝，洗净的香菜切末。

02.锅中加入适量清水，加盐、鸡粉、食用油煮沸，制成汤汁；再分别舀入紫菜和豆腐丝中，浸泡片刻至入味。

03.锅中另加水烧开，放入冬笋丝、胡萝卜丝、香菇丝，加盐，略煮后捞出。

04.热锅注油，倒入适量清水煮沸，加鸡粉、盐调味，放入胡萝卜丝、香菇丝、冬笋丝，煮沸后倒入瘦肉、紫菜，拌匀煮沸，用水淀粉勾芡，倒入豆腐煮片刻。

05.撒上香菜，淋入少许芝麻油即成。

营养分析〉水豆腐含有铁、钙、磷、镁等人体必需的多种营养元素，还含有糖类和丰富的优质蛋白，食之可补血益气、清热润燥、生津止渴、清洁肠胃。

三鲜豆腐汤

▶ 开胃消食

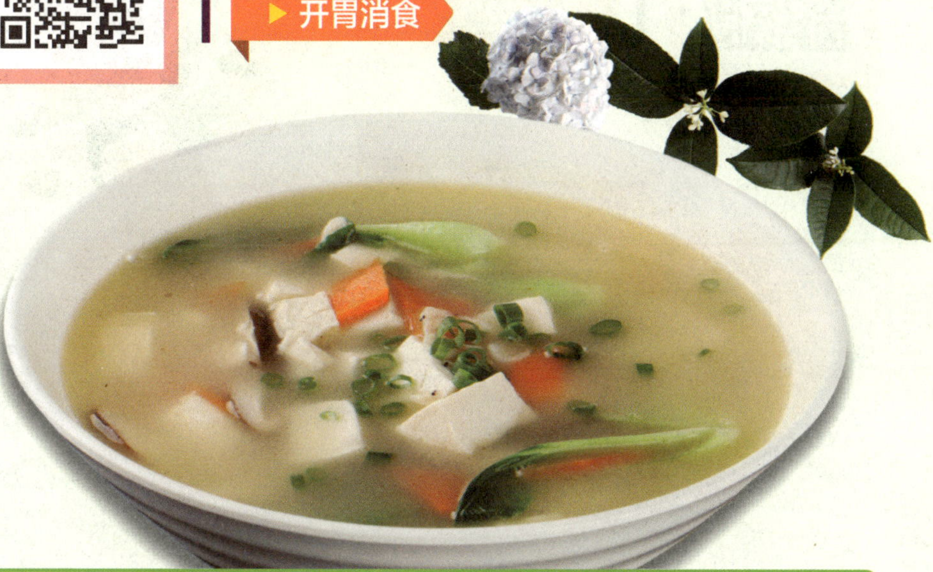

材料 cailiao

豆腐200克，油菜100克，胡萝卜60克，香菇30克，水发虾米30克，葱花少许

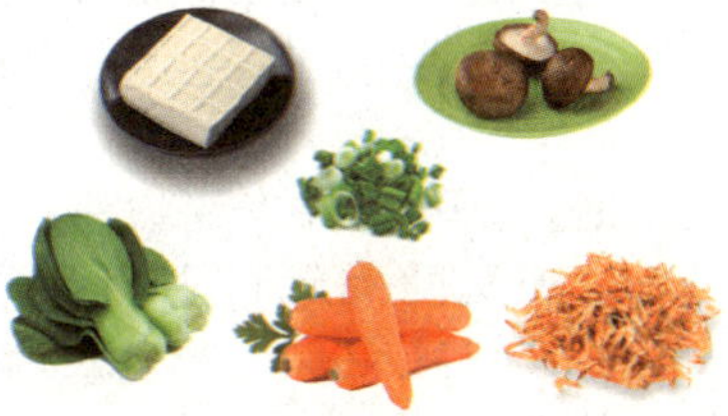

调料 tiaoliao

盐3克，鸡粉2克，胡椒粉、芝麻油、料酒、食用油各适量

做法 zuofa

01.豆腐切成方块，香菇去蒂切成丝，胡萝卜切成薄片，油菜对半切开。

02.锅中注入适量清水烧开，放入盐、豆腐，煮约1分钟去除酸味，捞出。

03.用油起锅，放入虾米、香菇炒匀，倒入料酒、适量清水、胡萝卜、豆腐块，加入盐、鸡粉，拌匀调味。

04.盖上锅盖，用大火煮约2分钟至沸。

05.取下盖子，放入油菜，撒上胡椒粉，淋入芝麻油，拌匀，略煮片刻。

06.盛出豆腐汤，撒上少许葱花即成。

营养分析〉胡萝卜含有胡萝卜素、糖分、钙等营养物质，还含有植物纤维，吸水性强，可加强肠道蠕动，有促进消化的作用。

胡萝卜相宜〉菠菜（可保持心血管畅通）、绿豆芽（排毒瘦身）

胡萝卜相克〉茄子（不利消化）

土豆西红柿汤

▶ 开胃消食

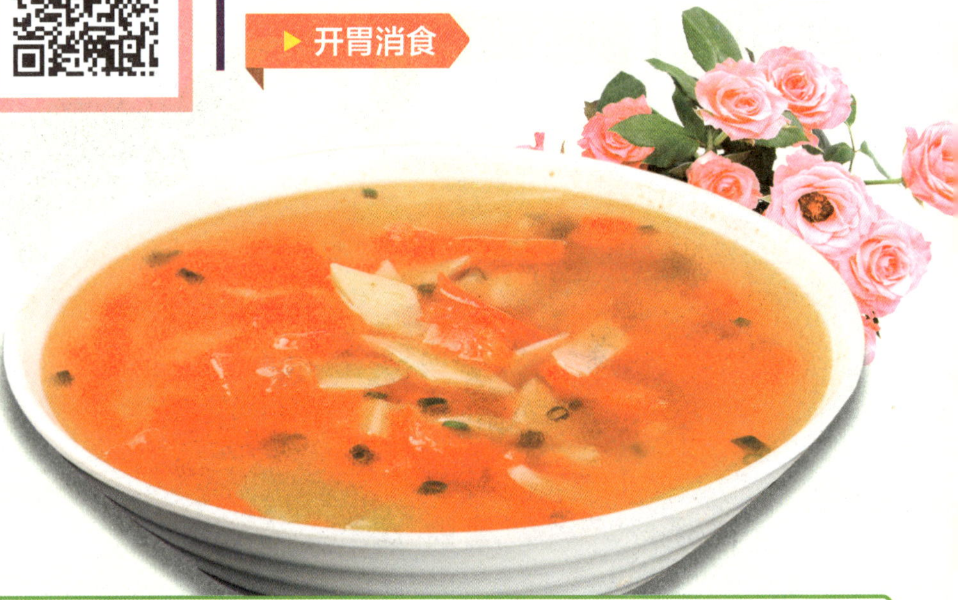

材料 cailiao

土豆300克，西红柿100克，葱花少许

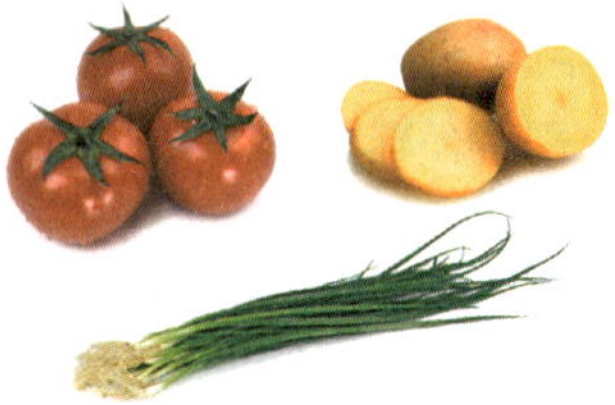

调料 tiaoliao

盐3克，鸡粉2克，番茄汁、食用油各适量

做法 zuofa

01.土豆去皮洗净切厚块，切成段，再改切成片；西红柿切厚片，改切成丁。

02.锅中注入适量清水烧开，放入土豆片，加入适量食用油、盐、鸡粉，再放入西红柿。

03.盖上盖，烧开后用中火煮2分钟。

04.揭盖，加入适量番茄汁，拌匀。

05.将煮好的汤盛入碗中，再撒上少许葱花即成。

营养分析〉土豆含有维生素A、维生素C以及矿物质，具有和胃调中、益气健脾、强身益肾、消炎、活血消肿等功效，对消化不良、神疲乏力、慢性胃痛、关节疼痛、皮肤湿疹等症有辅助食疗作用。

土豆相宜〉辣椒（健脾开胃）、醋（可分解有毒物质）、豆角（可预防肠胃炎）、牛肉（可保护胃黏膜）

土豆相克〉螃蟹（不利消化）、柿子（易形成胃结石）、石榴（易引起身体不适）

苋菜豆腐汤

▶ 开胃消食

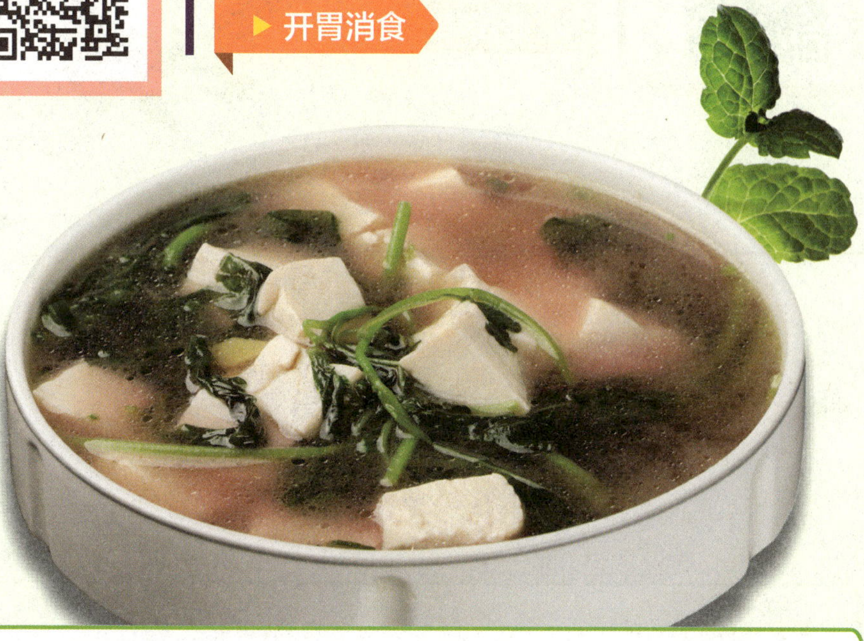

材料 cailiao

苋菜150克，嫩豆腐200克，姜片、葱花各少许

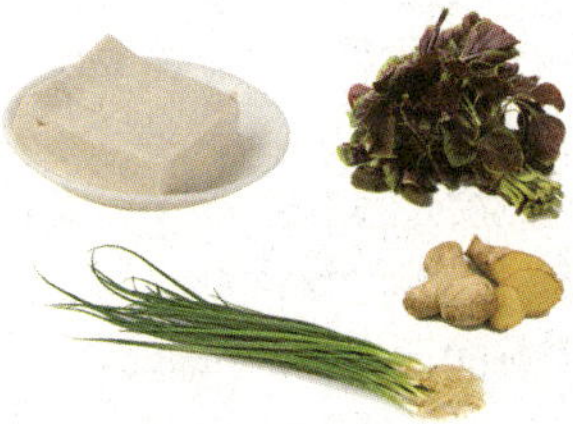

调料 tiaoliao

盐3克，鸡粉2克，食用油适量

做法 zuofa

01.把洗净的豆腐切成小方块。

02.锅中注入适量清水烧开，加少许盐，放入豆腐块，煮约半分钟，捞出。

03.锅中倒入适量食用油烧热，放入姜片，爆香；放入洗好的苋菜，拌炒至熟软。

04.锅中倒入约500毫升清水，盖上盖，用大火煮至沸腾。

05.放入豆腐，加入适量盐、鸡粉，拌煮至沸。

06.将汤盛入碗中，撒上少许葱花即可。

营养分析〉苋菜含有丰富的铁、钙和维生素K，具有开胃消食、减肥轻身、促进排毒、预防便秘的功效。

香菇芥菜汤

▶ 降压降糖

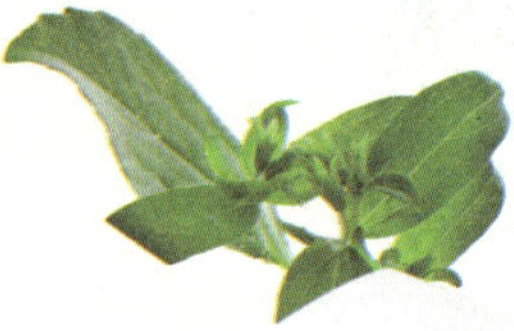

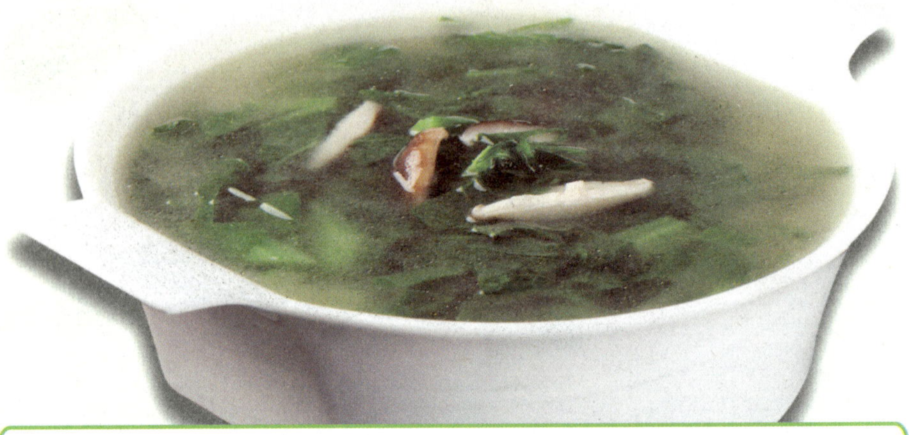

材料 cailiao

鲜香菇65克，芥菜300克

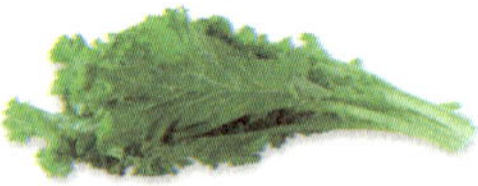

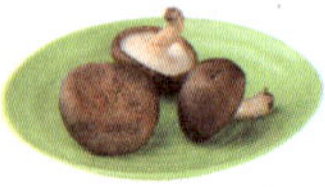

调料 tiaoliao

盐3克，鸡粉2克，芝麻油、食用油各适量

做法 zuofa

01.将洗净的芥菜切成段。

02.将洗好的香菇切成小块。

03.锅中加入少许食用油烧热，倒入芥菜、香菇，翻炒匀。

04.锅中注入适量清水，盖上盖，用大火煮至沸腾。

05.揭盖，加入适量盐、鸡粉、芝麻油，拌匀调味。

06.将煮好的汤盛入碗中即成。

营养分析〉 香菇是一种高蛋白、低脂肪的健康食品，富含多种氨基酸，活性高、易吸收。香菇还含有多种酶，有抑制血液中胆固醇升高和降低血压的作用。

香菇相宜〉 牛肉（补气养血）、木瓜（减脂降压）、豆腐（健脾养胃）、鸡腿（提供高质量蛋白质）、莴笋（利尿通便）

香菇相克〉 河蟹（易诱发结石）、鹌鹑蛋（面部易长黑斑）、西红柿（破坏营养元素）

玉米胡萝卜汤

▶提神健脑

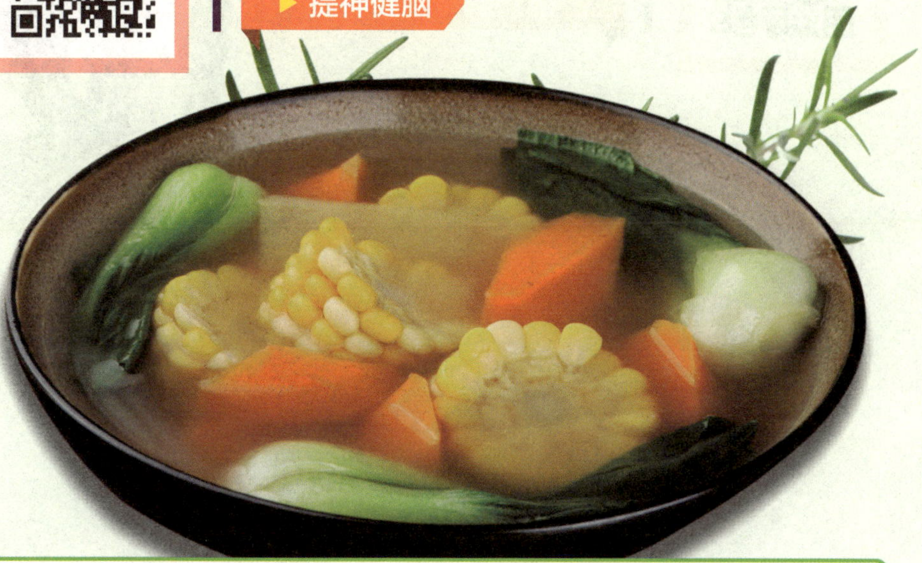

材料 cailiao

胡萝卜200克，玉米棒150克，油菜100克，姜片少许

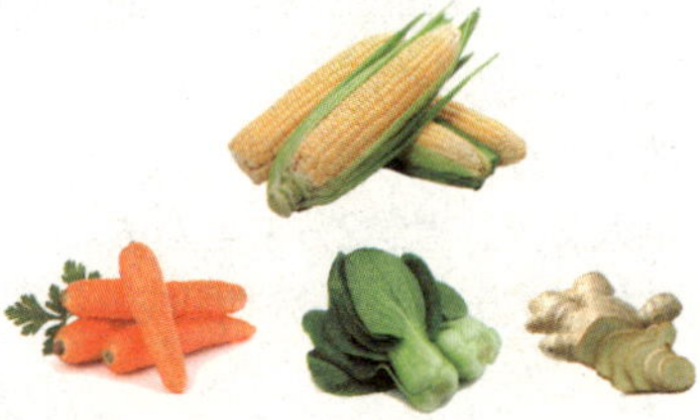

调料 tiaoliao

盐、鸡粉各3克，食用油少许

做法 zuofa

01.全部食材洗净，油菜切开，修整齐；玉米棒切去根部，切成段；胡萝卜去皮，切滚刀块。

02.锅中注入适量清水烧开，放入少许食用油，倒入油菜，焯煮至熟，捞出。

03.另起锅注水煮沸，倒入玉米、胡萝卜，煮半分钟；撒上姜片，煮沸。

04.将锅中汤料倒入砂煲中，加盖，煮沸后改中小火煮约20分钟至食材熟透。

05.揭盖，加入盐、鸡粉，拌匀。

06.将煮好的汤料装碗，用油菜围边即可。

营养分析〉玉米含有蛋白质、脂肪、胡萝卜素、核黄素、维生素等营养物质，对预防心脏病、癌症等疾病有益处。此外，玉米胚尖所含的营养物质还有增强人体新陈代谢、调节神经系统的功能。

玉米相宜〉花菜（健脾益胃、助消化）、木瓜（预防冠心病和糖尿病）、松仁（防癌抗癌）、大豆（营养更均衡）

玉米相克〉田螺（易引起中毒）

西红柿菠菜汤

清热解毒

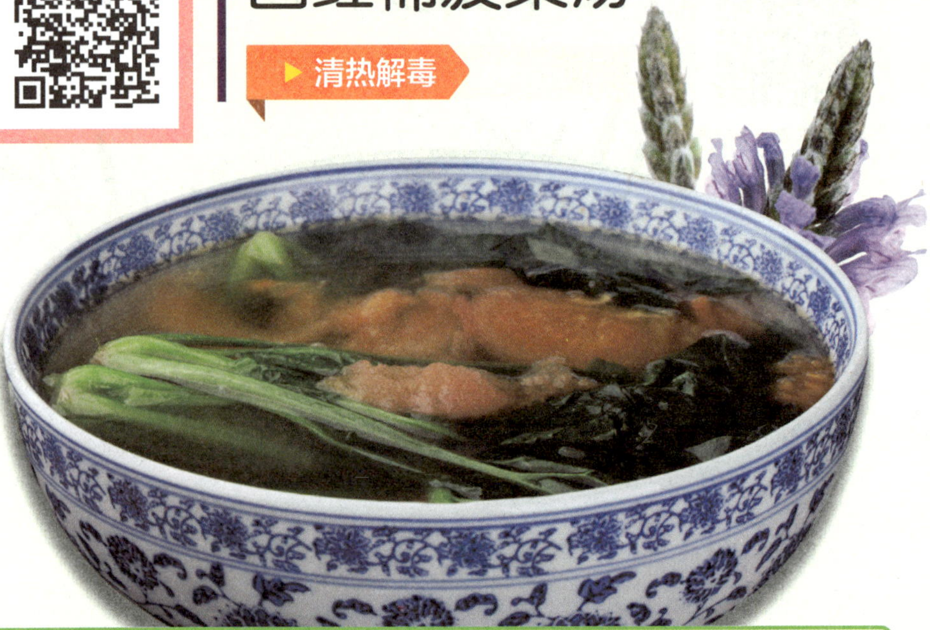

材料 cailiao

菠菜200克，西红柿100克，姜片少许

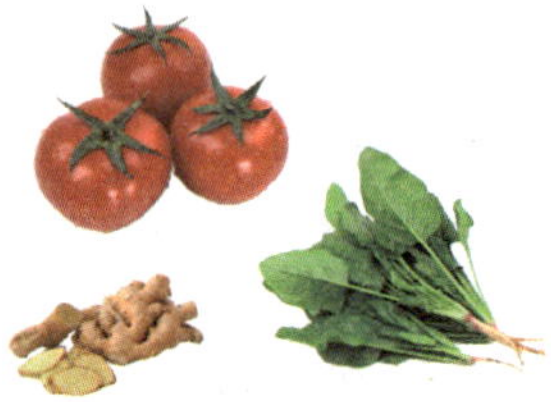

调料 tiaoliao

盐、鸡粉、食用油各适量

做法 zuofa

01. 将洗净的西红柿切成块，洗净的菠菜切成段。
02. 锅中注入适量清水烧开，加入食用油、盐、鸡粉、姜片。
03. 放入西红柿，拌匀煮沸。
04. 倒入菠菜，煮约2分钟至熟透。
05. 将煮好的汤料盛入碗中即成。

营养分析〉 西红柿含有苹果酸和柠檬酸等有机酸，既有保护所含维生素C不被烹调破坏的作用，还有增加胃液酸度、帮助消化、调理肠胃功能的作用。

西红柿相宜〉 芹菜（降血压、健胃消食）、蜂蜜（补血养颜）

西红柿相克〉 红薯（易引起腹泻）、石榴（降低营养价值）、螃蟹（易引起腹痛）

南瓜汤

▶ 降压降糖

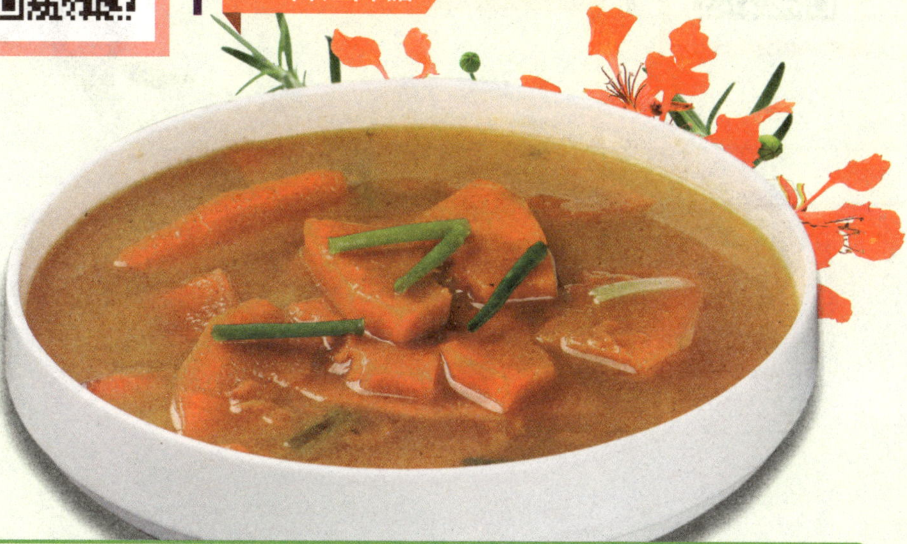

材料 cailiao

南瓜300克，姜片、蒜末、葱段各少许

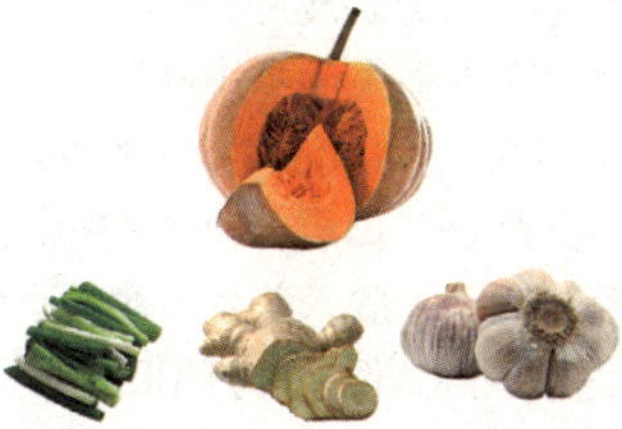

调料 tiaoliao

盐3克，鸡粉、食用油各适量

做法 zuofa

01.将去皮洗净的南瓜切成片，装入碗中备用。

02.锅中倒入食用油烧热，倒入姜片、蒜末、葱段，爆香；倒入南瓜，拌炒均匀。

03.锅中倒入适量清水，加入盐、鸡粉，加盖，慢火炖8分钟至食材熟软。

04.将炖好的南瓜汤盛入汤碗中，撒入少许葱段即可。

营养分析〉南瓜含有丰富的锌，能参与人体内核酸、蛋白质的合成，是肾上腺皮质激素的固有成分，也是人体生长发育所需的重要物质。南瓜还含有多种矿物质，能预防骨质疏松和高血压。

南瓜相宜〉莲子（降低血压）、芦荟（美白肌肤）、山药（提神补气）

南瓜相克〉菠菜（破坏维生素C）、红薯（易引起腹胀、腹痛）、羊肉（易引起便秘）

蘑菇竹笋汤

▶ 增强免疫力

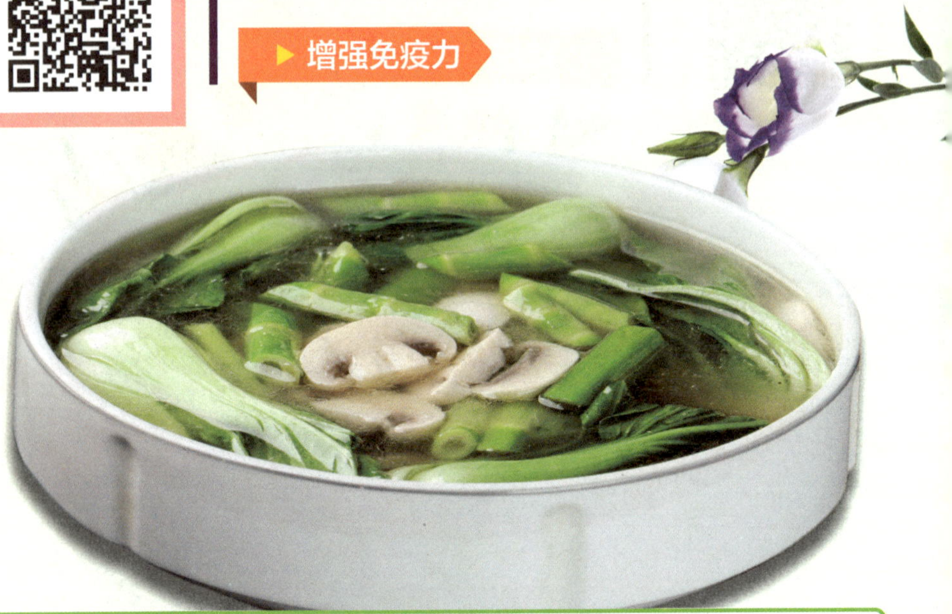

材料 cailiao

口蘑40克，竹笋150克，油菜100克，姜片少许

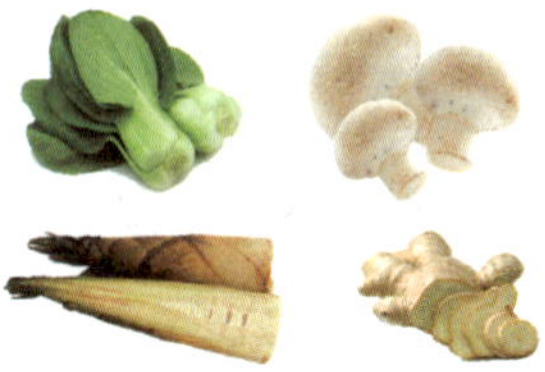

调料 tiaoliao

盐3克，鸡粉、食用油各适量

做法 zuofa

01.将洗净的油菜切去部分叶子，竹笋切成长段，口蘑切成片。

02.锅中注入适量清水烧开，加入少许盐、食用油，倒入油菜，煮约1分钟捞出；倒入竹笋、口蘑，焯水后捞出。

03.用油起锅，放入姜片，爆香；倒入适量清水煮沸，倒入竹笋和口蘑。

04.加入适量盐、鸡粉，拌煮约1分钟。

05.将煮好的汤盛入碗中，放入油菜即可。

营养分析〉口蘑富含微量元素硒，是良好的补硒食品。含有的植物纤维有防止便秘、促进排毒、预防糖尿病及大肠癌、降低胆固醇的作用。能防止过氧化物损害机体，降低因缺硒引起的血压升高和血黏度增加，调节甲状腺的工作，提高身体免疫力。

口蘑相宜〉豆腐（促进血液循环）、青豆（清热解毒）、鲫鱼（利尿美容）、冬瓜（利湿）

口蘑相克〉河蟹（易引起结石）、鹌鹑（面部易长黑斑）

菌菇丝瓜汤

▶ 防癌抗癌

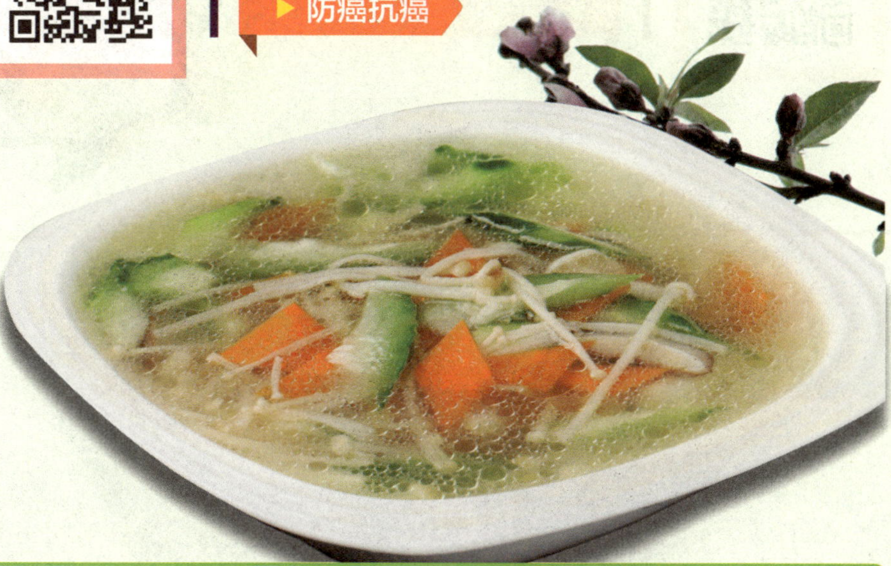

材料 cailiao

金针菇150克，白玉菇60克，丝瓜180克，鲜香菇30克，胡萝卜60克

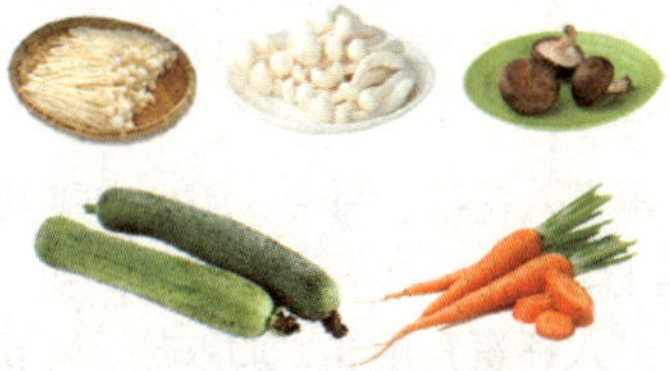

调料 tiaoliao

盐、鸡粉各3克，食用油适量

做法 zuofa

01.将所有食材洗净，白玉菇切成段，香菇切成小块，金针菇切去老茎，丝瓜去皮切成片，胡萝卜去皮切成片。

02.锅中注入适量清水烧开，淋入少许食用油，放入胡萝卜、白玉菇、香菇，盖上盖，用大火煮沸后转中火煮2分钟至食材熟软。

03.揭盖，倒入丝瓜、金针菇，煮沸；加入适量盐、鸡粉，拌匀调味。

04.将煮好的汤盛入碗中即可。

营养分析〉丝瓜含有黏液蛋白和维生素C等成分，可以加快人体内免疫球蛋白的再生和合成，能提高人体免疫系统的功能，从而增强人体的抗病能力。其独有的干扰素诱生剂，可起到刺激机体产生干扰素，有防癌抗癌的作用。

丝瓜相宜〉菊花（清热养颜、净肤除斑）、鸭肉（清热滋阴）、鸡蛋（润肺、补肾）、青豆（清热去火，防治口臭）

丝瓜相克〉菠菜（易引起腹泻）、芦荟（易引起腹痛、腹泻）

黄芪海带花菜汤

▶ 益气补血

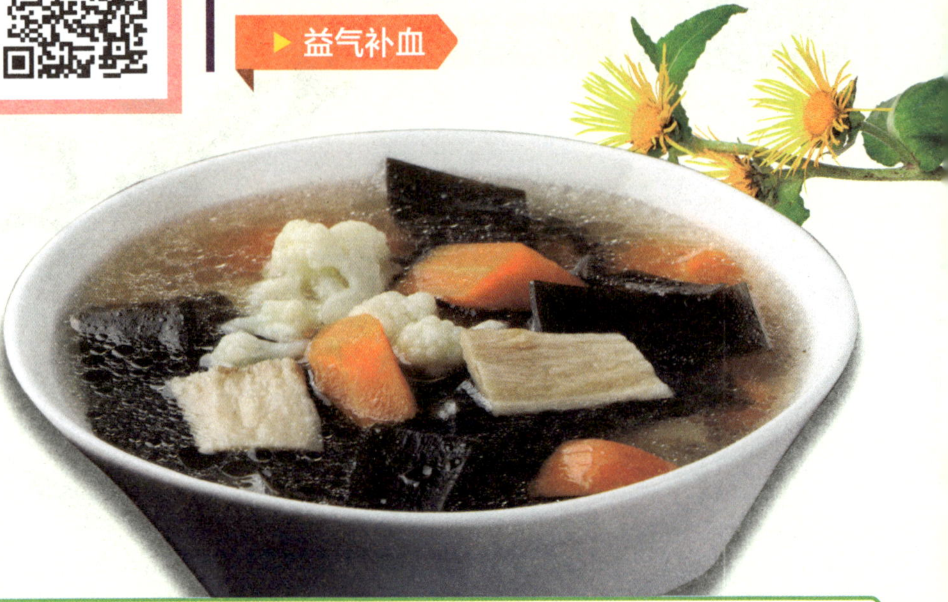

材料 cailiao

黄芪7克，水发海带200克，胡萝卜100克，花菜150克

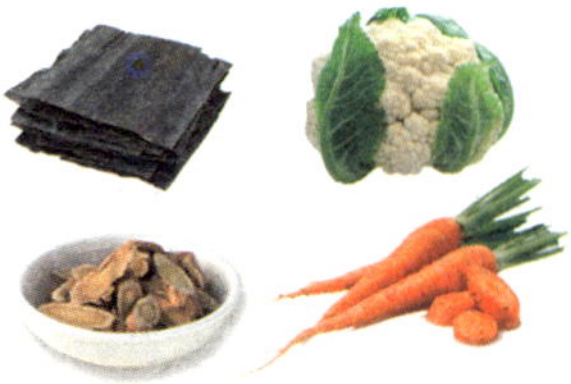

调料 tiaoliao

盐3克，鸡粉2克，胡椒粉、食用油各少许

做法 zuofa

01.将黄芪、胡萝卜、海带、花菜洗净，分别切成小块。

02.砂锅中注入适量清水烧开，放入黄芪、胡萝卜，煮沸后用小火煮20分钟至熟。

03.再下入花菜、海带，用小火煮15分钟至食材熟软。

04.淋入适量食用油，加入盐、鸡粉，撒入少许胡椒粉，拌匀调味。

05.把煮好的汤盛入碗中即可。

营养分析〉花菜含有丰富的蛋白质、脂肪、碳水化合物、膳食纤维、多种维生素及钙、磷、铁、铜等矿物质元素，能提高人体免疫力。

花菜相宜〉牛肉（有利于维生素B_{12}的吸收）、西红柿（降压降脂）、芹菜（预防心血管疾病）、玉米（助消化）

花菜相克〉猪肝（影响微量元素吸收，易引起消化不良）、香椿（影响钙的消化和吸收）、牛奶（影响钙吸收）、黄瓜（破坏维生素C）

土豆玉米汤

提神健脑

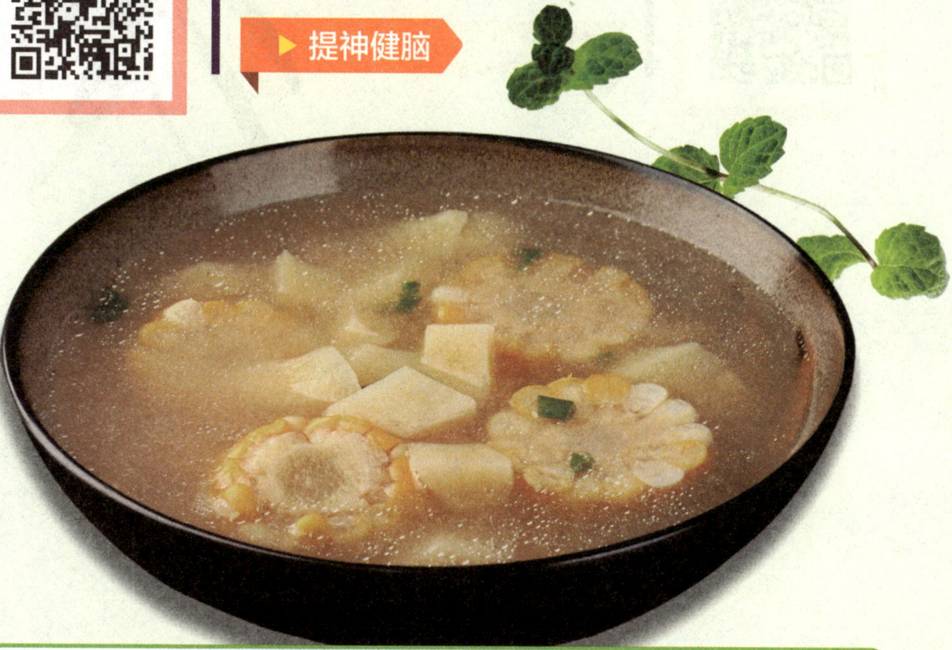

材料 cailiao

土豆200克，玉米棒230克，葱花少许

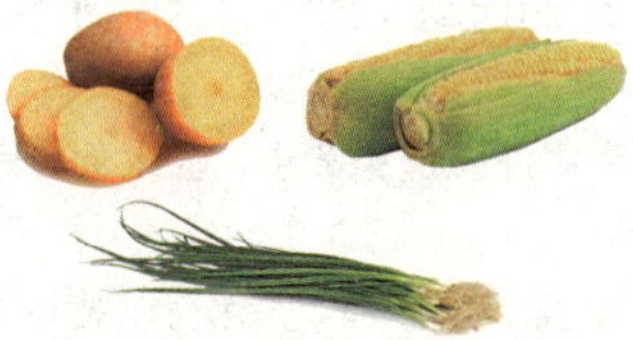

调料 tiaoliao

盐3克，鸡粉2克，食用油适量

做法 zuofa

01.将去皮洗净的土豆切成厚块，再切成长条，改切成小块。

02.将洗好的玉米棒切成小块。

03.砂锅中注入适量清水烧开，放入土豆块、玉米块，盖上盖子，烧开后转小火煮15分钟至食材熟透。

04.揭盖，加入适量盐、鸡粉、食用油，搅拌均匀。

05.把煮好的汤盛入碗中，撒上少许葱花即可。

营养分析〉玉米含有蛋白质、钙、磷、硒、镁、胡萝卜素、维生素E等营养成分，有宁心活血、调理中气等功效，对高血脂、动脉硬化等患者有助益。

平菇豆腐汤

降低血脂

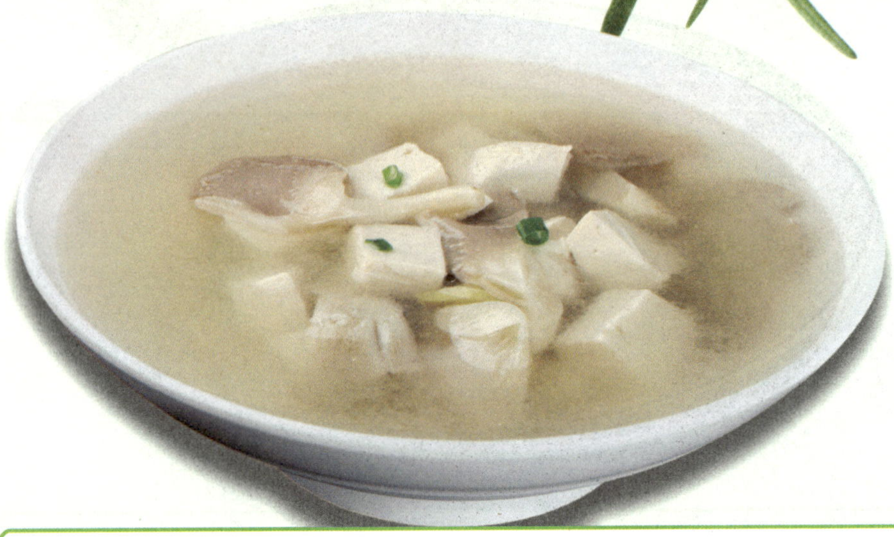

材料 cailiao

豆腐200克，平菇100克，姜片、葱花各少许

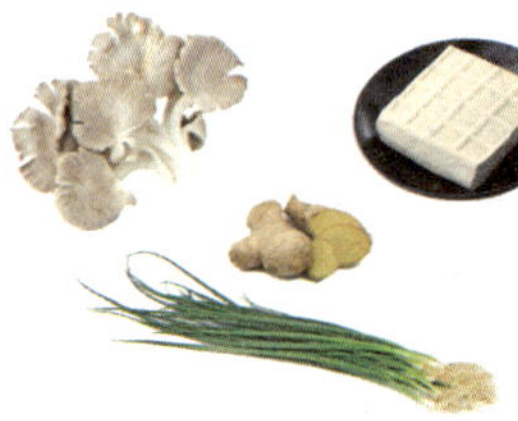

调料 tiaoliao

盐3克，鸡粉2克，胡椒粉、料酒、食用油各适量

做法 zuofa

01.把平菇洗净，撕成片；豆腐切成条，再切成小方块。

02.用油起锅，放入姜片、平菇，炒香；淋入料酒，炒匀。

03.锅中注入适量清水，盖上盖，煮约1分钟。

04.揭盖，加入盐、鸡粉、胡椒粉、豆腐块，拌匀。

05.用锅勺掠去浮沫，撒上葱花，拌煮至断生。

06.将煮好的汤盛出即成。

营养分析〉豆腐是高蛋白、低脂肪的食物，具有降血压、降血脂、降胆固醇的功效，是生熟皆可、老幼皆宜的美食佳品。

豆腐相宜〉海带（降血压）、鲑鱼（温补脾胃）、猪血（补铁补血）、白萝卜（利于消化）

素鸡蘑菇汤

▶ 增强免疫力

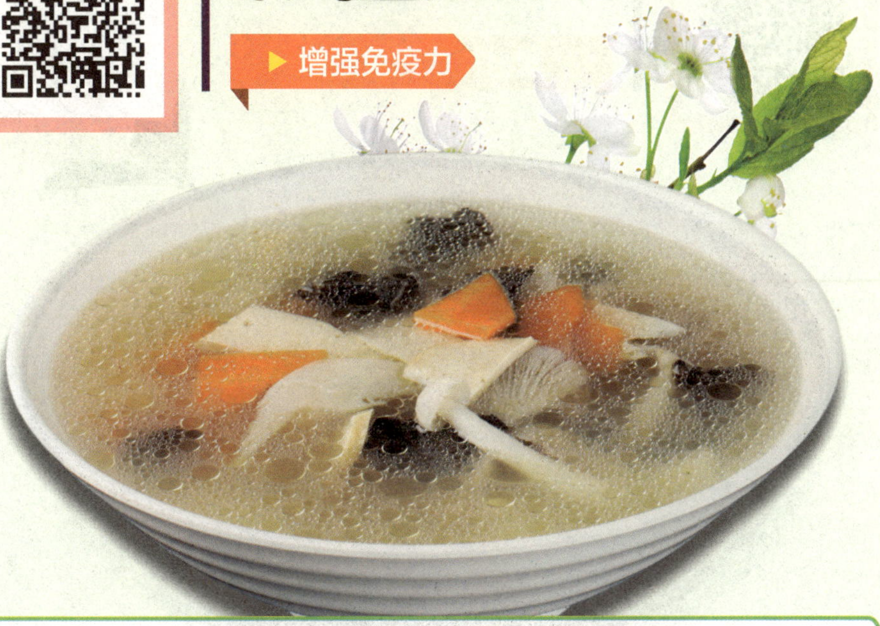

材料 cailiao

素鸡75克，胡萝卜80克，白玉菇70克，平菇60克，水发木耳50克

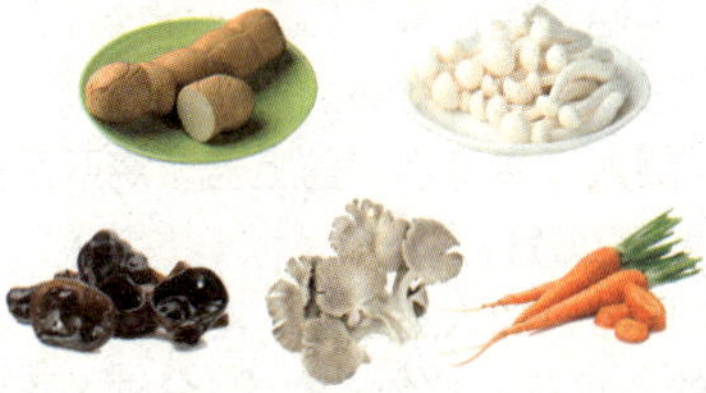

调料 tiaoliao

盐、鸡粉各3克，胡椒粉、食用油各适量

做法 zuofa

01.将洗净的白玉菇切去老茎，切成段；去皮洗净的胡萝卜切成段，改切成片。

02.把素鸡切成片，洗净的平菇切成小块，洗好的木耳切成小块。

03.锅中注入适量清水烧开，加入适量食用油、盐、鸡粉，再倒入切好的食材，盖上盖，烧开后用小火煮3分钟至食材熟软。

04.揭盖，加入少许胡椒粉，搅匀。

05.把煮好的汤盛入碗中即成。

营养分析〉平菇含有抗肿瘤细胞的多糖体，对肿瘤细胞有很强的抑制作用，还含有蘑菇核糖酸，能抑制病毒的合成和增殖。此外，平菇还含有菌糖、甘露醇糖、激素等，可以改善人体新陈代谢，增强体质。

平菇相宜〉韭黄（提高免疫力）、豆腐（利于蛋白质的吸收）、冬瓜（利湿）、西兰花（提高免疫力）

平菇相克〉驴肉（易引发心绞痛）

木耳菜蘑菇汤

▶ 瘦身排毒

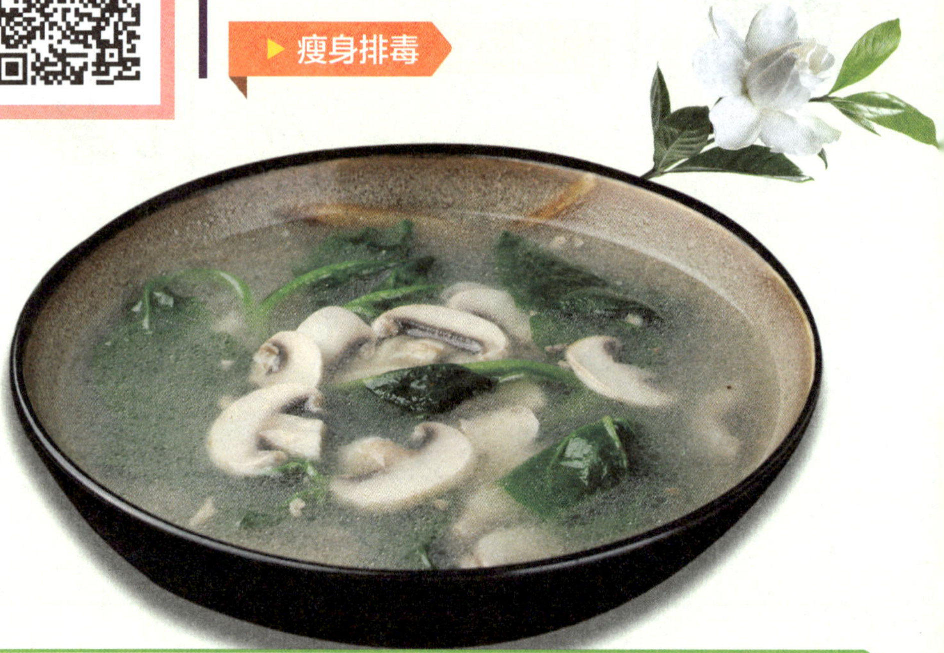

材料 cailiao

木耳菜150克，口蘑180克

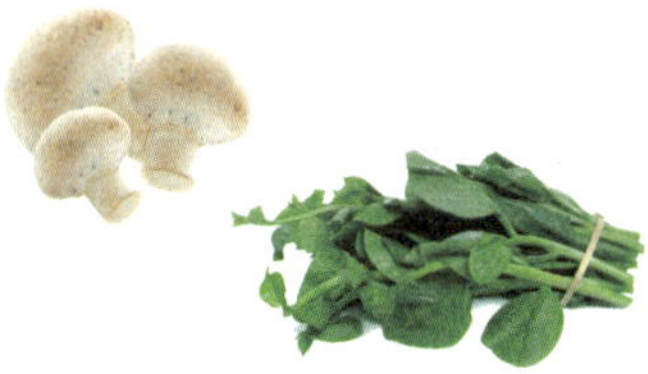

调料 tiaoliao

盐、鸡粉各2克，料酒、食用油各适量

做法 zuofa

01.将洗净的口蘑切成片。

02.用油起锅，倒入口蘑，翻炒片刻；淋入少许料酒，炒香。

03.倒入适量清水，盖上盖，烧开后用中火煮2分钟。

04.揭盖，加入适量盐、鸡粉，放入洗净的木耳菜，拌匀，煮约1分钟至木耳菜熟软。

05.将煮好的汤盛入碗中即可。

营养分析〉口蘑属于低热量食物，所富含的植物纤维具有加速肠道运动、促进排毒的作用。

口蘑相宜〉鸡肉（补中益气）、鹌鹑蛋（预防肝炎）

口蘑相克〉味精（失去鲜味）

平菇山药汤

益气补血

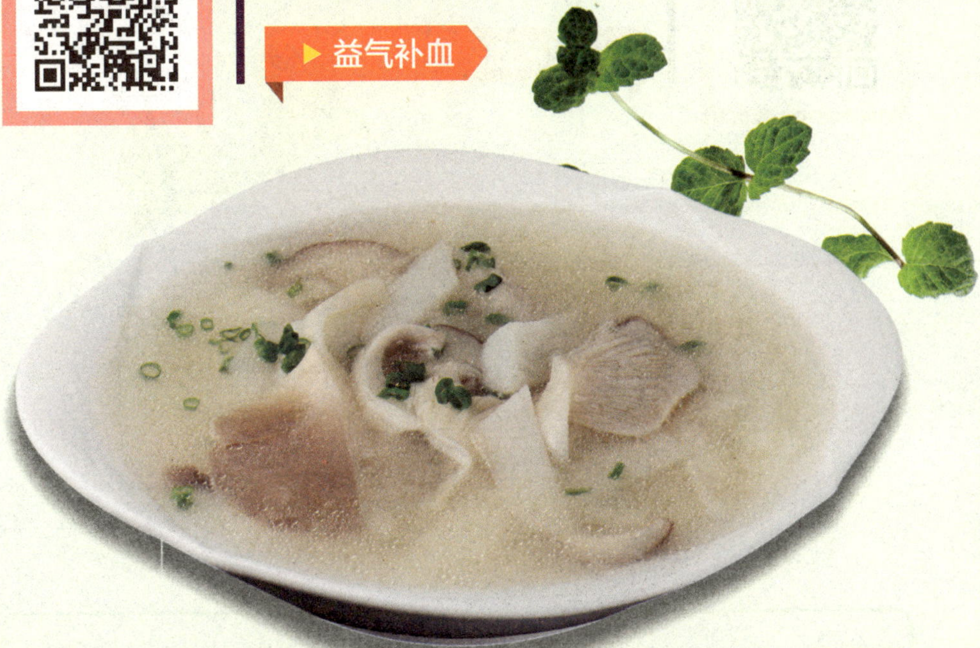

材料 cailiao

平菇60克，鲜香菇30克，山药200克，葱花少许

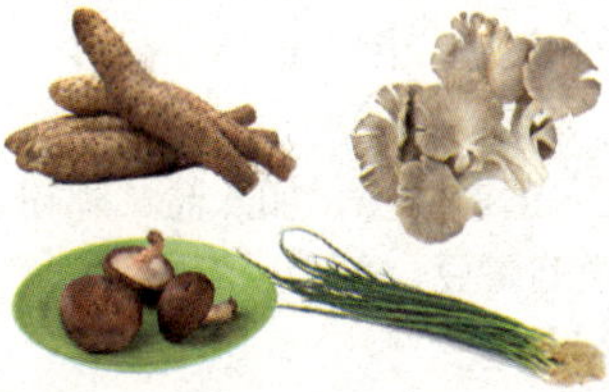

调料 tiaoliao

盐3克，鸡粉2克，胡椒粉、芝麻油、食用油各适量

做法 zuofa

01.将洗净的平菇撕成小块，洗好的香菇切成小块，去皮洗净的山药切成斜片。

02.锅中注入适量清水烧开，加入食用油、盐、鸡粉，倒入山药、平菇、香菇，拌匀。

03.盖上盖，用大火烧开后转中火煮5分钟至食材熟透。

04.揭盖，放入少许胡椒粉、芝麻油，搅拌均匀。

05.把煮好的汤盛入碗中，再撒入少许葱花即成。

营养分析〉山药含有淀粉酶，能分解蛋白质和糖，有减肥轻身的作用。山药还富含蛋白质、淀粉等营养成分，能提高免疫力、预防高血压、降低胆固醇、润滑关节。

山药相宜〉红枣（补血养颜）、玉米（增强免疫力）、扁豆（增强免疫力）

山药相克〉鲫鱼（不利于营养物质的吸收）、黄瓜（降低营养价值）

青豆草菇汤

▶ 降低血脂

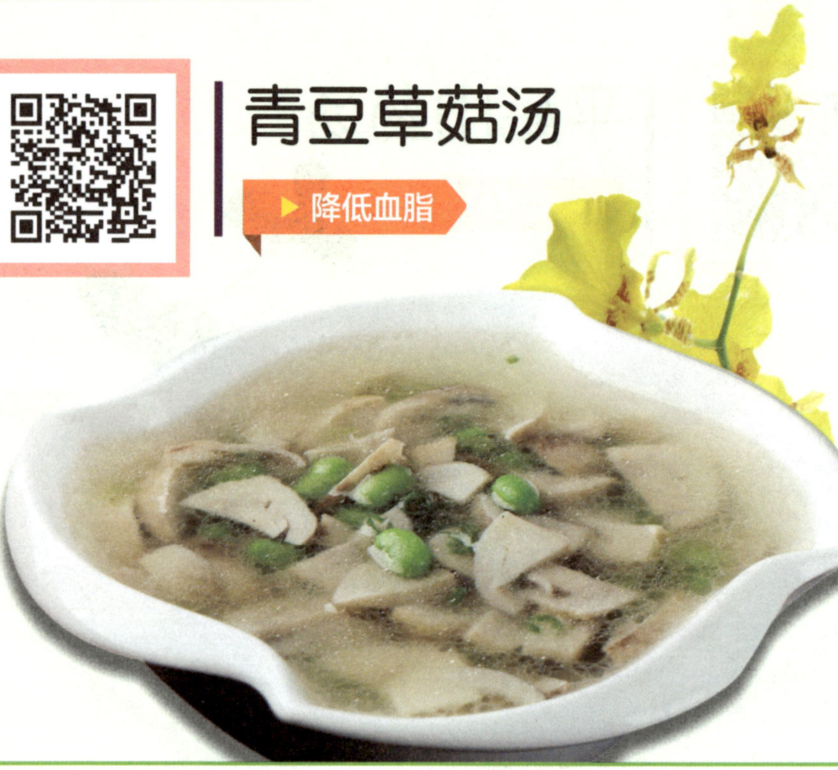

材料 cailiao

青豆130克，草菇100克，葱花少许

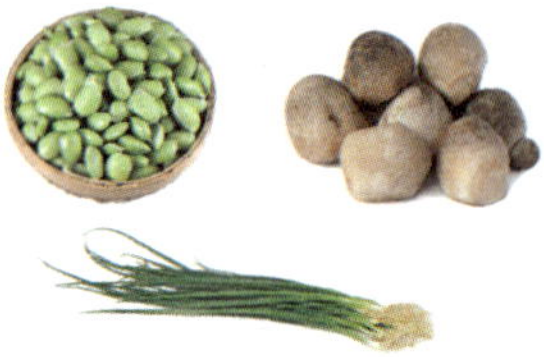

调料 tiaoliao

盐4克，鸡粉2克，料酒5毫升，食用油少许

做法 zuofa

01. 将洗净的草菇切去根部，切成小片，浸水待用。
02. 锅中注入适量清水烧开，加少许盐，倒入草菇煮约2分钟，捞出。
03. 用油起锅，倒入草菇，翻炒；淋入料酒，炒匀。
04. 注入适量清水，加入盐、鸡粉，倒入洗净的青豆，煮沸后用中火煮约2分钟至入味。
05. 将汤盛入碗中，撒上葱花即成。

营养分析〉草菇含有丰富的蛋白质、钙、钾、钠、维生素等营养成分，尤其以膳食纤维的含量较为丰富，有促进消化、提高机体抗病能力的作用。此外，草菇中的粗蛋白还能抑制肿瘤的生长，有防癌的作用。

草菇相宜〉牛肉（增强免疫力）、豆腐（降压降脂）

草菇相克〉鹌鹑（面部会生黑斑）

香菇豆腐汤

▶ 提神健脑

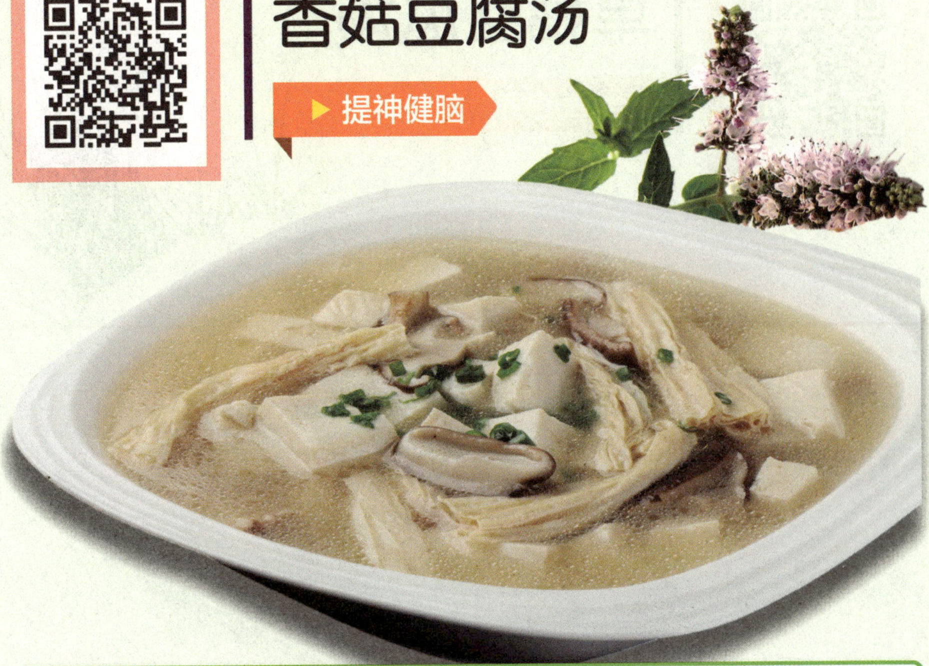

材料 cailiao

水发腐竹150克，豆腐170克，鲜香菇60克，葱花少许

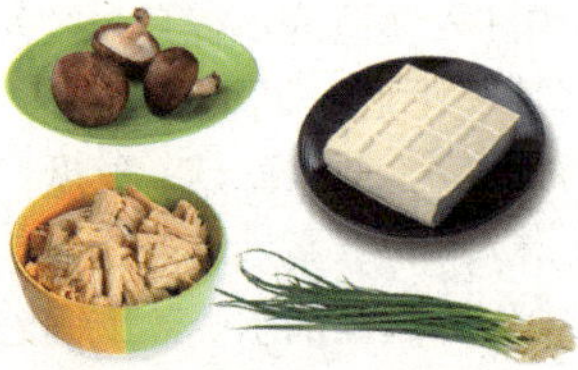

调料 tiaoliao

盐、鸡粉各2克，料酒、胡椒粉、芝麻油、食用油各适量

做法 zuofa

1.把洗净的香菇切成片，洗好的豆腐切成小块。

02.用油起锅，倒入香菇，翻炒片刻；淋入料酒，拌炒匀；放入腐竹，炒匀。

03.倒入适量清水，盖上盖，煮沸后用小火煮约3分钟。

04.揭盖，下入豆腐，用小火煮2分钟至食材熟透。

05.加入适量盐、鸡粉、胡椒粉、芝麻油，拌匀调味。

06.将煮好的汤盛入碗中，再撒上少许葱花即成。

腐竹相宜〉猪肝（提高人体免疫力）、西芹（抗疲劳）、带鱼（补钙）

腐竹相克〉蜂蜜（易引发腹泻）、大葱（影响钙质的吸收）

草菇丝瓜汤

美容养颜

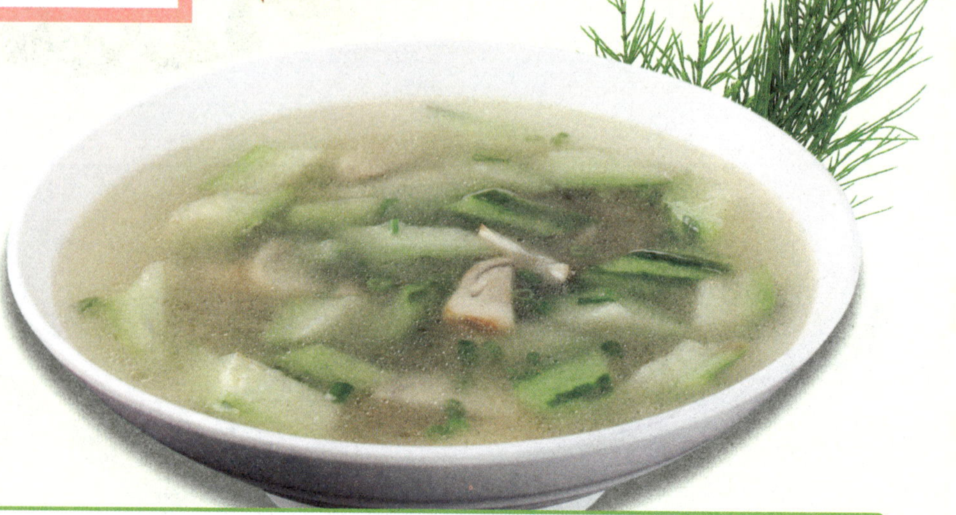

材料 cailiao

丝瓜200克，草菇100克，葱花少许

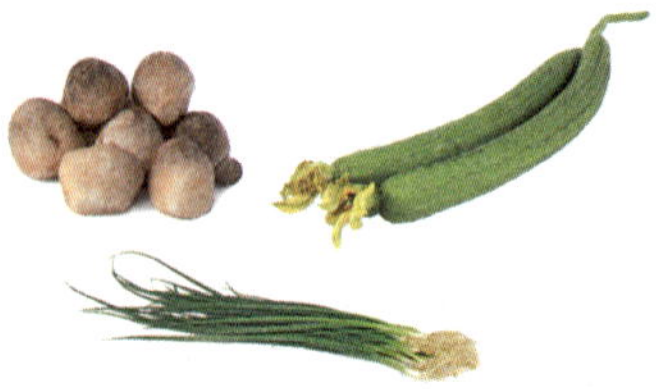

调料 tiaoliao

盐、鸡粉各2克，芝麻油2毫升，料酒5毫升，食用油少许

做法 zuofa

01.将洗净的草菇切去根部，再切成小块；去皮洗净的丝瓜切成长条，改切成小块。

02.锅中注入适量清水烧开，放入草菇煮约1分钟，捞出，沥干水分。

03.用油起锅，放入草菇、丝瓜，翻炒几下；淋入料酒，翻炒匀。

04.锅中倒入适量清水，盖上锅盖，煮沸后用中火煮约1分钟至食材熟软。

05.取下盖子，加入盐、鸡粉，淋入芝麻油，煮片刻至食材入味。

06.盛出煮好的汤，再撒上葱花即成。

营养分析〉丝瓜是夏季解暑清热的常食蔬菜之一，含有充足的水分，对促进人体内水分的新陈代谢有很好的作用。

丝瓜相宜〉虾（养心润肺）、鱼（增强免疫力）、毛豆（清热去火）、鸡蛋（润肺、美肤）、鸡肉（清热利肠）

丝瓜相克〉白萝卜（伤元气）、菠菜（引起腹泻）

绿豆芽冬瓜汤

养心润肺

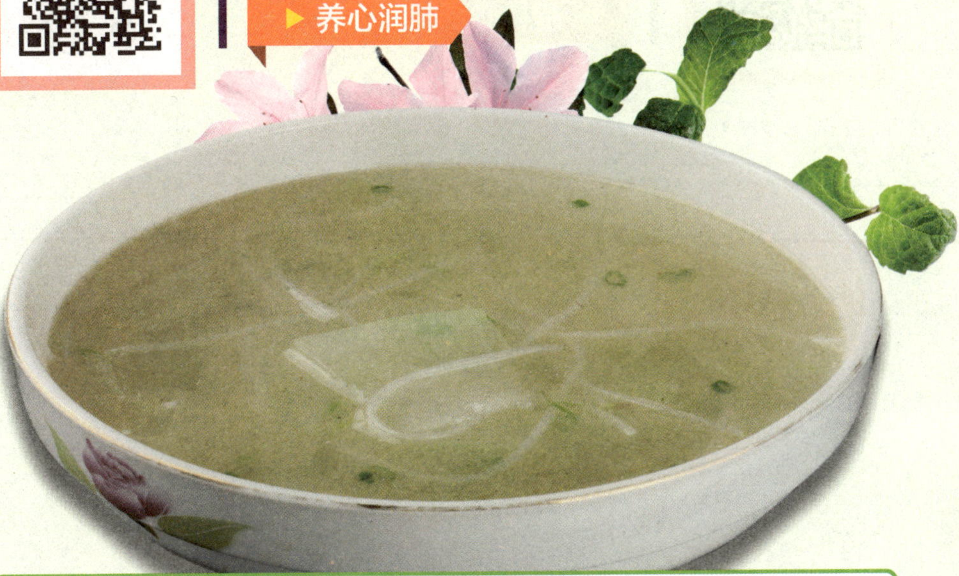

材料 cailiao

绿豆芽100克，冬瓜350克，姜片、葱花各少许

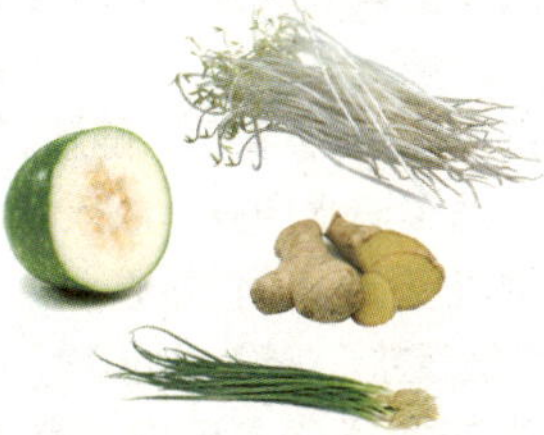

调料 tiaoliao

盐、鸡粉各3克，芝麻油2毫升，食用油适量

做法 zuofa

01.洗净的冬瓜去籽，去皮，切成片；洗净的绿豆芽去头，去尾。

02.锅中倒入适量食用油烧热，下入姜片，爆香。

03.放入冬瓜片，翻炒均匀。

04.锅中注入适量清水，放入鸡粉、盐，盖上盖，烧开后转小火煮约2分钟至冬瓜熟软。

05.揭盖，放入绿豆芽，拌匀煮沸。

06.撒入葱花，淋入芝麻油，搅拌匀。

07.把煮好的汤盛入碗中即可。

营养分析〉绿豆芽富含纤维素，能预防消化道癌症，还能清除血管壁中胆固醇和脂肪的堆积，防止心血管病变。经常食用绿豆芽，可清热解毒、利尿除湿，解酒毒和热毒。

绿豆芽相宜〉黄瓜（排毒利尿）、冬瓜（清热解毒）、鸡肉（预防心血管疾病）、鲫鱼（通乳汁、美白润肤）、蛤蜊（利水消肿）

绿豆芽相克〉猪肝（降低营养价值）

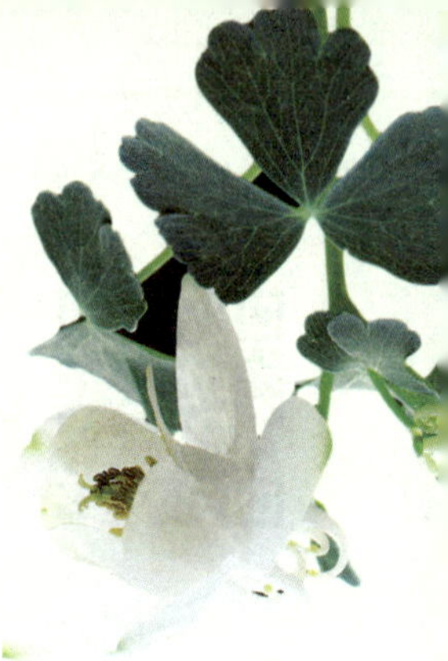

腐竹黄瓜汤

提神健脑

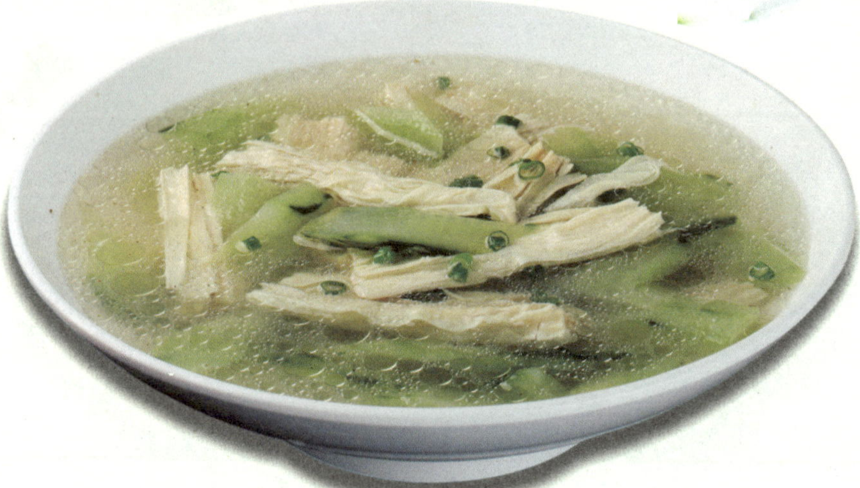

材料 cailiao

水发腐竹200克，黄瓜200克，葱花少许

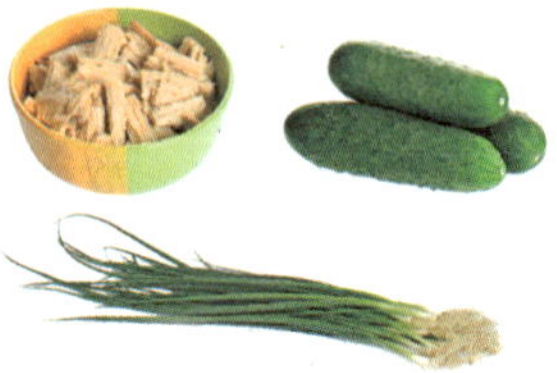

调料 tiaoliao

盐3克，鸡粉2克，胡椒粉、食用油各适量

做法 zuofa

01.把洗净的黄瓜去皮，切成条，去籽后再切成小块。

02.用油起锅，放入黄瓜，翻炒。

03.倒入适量清水烧开，放入泡发好的腐竹，用小火煮至腐竹熟透。

04.加入适量盐、鸡粉、胡椒粉，拌匀。

05.把煮好的汤盛入碗中，撒上葱花即成。

营养分析〉腐竹含有丰富的蛋白质、膳食纤维、碳水化合物等营养物质，有良好的健脑作用，能预防阿尔茨海默病的发生。此外，腐竹还能降低血液中的胆固醇含量。

油豆腐粉丝汤

▶ 提神健脑

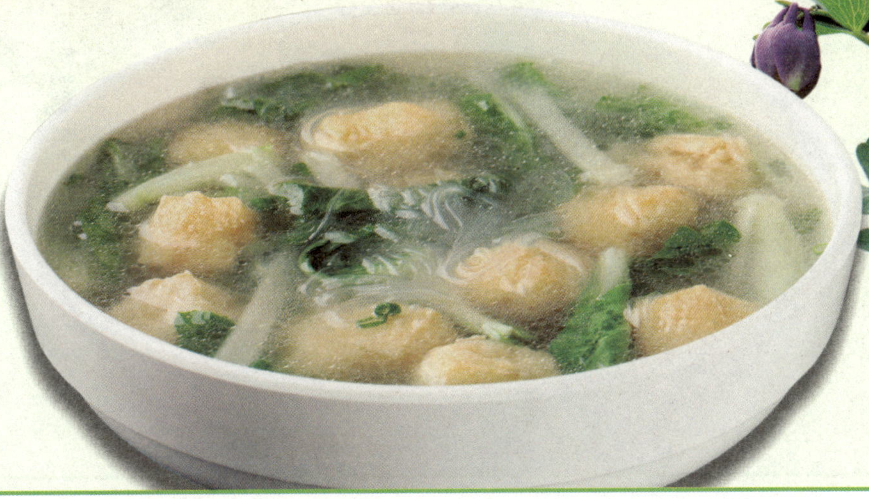

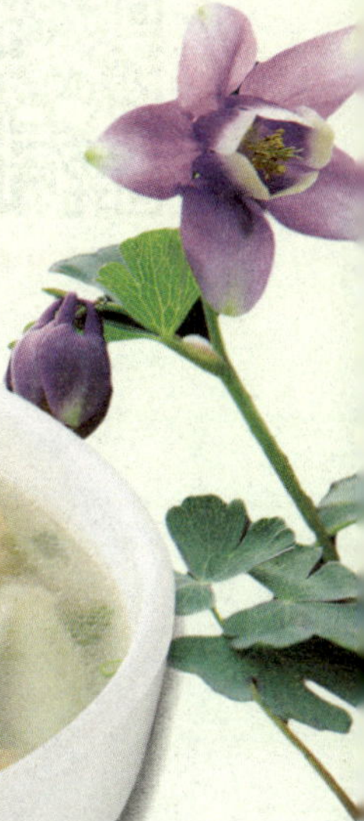

材料 cailiao

油豆腐100克，小白菜150克，水发粉丝250克，葱花少许

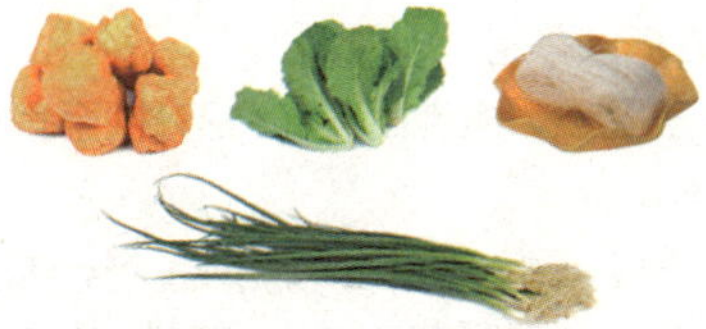

调料 tiaoliao

盐3克，鸡粉2克，食用油适量

做法 zuofa

01.将水发好的粉丝切成段，洗净的小白菜切成段。

02.锅中注入适量清水烧开，倒入油豆腐、盐、鸡粉、食用油，拌匀。

03.盖上盖，用中火煮约2分钟。

04.揭盖，倒入粉丝、小白菜，拌匀煮沸。

05.将煮好的汤盛入碗中，再撒上少许葱花即成。

营养分析〉油豆腐富含蛋白质、糖类、铁、钙、磷、镁及膳食纤维等营养元素，有良好的健脑作用；还能降低血液中的胆固醇含量，有效预防动脉硬化等症。

油豆腐相宜〉草菇（健脾补虚、增进食欲）、带鱼（补钙）、海带（预防碘缺乏）、白萝卜（利于消化）

油豆腐相克〉鸡蛋（影响蛋白质的吸收）、蜂蜜（易导致腹泻）

韩式豆芽汤

▶ 美容养颜

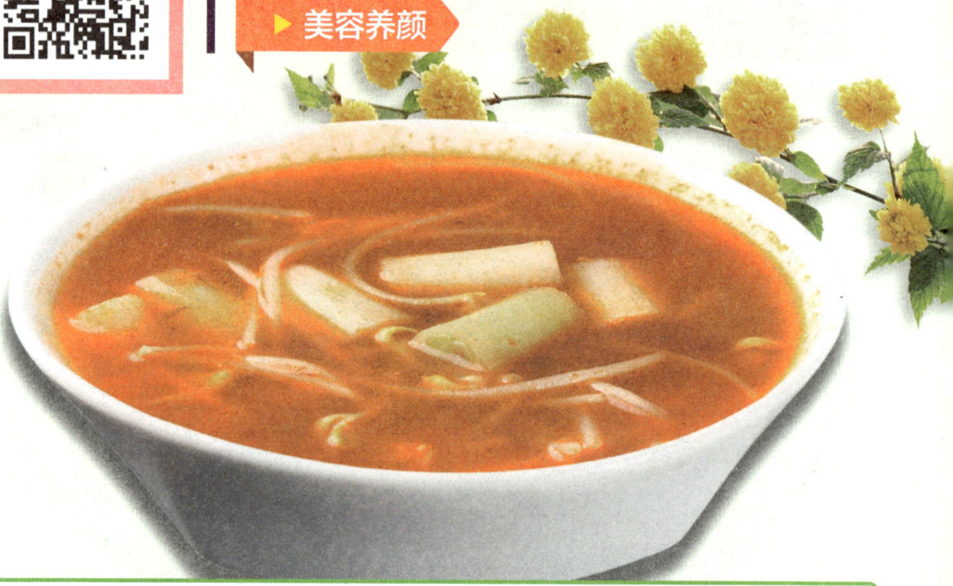

材料 cailiao

黄豆芽300克，大葱150克，蒜泥少许，高汤400毫升

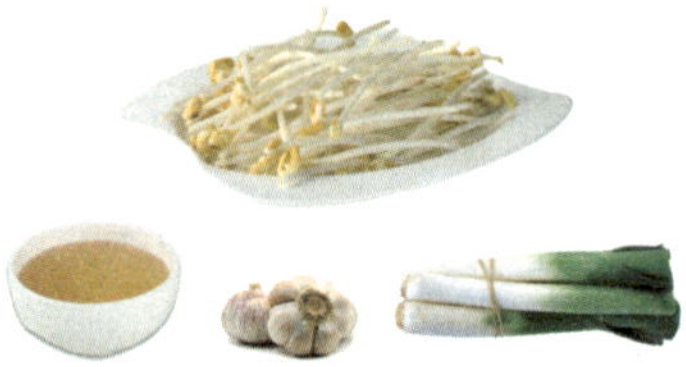

调料 tiaoliao

盐、鸡粉各2克，白糖、番茄汁、料酒、泰式甜辣酱、胡椒粉、食用油各适量

做法 zuofa

01.将黄豆芽洗净，大葱切成段。

02.用油起锅，倒入大葱，炒香；放入黄豆芽，翻炒至熟软。

03.淋入少许料酒，炒匀；倒入高汤，放入少许蒜泥，拌匀。

04.盖上盖，煮沸后续煮约2分钟至食材熟透。

05.揭盖，倒入适量泰式甜辣酱，拌匀。

06.加入适量番茄汁、盐、鸡粉、白糖，撒入少许胡椒粉，拌匀煮沸。

07. 将煮好的汤盛入碗中即成。

营养分析〉黄豆芽是蛋白质和维生素的良好来源，其所含的维生素C能营养毛发，使头发保持乌黑光亮，对面部雀斑还有较好的淡化效果。此外，黄豆芽所含的维生素E能保护皮肤和毛细血管。

黄豆芽相宜〉鲫鱼（通乳汁）、牛肉（预防感冒、防止中暑）

黄豆芽相克〉皮蛋（易引起腹泻）、猪肝（会破坏营养）

豆腐皮丝瓜汤

▶ 防癌抗癌

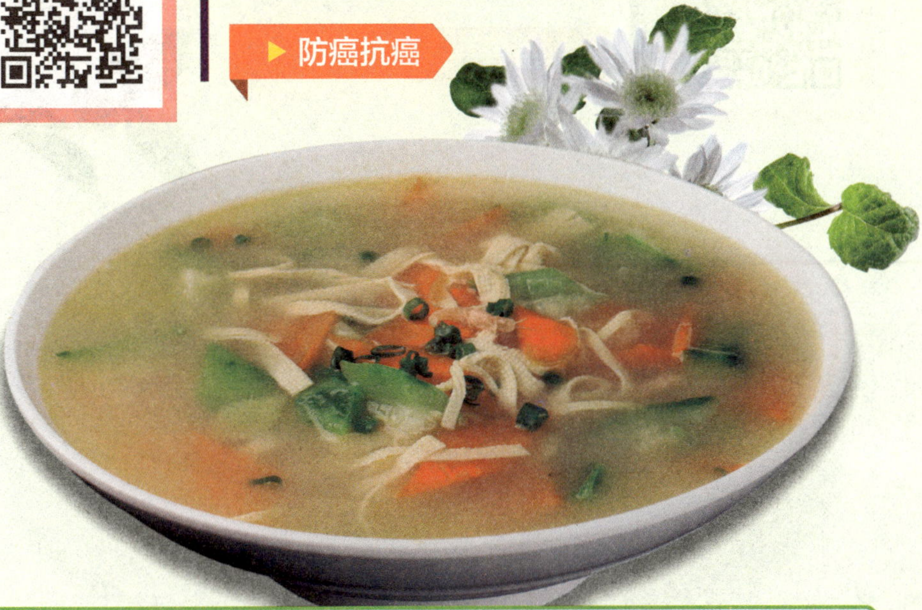

材料 cailiao

丝瓜150克，豆腐皮200克，胡萝卜100克，虾米20克，上汤350毫升，姜片、葱花各少许

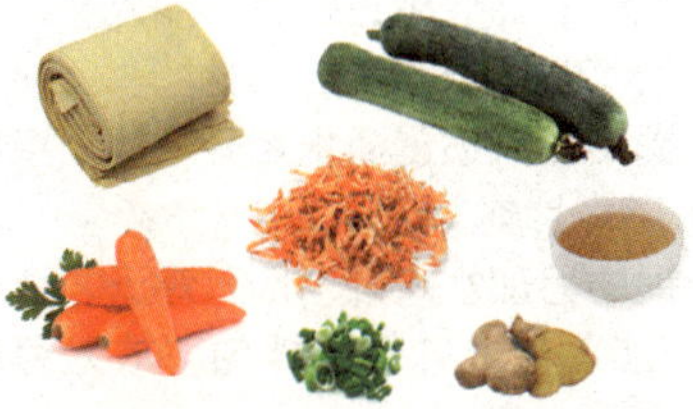

调料 tiaoliao

盐、鸡粉各3克，食用油适量

做法 zuofa

01.将洗净的豆腐皮切成丝，去皮洗净的胡萝卜切成片，去皮洗净的丝瓜切成小块。

02.用油起锅，放入姜片，爆香；放入虾米，翻炒片刻。

03.倒入上汤和适量清水，盖上盖，用大火烧开后转小火煮3分钟。

04.揭盖，放入胡萝卜、豆腐皮、丝瓜，盖上盖，用小火煮3分钟。

05.揭盖，加入适量盐、鸡粉，拌匀调味。

06.把煮好的汤盛入碗中，再撒上少许葱花即成。

营养分析〉胡萝卜营养丰富，其含有的植物纤维可加强肠道蠕动，具有促进消化、防癌的作用。

胡萝卜相宜〉香菜（开胃消食）、鳕鱼（养肝明目）、蜂蜜（可排毒）、莴笋（可强心健脾）

胡萝卜相克〉橘子（降低营养价值）、山楂（破坏维生素C）、红枣（减低营养）、山药（破坏维生素C）、酒（损害肝脏）

鸡汤煮千张丝

益气补血

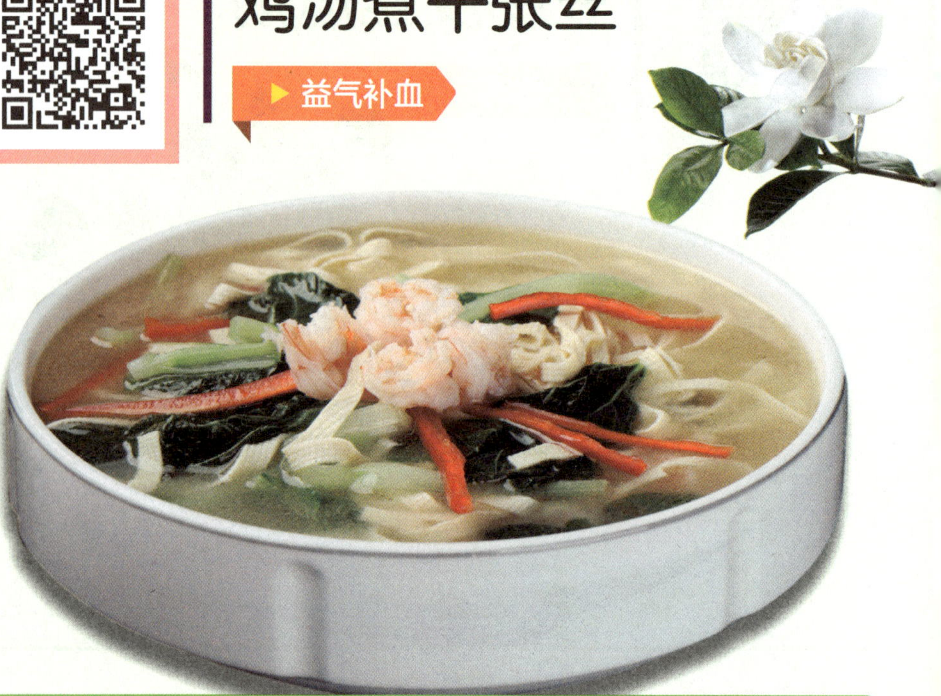

材料 cailiao

小白菜100克，豆腐皮300克，红椒20克，虾仁50克，鸡汤200毫升

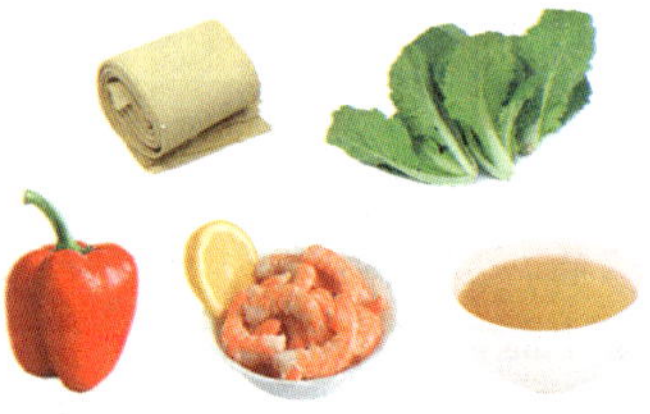

调料 tiaoliao

盐3克，鸡粉2克，味精1克，胡椒粉、水淀粉、食用油各适量

做法 zuofa

01.将洗净的小白菜切成段，洗净的豆腐皮、红椒均切丝。

02.洗净的虾仁挑去虾线，加入盐、鸡粉、水淀粉，拌匀腌制5分钟。

03.锅中加入适量清水烧开，放入豆腐皮，略煮片刻，捞出。

04.锅中另加水烧开，倒入鸡汤、食用油，加入盐、味精，拌匀；放入豆腐皮，略煮片刻。

05.放入虾仁，拌煮至颜色变红；倒入小白菜，煮约1分钟至食材熟透。

06.撒入胡椒粉拌匀，把煮好的食材倒入碗中，放上红椒丝即成。

营养分析〉豆腐皮含有丰富的蛋白质、氨基酸、维生素以及铁、钙、钼等人体所必需的营养元素，有清热润肺、止咳消痰、养胃、解毒、止汗等功效，可以提高机体的免疫能力，促进身体和智力的发育。

浓汤豆腐皮

▶ 增强免疫力

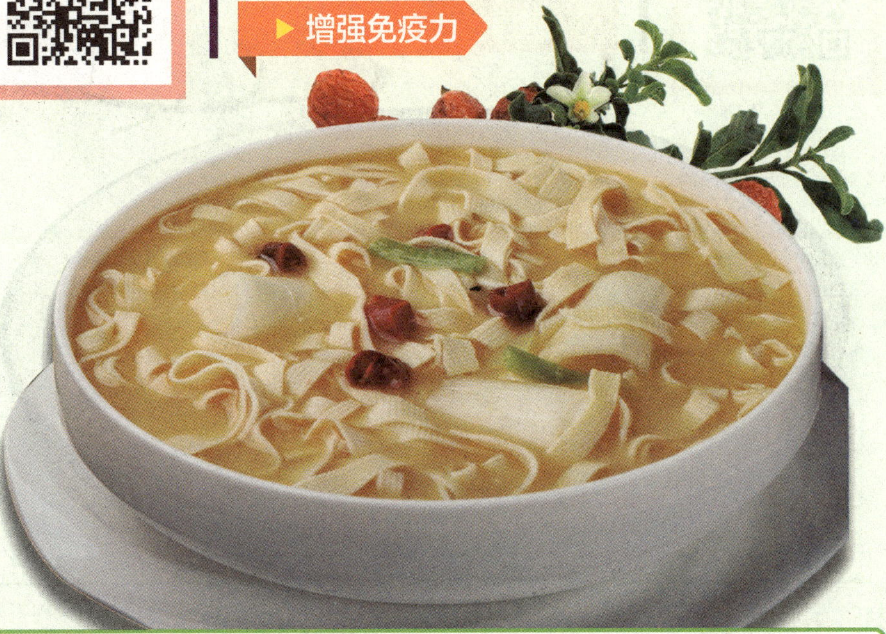

材料 cailiao

豆腐皮300克，大葱50克，干辣椒、姜片、葱白各少许

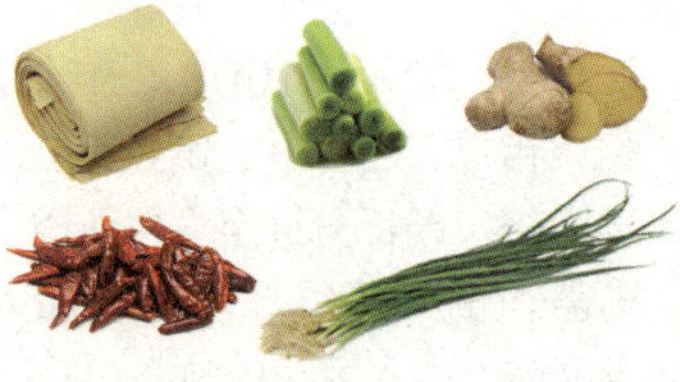

调料 tiaoliao

盐、味精各3克，鸡汁20克，淡奶30毫升，食用油、芝麻油各适量

做法 zuofa

01.将洗净的大葱切成3厘米的长段，洗净的豆腐皮切成丝。

02.用油起锅，倒入姜片、干辣椒、葱白，爆香。

03.倒入大葱、豆腐皮，翻炒均匀。

04.锅中加约500毫升清水，加入盐、鸡汁、味精，拌匀；用小火煮约4分钟。

05.加入淡奶，拌匀煮沸。

06.加入少许芝麻油，拌匀。

07.将煮好的汤料盛入汤碗中即可。

豆腐皮相宜〉 白菜（清肺热、止痰咳）、香菇（营养丰富）、白萝卜（消食除胀）、带鱼（利于钙的吸收）

豆腐皮相克〉 竹笋（破坏营养价值）、蜂蜜（易引起腹泻）

什锦蔬菜汤

▶ 防癌抗癌

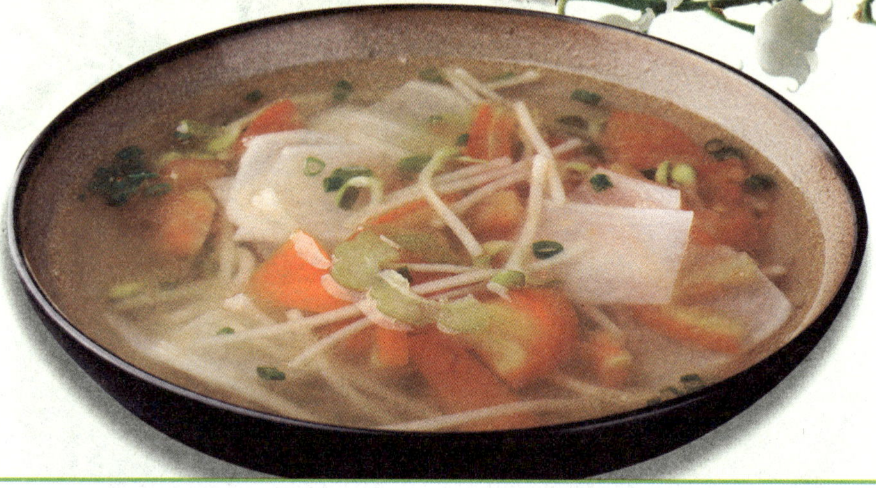

材料 cailiao

白萝卜350克，西红柿60克，苦瓜40克，黄豆芽30克，葱10克

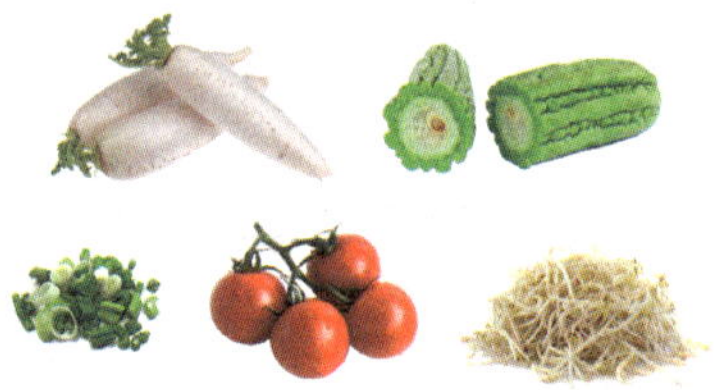

调料 tiaoliao

盐3克，鸡粉2克，食用油少许

做法 zuofa

01.将去皮洗净的白萝卜切成片，洗净的西红柿切成片，洗好的黄豆芽切去根部，葱切成葱花。

02.洗好的苦瓜切开，去除籽，改切成片。

03.取炖盅，加入约1000毫升清水烧开，倒入苦瓜、白萝卜、黄豆芽、西红柿，盖上盖，煮15分钟至食材熟透。

04.揭盖，倒入适量食用油，加入鸡粉、盐调味，加入葱花拌匀。

05.将煮好的蔬菜汤盛入碗中即成。

营养分析〉白萝卜热量少，纤维素多，吃后易产生饱胀感，因而有助于减肥。白萝卜含有的维生素C是保持细胞间质的必需物质，起着抑制癌细胞生长的作用，具有防癌、抗癌的功能。

白萝卜相宜〉金针菇（缓解消化不良）、牛肉（补五脏、益气血）、猪肉（消食、除胀、通便）、鲢鱼（可利水消肿）

白萝卜相克〉胡萝卜（降低营养价值）、丝瓜（伤元气）

玉米杂蔬汤

降压降糖

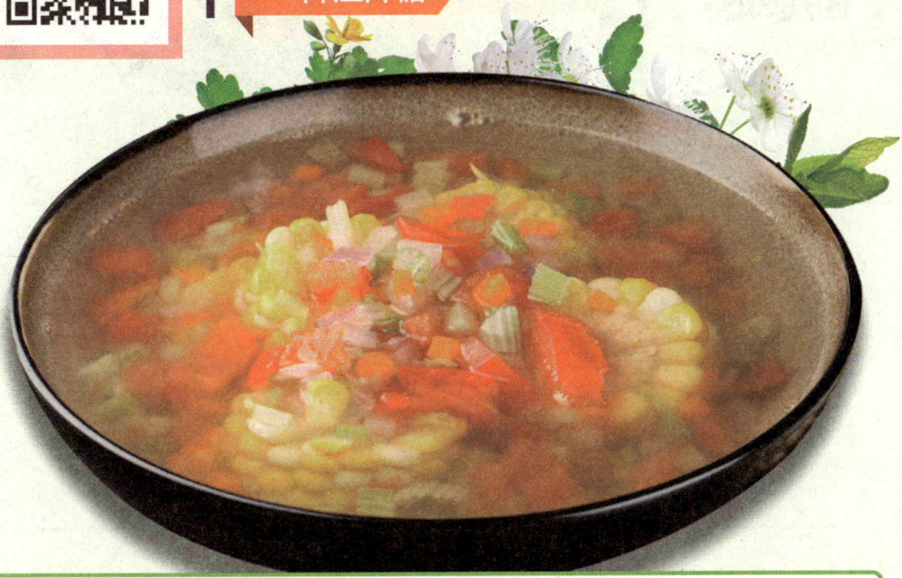

材料 cailiao

玉米棒120克，西红柿90克，莴笋80克，胡萝卜80克，洋葱75克，芹菜50克

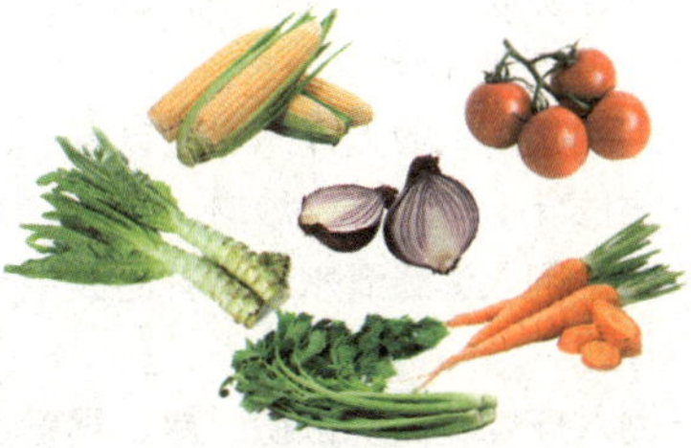

调料 tiaoliao

盐3克，鸡粉2克，食用油适量

做法 zuofa

01.将洗净的芹菜切成粒，去皮洗净的洋葱、胡萝卜、莴笋均切成粒。

02.将洗净的西红柿切成粒，洗好的玉米棒切成段。

03.砂锅中注入适量清水烧开，放入玉米、莴笋、胡萝卜、西红柿，淋入少许食用油，盖上盖，烧开后用中火煮约2分钟至熟。

04.揭盖，倒入芹菜、洋葱，拌匀煮沸。

05.加入盐、鸡粉，拌匀调味。

06.将煮好的汤盛入碗中即可。

营养分析〉莴笋富含膳食纤维、维生素以及钾、钙等矿物质，具有利五脏、通经脉、清热利尿的功效，能调节体内的酸碱平衡，尤其适合高血压及糖尿病病人食用。

莴笋相宜〉木耳（降低血压）、海蜇（止咳化痰）、瘦猪肉（清胃热）、香菇（降血糖）

莴笋相克〉奶酪（易导致消化不良）、蜂蜜（易致腹泻）

椰香酸辣汤

▶ 增强免疫力

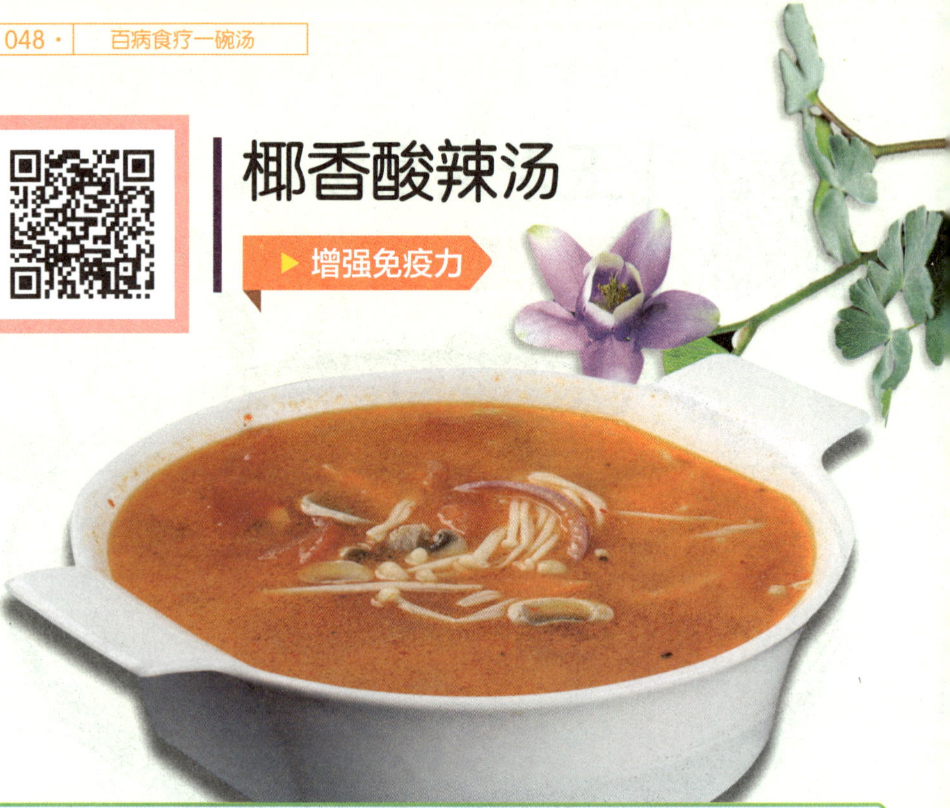

材料 cailiao

金针菇100克，西红柿90克，洋葱45克，柠檬30克，胡萝卜50克，口蘑60克

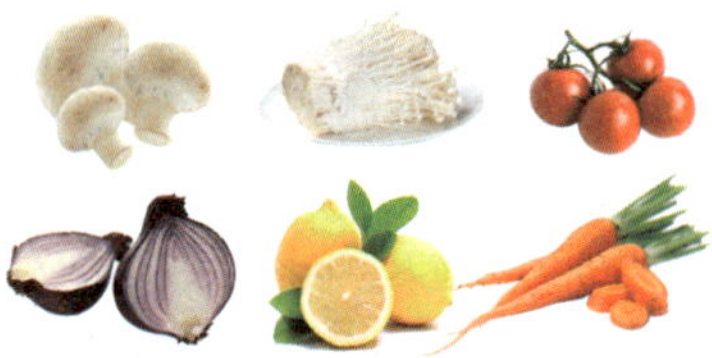

调料 tiaoliao

盐3克，鸡粉2克，辣椒粉、椰奶、白醋、食用油各适量

做法 zuofa

01.将洗净的金针菇切去老茎，口蘑切成片，西红柿切成片，去皮的洋葱切成条，胡萝卜切成片。

02.柠檬切成片，装入碗中，倒入少许白醋，用手抓出汁。

03.用油起锅，放入洋葱、金针菇、口蘑、胡萝卜、西红柿，炒匀

04.锅中倒入适量清水，烧开后改中火煮2分钟。

05.倒入柠檬汁、辣椒粉、盐、鸡粉、椰奶，拌匀入味。

06.将煮好的汤盛入汤碗中即可。

营养分析〉金针菇含有人体必需的氨基酸，其含锌量比较高，对儿童的身高和智力发育有良好的作用；还含有一种朴菇素的物质，能增强机体对癌细胞的抗御能力；常食还能降低胆固醇，预防肝脏疾病和胃肠道溃疡。

金针菇相宜〉西兰花（防癌抗癌）、猪肝（补益气血）、豆腐（降压降脂）、猪肚（开胃消食）

金针菇相克〉驴肉（易引起心痛）、牛奶（易导致消化不良）

Part 3

不可抵挡的浓香味，营养保健 畜肉汤

畜肉汤是一种色味俱全、易于消化吸收的汤品，具有重要的营养和药用价值。肉汤富含蛋白质、氨基酸、矿物质和维生素等多种营养成分，具有调节人体免疫功能的作用。

使用新鲜、优质的食材，遵循科学的烹调方法，可以最大限度发挥其功效，更好地保护大家的健康。

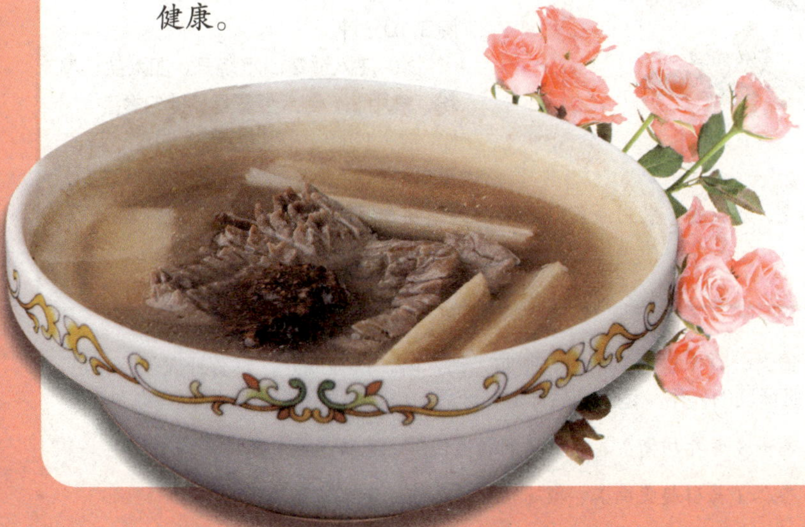

肉丝豆腐汤

▶ 降压降糖

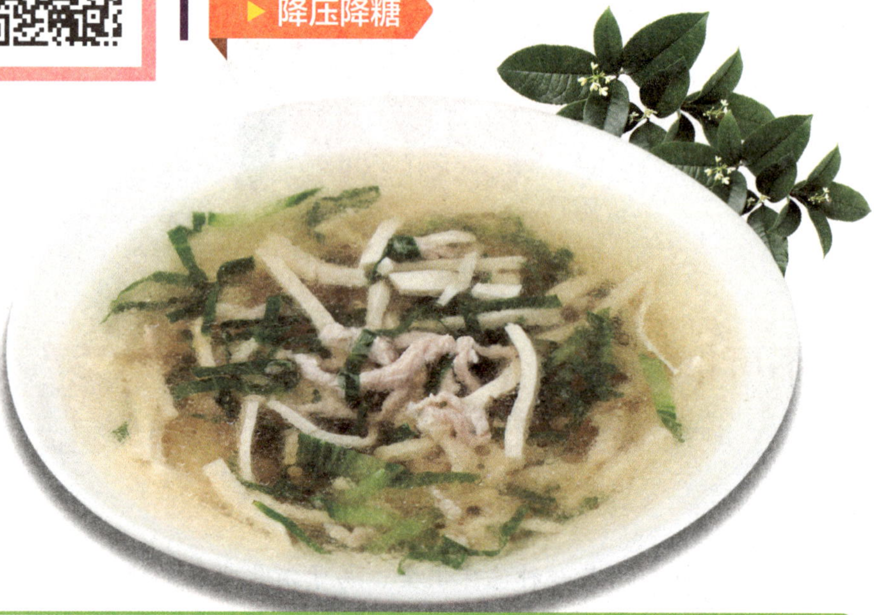

材料 cailiao

猪肉150克，豆腐100克，油菜30克

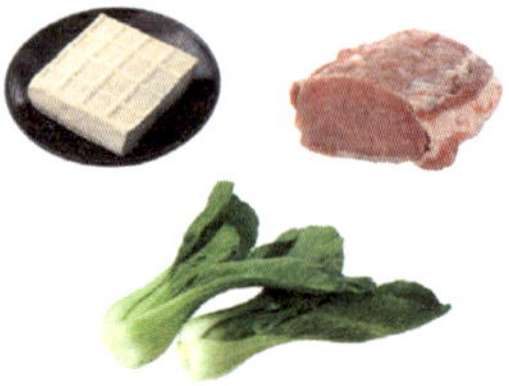

调料 tiaoliao

盐、鸡粉各4克，水淀粉、食用油各少许

做法 zuofa

01.将洗净的油菜切成细丝，洗净的豆腐切成丝，洗净的猪肉切成丝。

02.把肉丝放入碗中，加入少许盐、鸡粉、水淀粉，倒入少许食用油，拌匀，腌制10分钟。

03.锅中注入适量清水烧开，加入盐、鸡粉、食用油，倒入豆腐丝，拌匀煮沸。

04.放入肉丝，煮沸后倒入油菜，拌煮至食材熟软。

05.将煮好的汤盛入碗中即成。

营养分析〉猪肉含有丰富的蛋白质、脂肪、钙、磷、铁等成分，具有补虚强身、滋阴润燥、丰肌泽肤的作用，适宜病后体弱、产后血虚、面黄羸弱者食用。

猪肉相宜〉莴笋（营养均衡）、牡蛎（润肠通便）、苋菜（缓解尿道疾病）

猪肉相克〉杏仁（易引起腹痛）、梨（伤肾脏）、荞麦（易导致脱发）

参杞香菇瘦肉汤

养心润肺

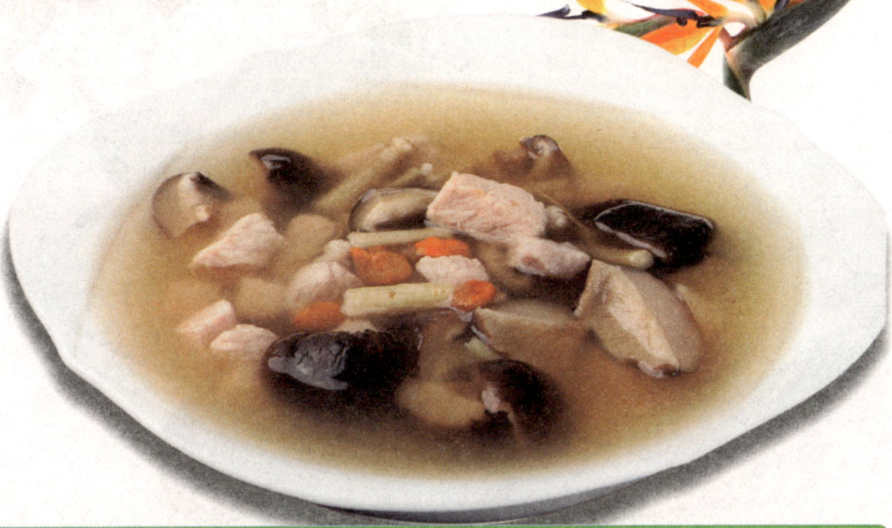

材料 cailiao

瘦肉200克，水发香菇100克，党参20克，枸杞、姜片各少许

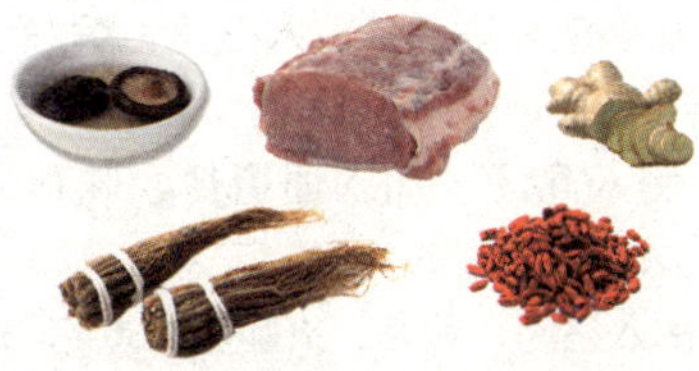

调料 tiaoliao

盐3克，鸡粉2克，胡椒粉少许，料酒4毫升

做法 zuofa

01.将党参洗净，切成长约2厘米的段；香菇洗净，切小块；瘦肉洗净，切粗条，改切成块。

02.砂煲置于火上，倒入适量清水烧开，放入党参、枸杞，倒入香菇、瘦肉块、姜片，淋入料酒，拌匀。

03.盖上盖，煮沸后改用小火煮40分钟至食材熟透。

04.揭盖，加入盐、鸡粉，撒上少许胡椒粉，拌匀调味。

05.把煮好的肉汤盛入碗中即成。

营养分析〉香菇是具有高蛋白、低脂肪、多糖、多种氨基酸和多种维生素的菌类食物，含有胆碱、氧化酶以及核酸物质，既能起到降血压、降胆固醇、降血脂的作用，又能预防动脉硬化、肝硬化等病症。党参含有多种糖类、酚类、蛋白质、维生素及微量生物碱，有养血生津、降血压、补脾养胃、增强免疫力的功效。

三鲜汤

▶ 降压降糖

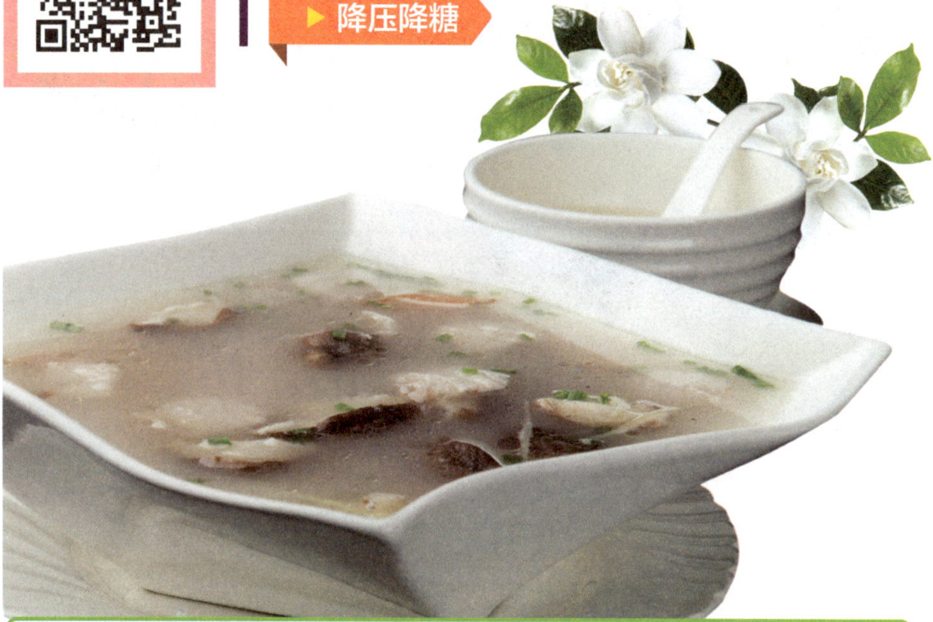

材料 cailiao

火腿肠1根，猪肉100克，香菇80克，姜丝10克，高汤500毫升，葱花少许

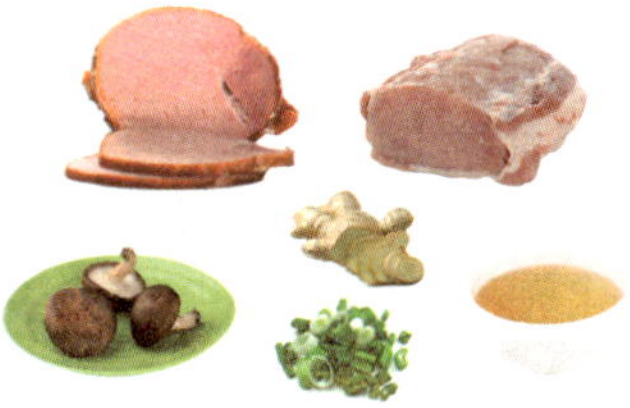

调料 tiaoliao

盐3克，味精、胡椒粉、食用油各适量

做法 zuofa

01.将洗净的香菇去蒂，再斜切成片；火腿肠去掉外包装，切成斜片；洗净的猪肉切成片。

02.炒锅注油烧热，放入姜丝，煸炒出香味。

03.倒入高汤，加入适量盐、味精调味，大火煮开。

04.倒入猪肉、香菇、火腿肠，煮约2分钟至食材熟透。

05.撒入胡椒粉，拌匀入味。

06.把煮好的汤盛入碗中，撒上葱花即可。

营养分析〉火腿肠富含蛋白质、脂肪、碳水化合物、各种矿物质和维生素等营养成分，具有吸收率高、饱腹性强等特点，有助于胃酸的分泌和食物的消化。

火腿肠相克〉杏仁（易导致腹痛）、田螺（伤肠胃、导致脱发）、鲫鱼（易滞气）

莲子芡实瘦肉汤

益气补血

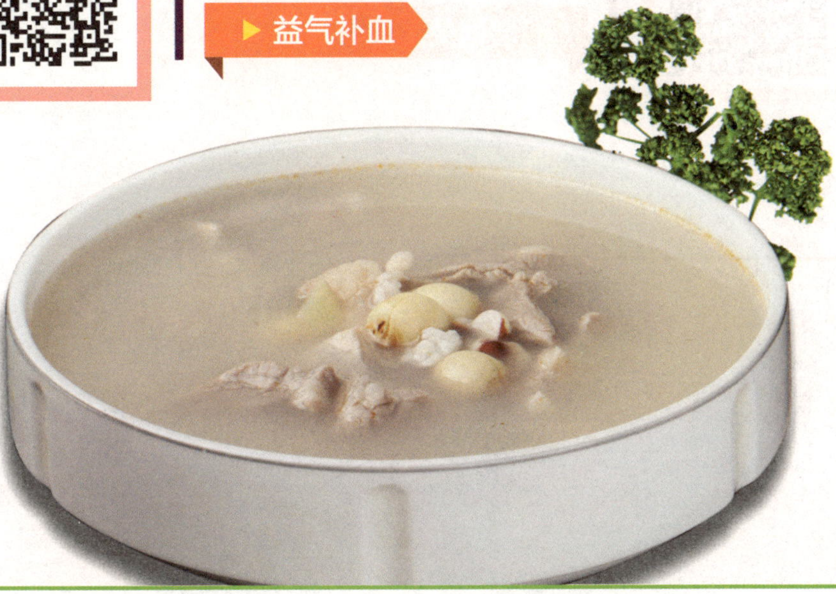

材料 cailiao

瘦肉250克，芡实10克，莲子15克，姜片少许

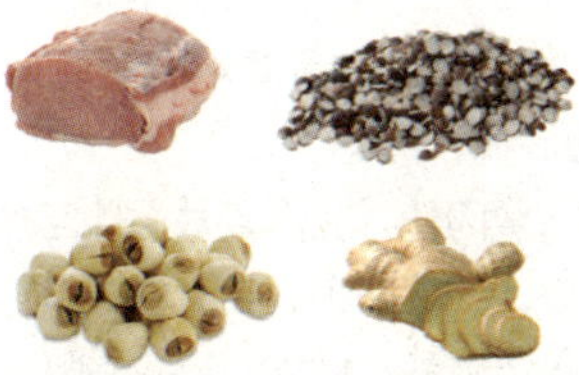

调料 tiaoliao

盐3克，料酒10毫升，鸡粉适量

做法 zuofa

01.将泡发好的莲子去除莲子芯，洗净的瘦肉切成块。

02.锅中注水烧开，倒入瘦肉，加少许料酒，汆煮约2分钟去除血水，捞出。

03.将莲子、芡实、姜片、瘦肉放入砂锅中，倒入适量开水。

04.将砂锅置于火上，淋入少许料酒，盖上盖，大火烧开后，改小火再炖60分钟。

05.揭盖，加入盐、鸡粉，拌匀。

06.将煮好的汤盛入碗中即成。

营养分析〉猪肉含有蛋白质、脂肪、碳水化合物、磷、钙、铁等多种营养物质，有滋养脏腑、滑润肌肤、补中益气、滋阴养胃等功效，对热病伤津、燥咳消渴等有食疗作用，可以辅助治疗缺铁性贫血。

猪肉相宜〉南瓜（预防糖尿病）、红薯（降低胆固醇）、白萝卜（消食、除胀、通便）

猪肉相克〉田螺（易伤肠胃）、鲫鱼（降低鲫鱼的利湿功效）

海底椰红枣瘦肉汤

▶ 增强免疫力

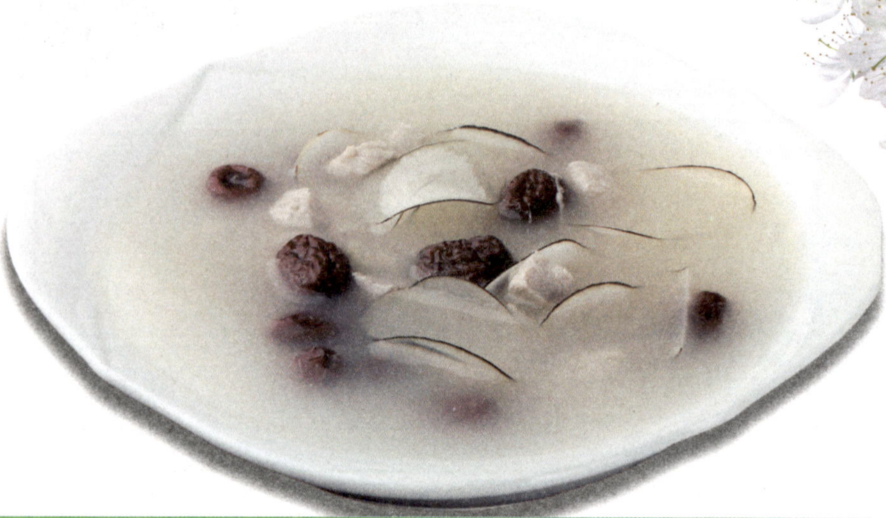

材料 cailiao

猪瘦肉150克，红枣30克，海底椰15克，姜片少许

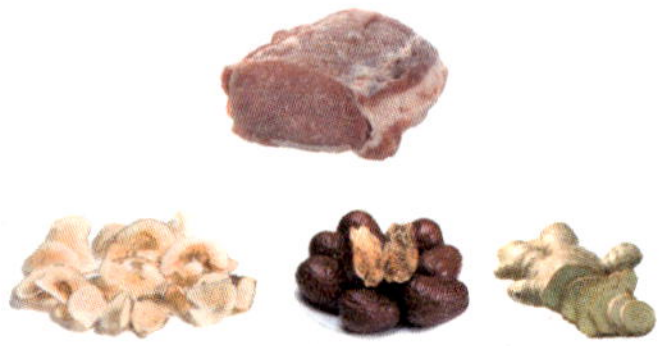

调料 tiaoliao

盐、鸡粉各3克

做法 zuofa

01.把洗净的猪瘦肉切成条形，改切成小块。

02.砂煲中倒入适量清水烧开，放入洗净的海底椰、红枣。

03.倒入瘦肉块，撒入姜片，拌匀煮沸，转用小火续煮约30分钟至食材熟软。

04.加入适量盐、鸡粉，拌匀调味。

05.把煮好的肉汤盛入碗中即可。

营养分析〉猪瘦肉含有丰富的铁、磷、钾、钠，也是维生素B_1、维生素B_2、维生素B_{12}的良好来源。瘦肉含有的水溶性纤维等物质能使汤汁鲜美，还能刺激人体胃液分泌，增进食欲。

冬瓜薏米瘦肉汤

▶ 瘦身排毒

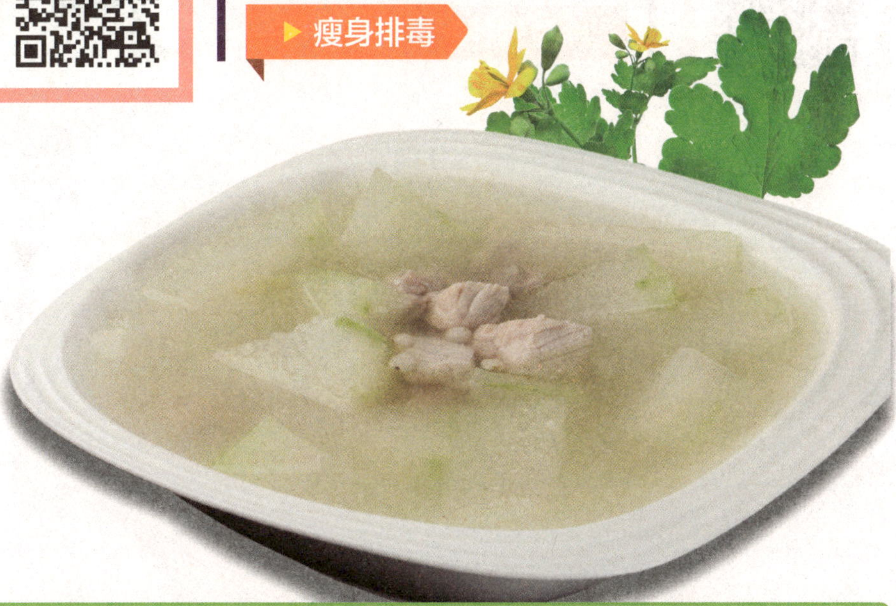

材料 cailiao

冬瓜300克，猪瘦肉200克，水发薏米50克，姜片少许

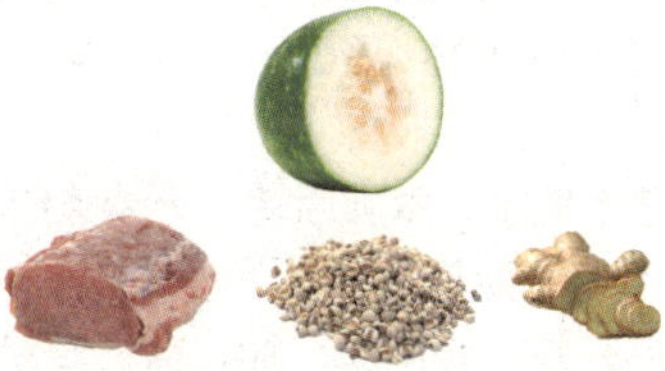

调料 tiaoliao

盐3克，鸡粉2克，胡椒粉少许

做法 zuofa

01.把洗净的瘦肉切厚片，改切成小肉块；把去皮洗净的冬瓜切开，去除瓜瓤，切成大块。

02.砂煲中倒入适量清水烧开，下入薏米，撒上姜片，再倒入瘦肉块。

03.盖上盖子，烧开后用中小火煮约20分钟至薏米熟裂。

04.揭盖，倒入冬瓜块，再盖上盖，用中火续煮约20分钟至全部食材熟软。

05.揭开盖，转小火，加入盐、鸡粉、胡椒粉，拌匀调味。

06.将煮好的汤盛入碗中即成。

营养分析〉冬瓜的钾盐含量高、钠盐含量较低，适合高血压、肾脏病、浮肿病等患者食用。此外，冬瓜中所含的丙醇二酸能有效地抑制糖类转化为脂肪，再加上冬瓜本身不含脂肪，热量不高，因而可防止人体发胖，帮助健美体形。

冬瓜相克〉鲫鱼（影响营养物质吸收）、红小豆（容易造成身体脱水）、海螺（导致腹泻）

清补凉煲瘦肉汤

▶ 益气补血

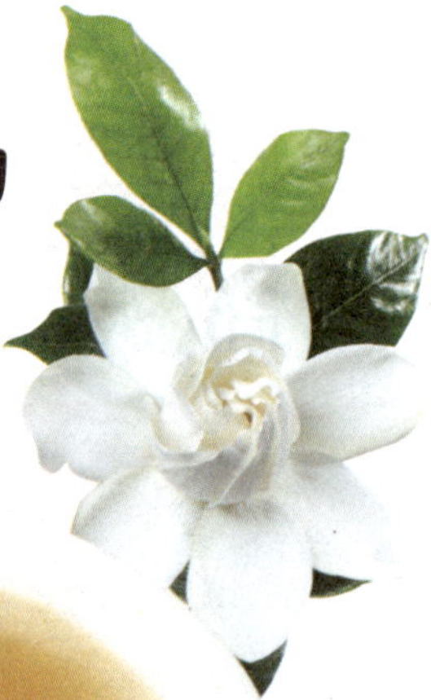

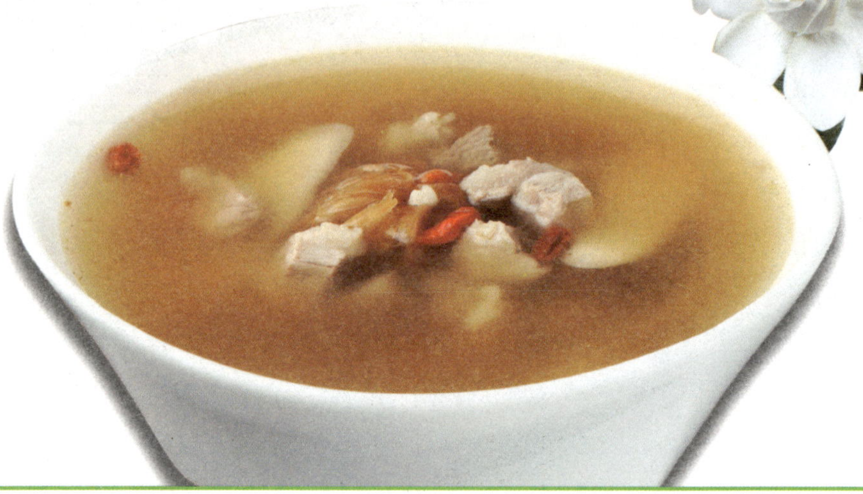

材料 cailiao

猪瘦肉300克，淮山30克，水发薏米50克，蜜枣60克，姜片、枸杞各少许

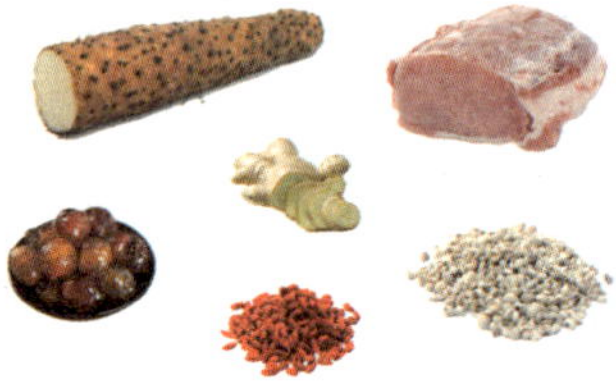

调料 tiaoliao

盐5克，鸡粉2克，胡椒粉适量

做法 zuofa

01.把洗净的瘦肉切成大块，去皮洗净的淮山切成段。

02.砂煲中倒入适量清水烧开，加入瘦肉、淮山、蜜枣、薏米、枸杞、姜片，拌匀。

03.盖上盖子，煮沸后转小火续煮约40分钟至食材熟软。

04.揭开盖，转中火，加入盐、鸡粉、胡椒粉，拌匀调味。

05.把煮好的瘦肉汤盛入碗中即可。

营养分析〉薏米中含有的薏米醇有降压、利尿、解热和驱蛔虫的功效。薏米营养丰富，对于久病体虚、病后恢复期者、老人、产妇都是比较好的药用食物，可经常食用。

薏米相宜〉板栗（健脾胃）、红豆（预防贫血）、山楂（可减肥降脂）、车前子（清热利湿）

薏米相克〉海带（会造成瘀血）

芹菜金针菇猪肉汤

▶ 提神健脑

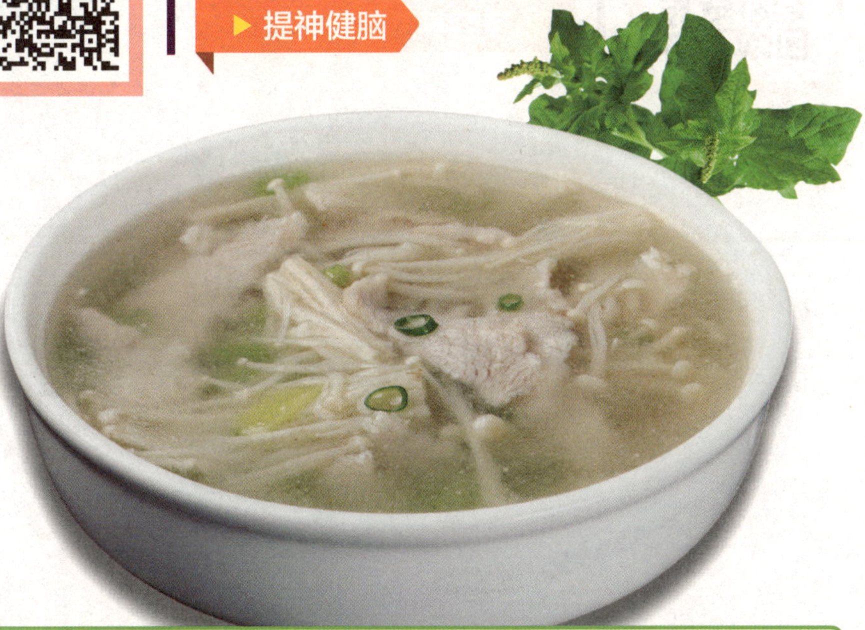

材料 cailiao

金针菇、猪肉各100克，芹菜30克，姜片、葱花各少许

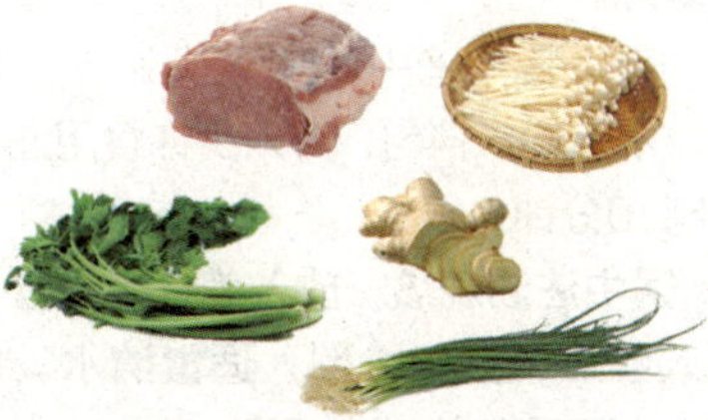

调料 tiaoliao

盐5克，鸡粉2克，胡椒粉少许，水淀粉、食用油各适量

做法 zuofa

01.把洗净的金针菇切去根部，洗净的芹菜切成小段，洗净的猪肉切成薄片。

02.将猪肉片放入碗中，加入少许盐、鸡粉、水淀粉，拌匀入味；再注入少许食用油，腌制10分钟。

03.用油起锅，倒入姜片，爆香；放入金针菇，快速翻炒。

04.锅中注入适量清水，煮约2分钟至食材熟软。

05.加入盐、鸡粉、芹菜段、肉片，拌匀煮沸；撒上胡椒粉、葱花，拌匀入味。

06.将煮好的汤盛入碗中即成。

营养分析〉金针菇富含B族维生素、维生素C、碳水化合物、矿物质、胡萝卜素等营养物质，能提高人体的免疫力。

丝瓜肉片香菇汤

▶ 美容养颜

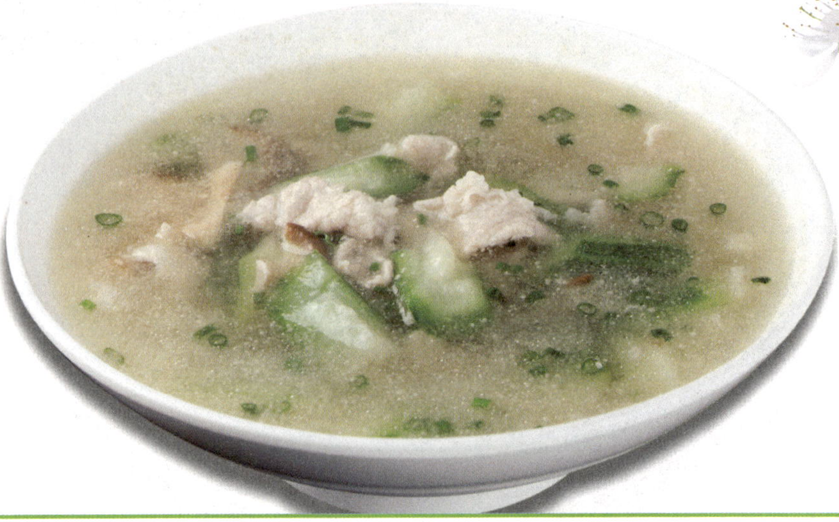

材料 cailiao

丝瓜160克，鲜香菇45克，瘦肉80克，姜片、葱花各少许

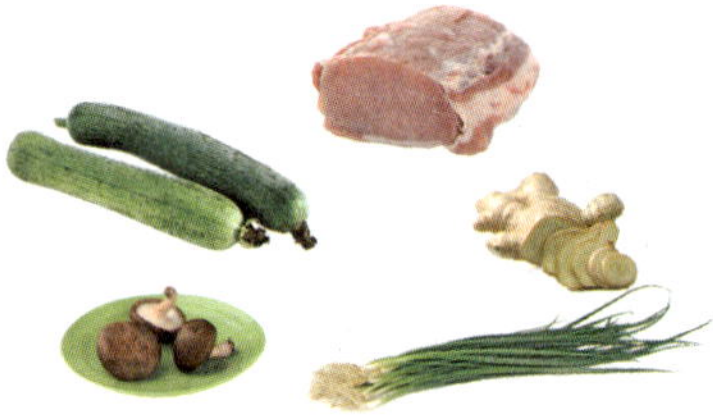

调料 tiaoliao

盐4克，鸡粉3克，水淀粉4毫升，食用油适量

做法 zuofa

01.将丝瓜去皮洗净，切成块；洗净的香菇切去蒂，切成小块；洗好的瘦肉切成薄片。

02.肉片装入碗中，加入少许盐、鸡粉、水淀粉，拌匀；淋入少许食用油，腌制10分钟。

03.锅中注油烧热，放入姜片，爆香；倒入丝瓜，炒匀；倒入适量清水、香菇，烧开后续煮1分钟至熟。

04.放入盐、鸡粉，倒入肉片，用大火煮1分钟至肉片熟透。

05.把煮好的汤盛入碗中，放入葱花即可。

营养分析 〉丝瓜含有防止皮肤老化的B族维生素、增白皮肤的维生素C等成分，能保护皮肤、淡化斑块，使皮肤洁白、细嫩，是不可多得的美容佳品。

雪梨猪肉汤

▶ 养心润肺

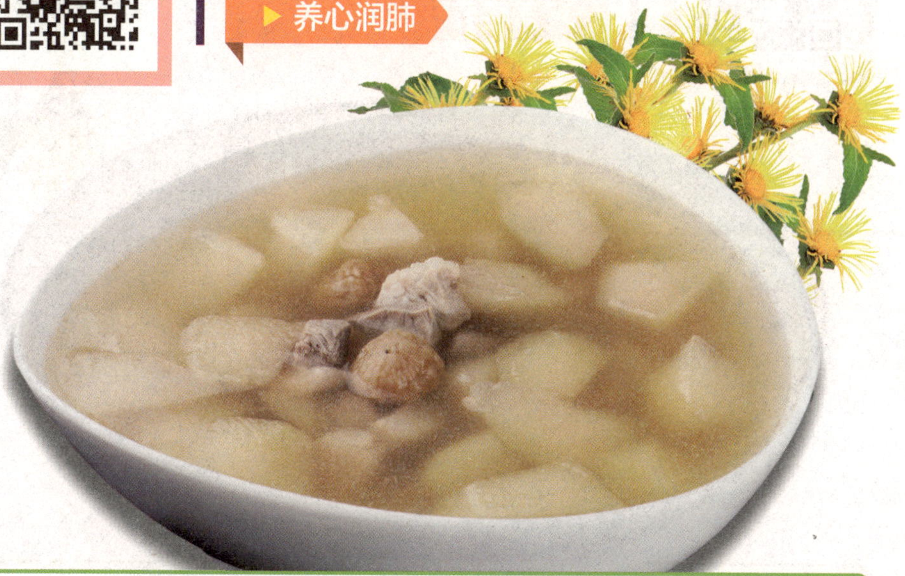

材料 cailiao

雪梨300克，猪肉200克，无花果50克

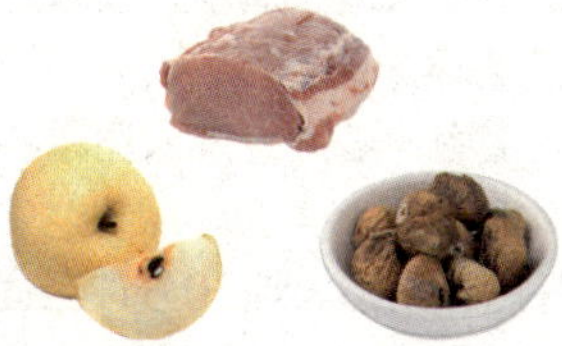

调料 tiaoliao

盐、鸡粉各少许

做法 zuofa

01.把洗净的雪梨去除果皮，对半切开，再切成瓣，去除果核，改切成小块。

02.将洗净的瘦肉切成小块。

03.砂煲中倒入适量清水烧开，放入瘦肉块、无花果，盖上盖子，煮沸后用小火煲煮约15分钟至无花果裂开。

04.取下盖子，放入雪梨块，大火煮沸后转小火，续煮约20分钟至全部食材熟透。

05.加入盐、鸡粉，拌匀调味。

06.将煮好的汤品盛入碗中即可。

营养分析〉雪梨含有丰富的苹果酸、柠檬酸、维生素、胡萝卜素等营养物质，具有生津润肺、清热化痰之功效，特别适合秋天食用。但是雪梨性寒，一次不宜多吃，尤其脾胃虚寒、腹部冷痛和血虚者不可多吃。

雪梨相宜〉核桃（清热解毒）、银耳（润肤美白）、猪肺（清热润肺）、芝麻（均衡营养）、蜂蜜（缓解咳嗽）

雪梨相克〉哈密瓜（易引起腹胀）、柿子（易引起腹泻）、螃蟹（伤肠胃）、羊肉（引发消化不良）、鹅肉（损伤脾胃）

木瓜排骨汤

▶ 美容养颜

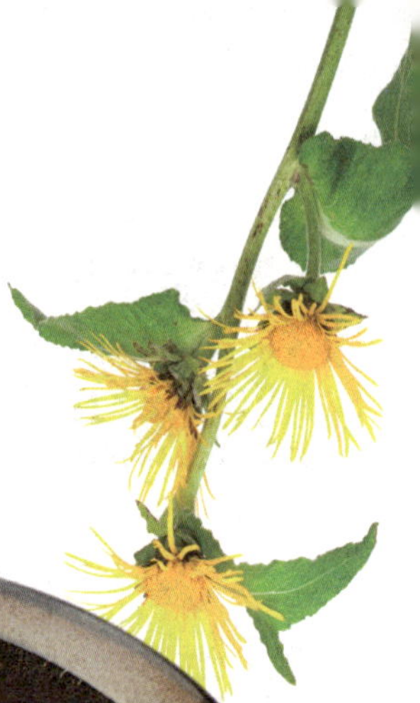

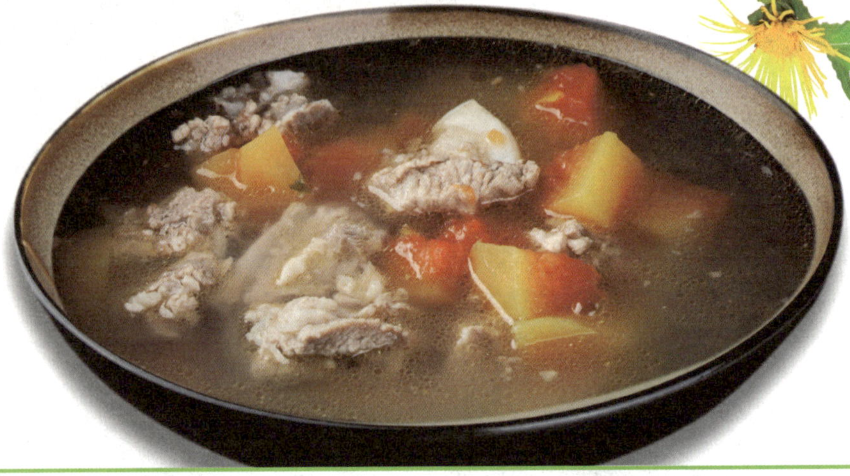

材料 cailiao

木瓜200克，排骨500克，姜片15克，蜜枣30克

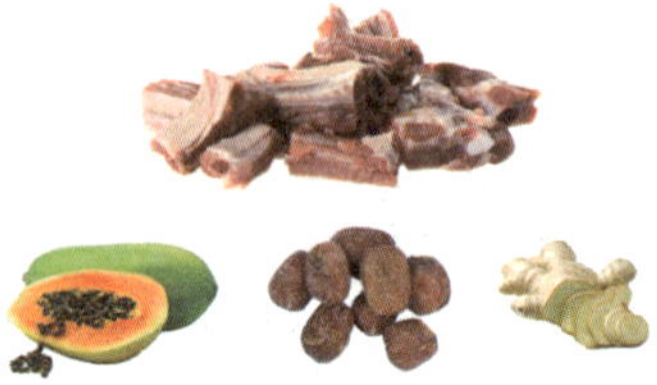

调料 tiaoliao

盐、鸡粉各3克，胡椒粉少许，料酒4毫升

做法 zuofa

01.将洗净的木瓜去皮、去籽，把果肉切长条，改切成丁；洗净的排骨斩成块。

02.砂锅中注入适量清水，放入排骨，烧开后捞去浮沫。

03.放入蜜枣、姜片，淋入适量料酒，再放入木瓜。

04.烧开后，用小火炖60分钟至食材散发香味。

05.加入鸡粉、盐、胡椒粉，拌匀调味。

06.把煮好的汤盛入碗中即可。

营养分析〉木瓜含有番木瓜碱、木瓜蛋白酶、胡萝卜素，并富含多种氨基酸，具有护肝降酶、抗炎抑菌、降低血脂的作用。此外，常食木瓜还能美容、护肤、乌发、丰胸、减肥。

木瓜相宜〉莲子（促进新陈代谢）、椰子（能有效消除疲劳）、鱼（养阴、补虚、通乳）、牛奶（明目清热、通便）、香菇（减脂降压）

木瓜相克〉南瓜（降低营养价值）、虾（易引起腹痛和头晕）、胡萝卜（破坏维生素C）、韭菜（易导致上火）

黄花菜腐竹排骨汤

▶ 提神健脑

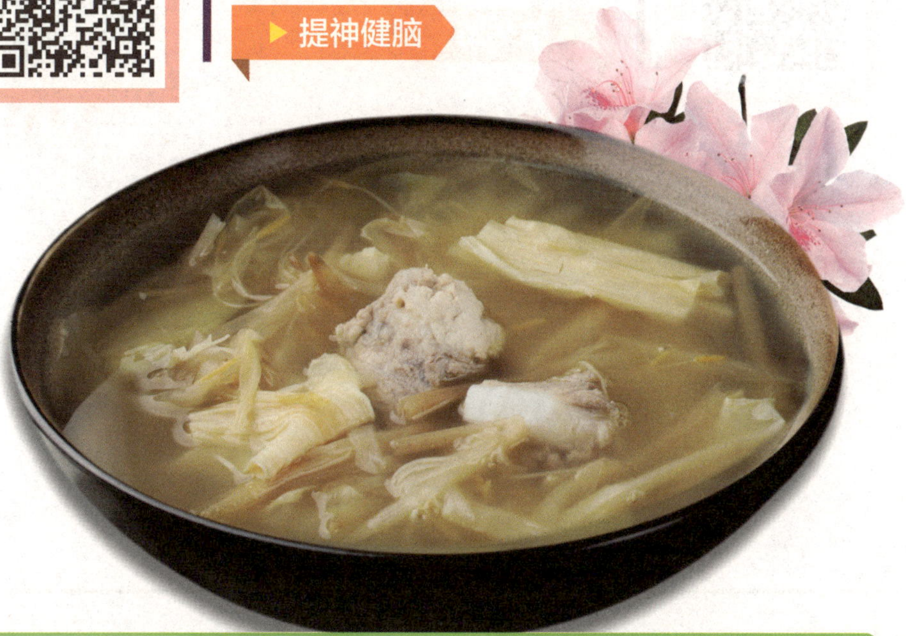

材料 cailiao

排骨500克，腐竹80克，姜片20克，水发黄花菜150克

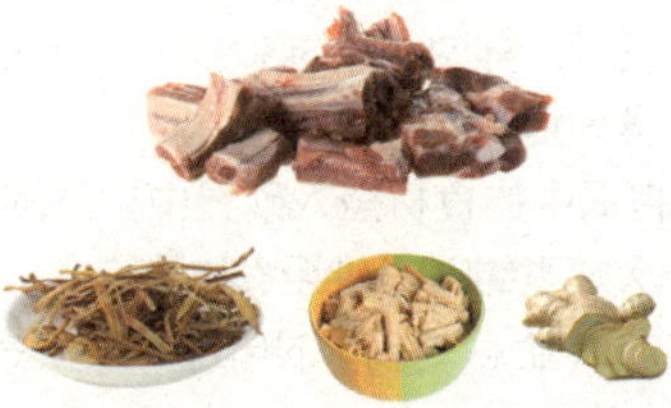

调料 tiaoliao

盐3克，鸡粉2克，料酒9毫升

做法 zuofa

01.将洗净的黄花菜去除花蒂，洗好的腐竹切成段，洗净的排骨斩成块。

02.锅中注水烧开，放入排骨，加入少许料酒，焯煮约2分钟，捞出。

03.砂锅中倒入适量清水烧开，下入排骨、黄花菜、姜片，淋入料酒。

04.加盖，烧开后转小火炖60分钟至排骨熟透。

05.揭盖，放入腐竹，用小火煮5分钟。

06.加盐、鸡粉，拌匀调味。

07.把煮好的汤盛入碗中即可。

营养分析〉黄花菜富含卵磷脂，可增强和改善大脑功能，对注意力不集中、记忆力减退、脑动脉阻塞等症状有辅助疗效。

黄花菜相宜〉鳝鱼（通血脉、利筋骨）、马齿苋（清热祛毒、降血压）、梅头肉（利尿通乳）

黄花菜相克〉鸽子肉（会引起痔疮发作）、鹌鹑（会引发痔疮）

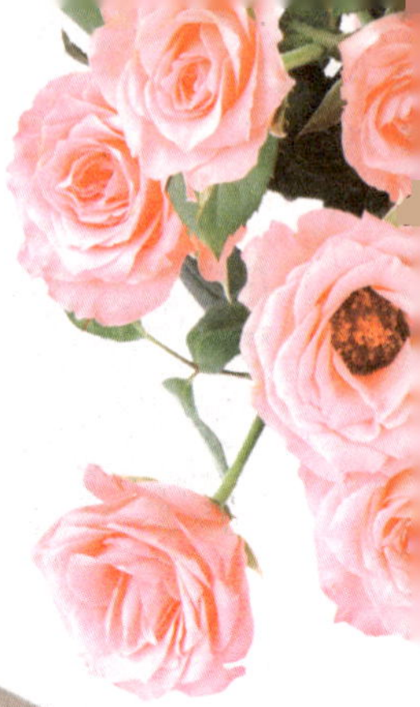

绿豆陈皮排骨汤

▶ 清热解毒

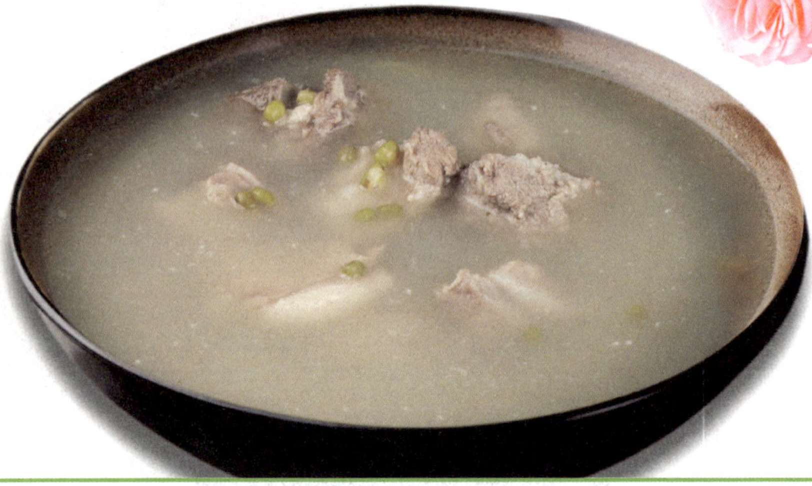

材料 cailiao

水发绿豆100克，排骨200克，陈皮、姜片各少许

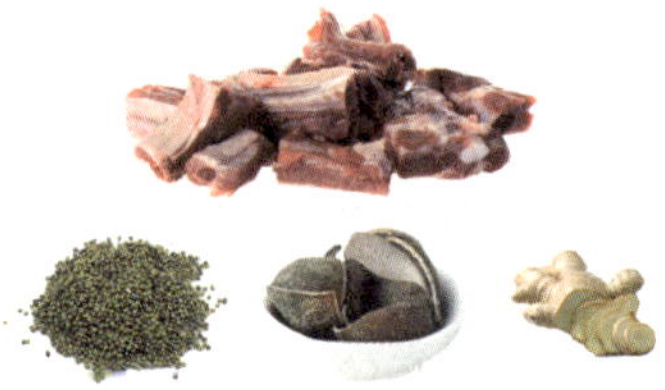

调料 tiaoliao

盐、鸡粉各2克，胡椒粉3克，料酒6毫升

做法 zuofa

01.把洗净的排骨斩成小段。

02.锅中倒入适量清水，放入排骨段，大火焯煮约3分钟至排骨断生。

03.捞去浮沫，倒入洗净的绿豆、陈皮、姜片，拌匀，煮约30秒钟；淋入料酒，拌匀提味。

04.将锅中的食材盛入砂煲中，煮沸后改小火炖煮约60分钟至食材熟软。

05.加入盐、鸡粉、胡椒粉，捞去浮沫，拌匀调味。

06.将煮好的汤盛入碗中即可。

营养分析〉绿豆中所含的蛋白质、磷脂，均有兴奋神经、增进食欲的功能。绿豆中还含有多糖成分，能增强血清脂蛋白酶的活性，使脂蛋白中三酰甘油水解达到降血脂的疗效，从而有效地预防冠心病、心绞痛。

绿豆相宜〉大米（利于营养物质的消化吸收）、百合（解渴润燥）、南瓜（清热解毒）、燕麦（控制血糖含量）

绿豆相克〉狗肉（易导致腹胀）、西红柿（易引起身体不适）

排骨海带汤

益气补血

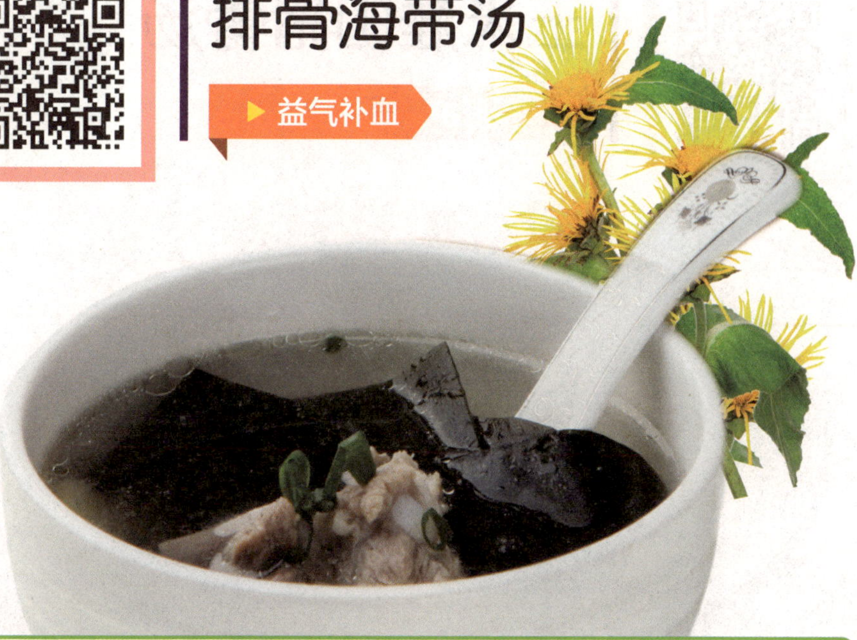

材料 cailiao

排骨段450克，泡发海带片250克，姜片25克

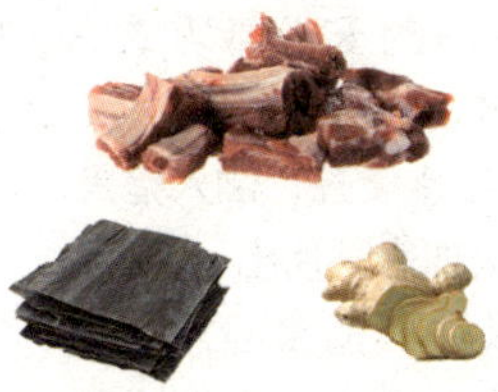

调料 tiaoliao

盐4克，料酒、味精、胡椒粉、鸡粉各少许

做法 zuofa

01.锅中加入适量清水烧开，放入排骨，中火煮沸，掠去浮沫。

02.放入姜片，淋入少许料酒，放入海带，拌匀，加盖，大火煮沸。

03.将锅中食材倒入砂煲内，加盖，用中小火炖煮约40分钟。

04.揭盖，加入适量盐、味精、鸡粉、胡椒粉，拌匀调味。

05.把煮好的汤盛入碗中即成。

营养分析〉 海带含有丰富的碳水化合物、较少的蛋白质和脂肪。海带与绿叶蔬菜相比，除含有丰富的维生素C以外，其粗蛋白、糖、钙、铁的含量均高出几倍甚至十几倍。海带中的优质蛋白质和不饱和脂肪酸，对心脏病、糖尿病、高血压有一定的防治作用。

海带相宜〉 冬瓜（降脂降压、消肿利湿）、黑芝麻（益寿养颜）、白菜（防治碘不足）、菠菜（健强筋骨）、木耳（排毒、促进营养吸收）

海带相克〉 葡萄（影响钙、铁吸收）、薏米（造成瘀血）、柿子（导致肠胃不适）

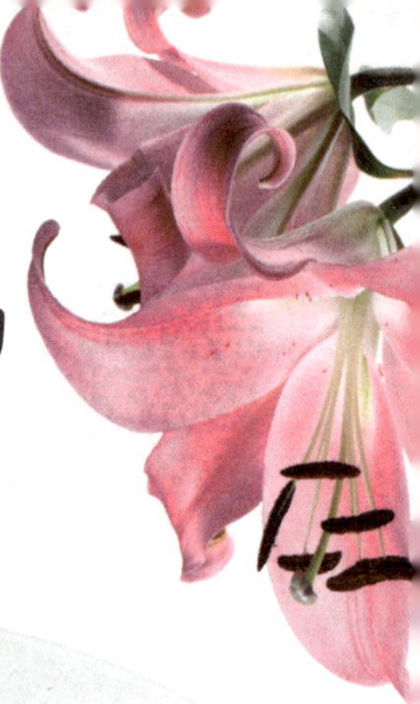

玉米淮山猪骨汤

保肝护肾

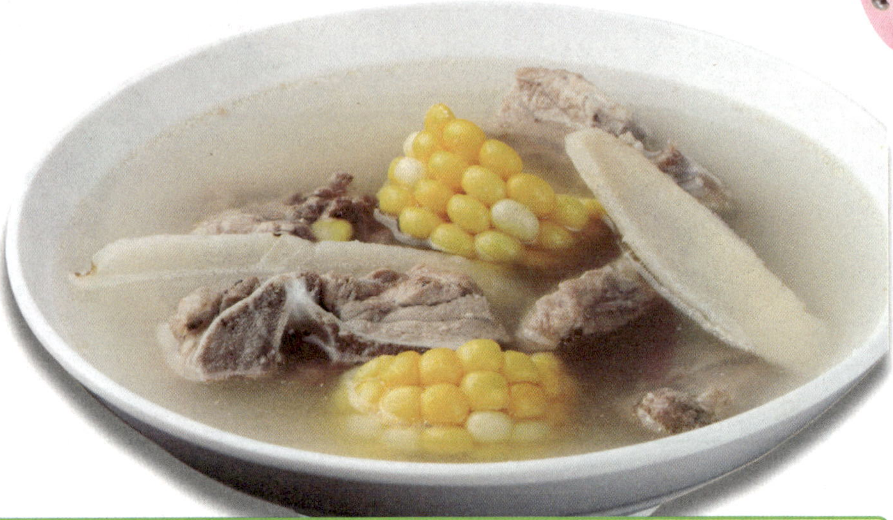

材料 cailiao

猪骨300克，玉米棒120克，淮山20克，姜片少许

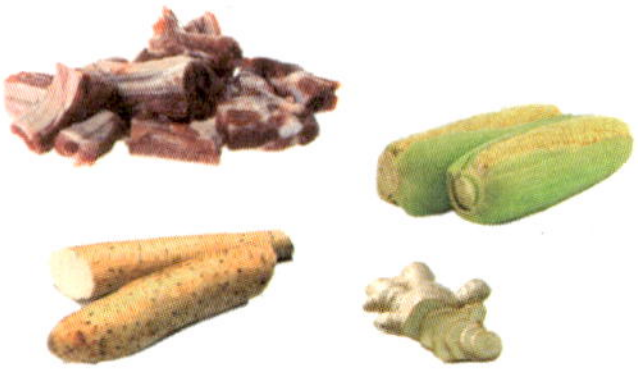

调料 tiaoliao

盐3克，鸡粉2克，胡椒粉1克，料酒适量

做法 zuofa

01.把洗净的玉米棒切成块，猪骨砍成块，淮山切成片。

02.锅中注水烧开，倒入猪骨，煮约1分30秒汆去血水，捞出。

03.砂锅注入适量清水烧开，下入淮山、玉米、姜片、猪骨，淋入少许料酒，拌匀。

04.盖上盖，烧开后用小火煮60分钟至食材熟透。

05.加入盐、鸡粉、胡椒粉，拌匀调味。

06.将汤料盛入汤碗中即可。

营养分析〉玉米含有大量的镁，可加强肠壁蠕动，促进机体废物的排泄。

菠萝苦瓜排骨汤

▶ 开胃消食

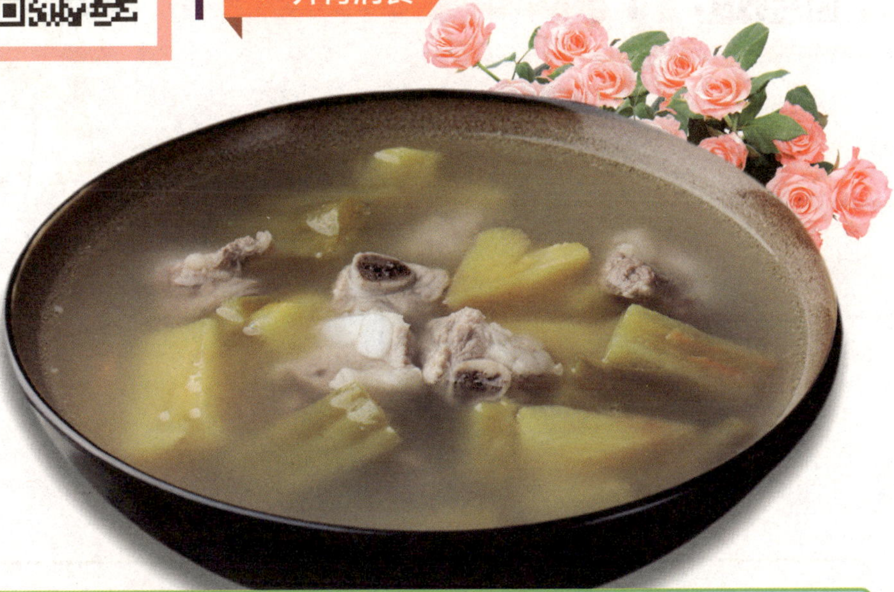

材料 cailiao

菠萝肉150克，苦瓜200克，排骨600克，姜片10克

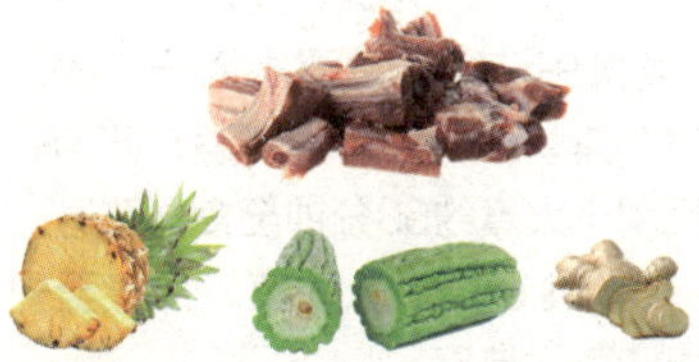

调料 tiaoliao

盐、鸡粉各3克，料酒3毫升，胡椒粉适量

做法 zuofa

01.将洗净的苦瓜对半切开，去掉籽，切成条，改切成长段；菠萝肉切块；洗净的排骨斩成段。

02.锅中加适量清水，倒入排骨，烧开；加少许料酒，拌匀，煮约10分钟；撇去浮沫，捞出排骨。

03.锅中另加清水烧开，倒入排骨、苦瓜、姜片，加料酒、菠萝，拌煮约2分钟。

04.将食材倒入砂煲中，烧开后改小火炖60分钟。

05.加盐、鸡粉、胡椒粉，拌匀入味。

06.将煮好的汤盛入碗中即可。

营养分析〉苦瓜富含蛋白质、脂肪、粗纤维、维生素及矿物质，具有清热祛暑、明目解毒、降压降糖、利尿凉血、解劳清心、益气壮阳的功效。此外，苦瓜还有助于加速伤口愈合，多食有助于皮肤细嫩柔滑。

西洋参排骨滋补汤

▶ 增强免疫力

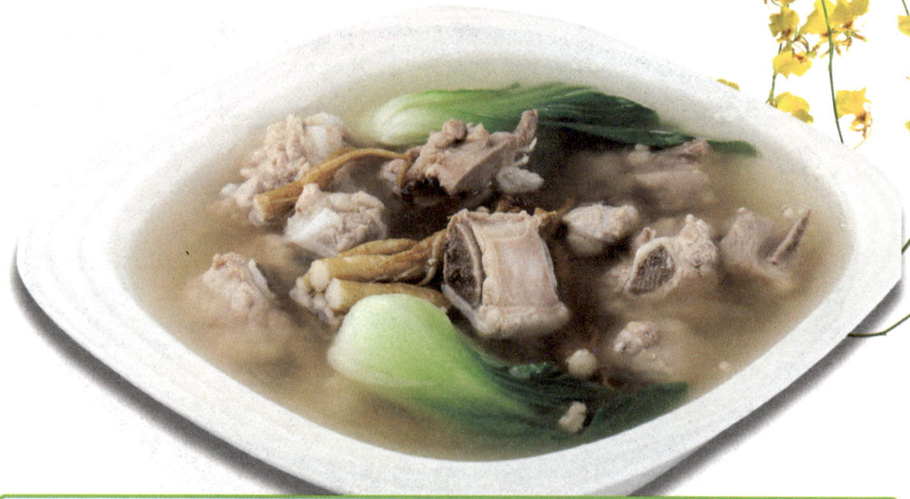

材料 cailiao

排骨400克，油菜20克，西洋参15克，姜片少许

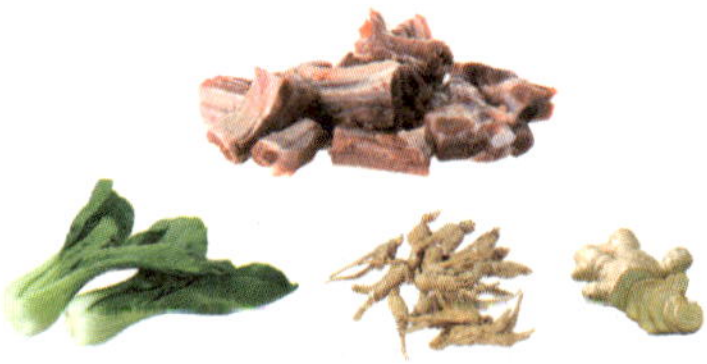

调料 tiaoliao

盐3克，鸡粉2克，料酒适量

做法 zuofa

01.把洗净的排骨斩成小件，洗好的油菜对半切开，洗净的西洋参切成段。

02.锅中注入清水烧开，倒入排骨段，煮约2分钟；掠去浮沫，捞出，沥干水分。

03.砂煲中注入适量清水烧开，放入西洋参、排骨段、姜片、料酒，拌匀，煮沸后用小火煮约60分钟至食材熟透。

04.加入盐、鸡粉、油菜，拌煮至熟，捞出油菜，待用。

05.把煮好的汤盛入碗中，把油菜摆放在汤碗中即成。

营养分析〉油菜含有人体所需的矿物质、维生素等成分，可以保持血管弹性，还有抑制溃疡的作用。经常食用油菜，对保养皮肤和眼睛有很好的效果。此外，油菜还富含纤维素，可以有效改善便秘。

油菜相宜〉金针菇（预防大肠癌）、豆腐（清肺止咳）、猪肝（增强免疫力）、虾仁（清热解毒）、鸡肉（强化肝脏功能）

油菜相克〉山药（影响营养素的吸收）、黄瓜（破坏维生素C的吸收）

党参蜜枣猪骨汤

▶ 益气补血

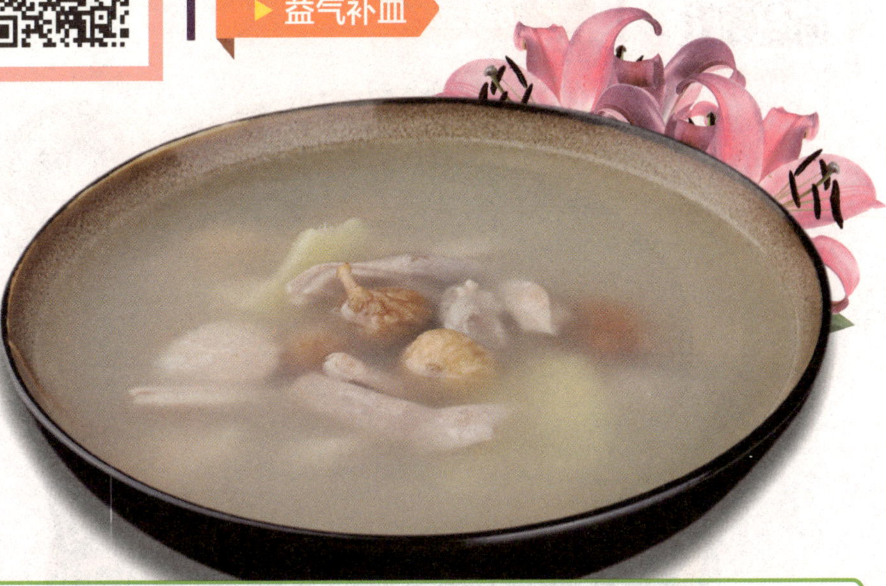

材料 cailiao

猪骨300克，蜜枣60克，党参30克，姜片少许

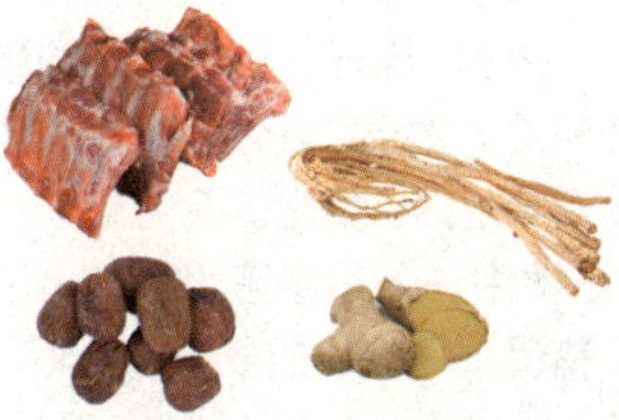

调料 tiaoliao

盐3克，鸡粉2克，料酒10毫升，胡椒粉少许

做法 zuofa

01.把洗净的党参切成长约3厘米的段，洗净的猪骨斩成小件。

02.砂煲中注入适量清水烧开，倒入猪骨，再下入党参、姜片、蜜枣，淋入料酒，拌匀。

03.盖上盖子，煮沸后转小火煮约60分钟至食材熟透。

04.揭开盖，调入盐、鸡粉，拌匀调味。

05.撒上少许胡椒粉，搅匀。

06.将煮好的汤料盛入碗中即可。

营养分析〉猪骨除含蛋白质、脂肪、维生素外，还含有大量磷酸钙、骨胶原、骨黏蛋白等，有补脾气、润肠胃、生津液、丰机体、泽皮肤、补中益气、养血健骨的功效。儿童经常喝骨头汤，能及时补充人体所需的骨胶原等物质，增强骨髓的造血功能，有助于骨骼的生长发育；成年人多喝骨头汤，则可延缓衰老。

胡萝卜马蹄猪骨汤

▶ 防癌抗癌

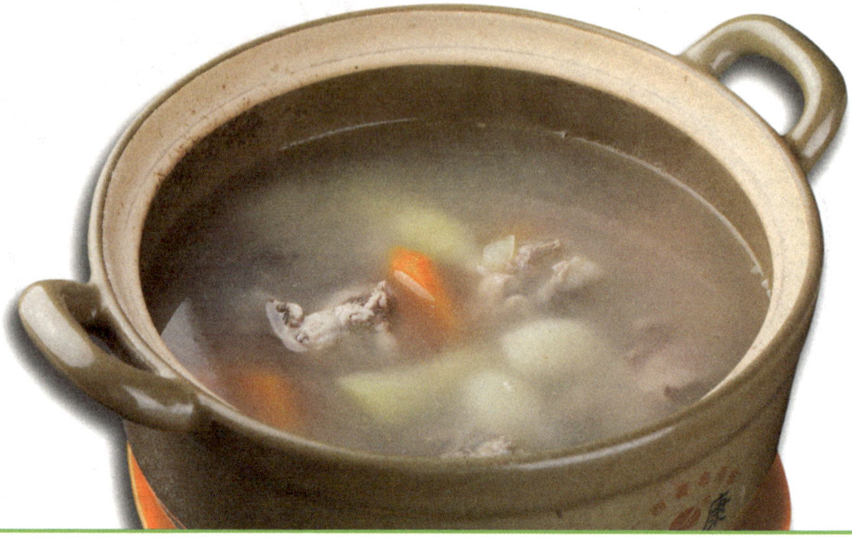

材料 cailiao

猪骨350克，胡萝卜80克，马蹄肉120克，姜片15克

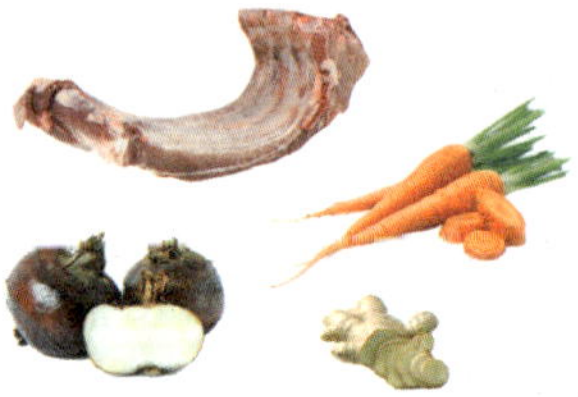

调料 tiaoliao

盐3克，鸡粉2克，胡椒粉1克，料酒10毫升

做法 zuofa

01.将去皮洗净的胡萝卜切滚刀块，洗好的马蹄肉切成小块。

02.锅中注水烧开，倒入切好的猪骨、少许料酒，焯煮约1分钟；捞去浮沫，继续煮半分钟，捞出。

03.砂煲中注入适量清水烧开，下入姜片、猪骨、马蹄、胡萝卜、料酒，盖上锅盖，大火烧开后改小火炖60分钟至猪骨熟烂。

04.揭开锅盖，调入盐、鸡粉、胡椒粉，拌匀调味。

05.关火后端下砂煲即可。

猪骨相宜〉 西洋参（滋养生津）、洋葱（抗衰老）、花生（养血生精）、章鱼（补肾）、木瓜（丰胸养颜）、海带（预防皮肤瘙痒）

猪骨相克〉 甘草（易对身体不利）

冬瓜薏米猪骨汤

▶ 增强免疫力

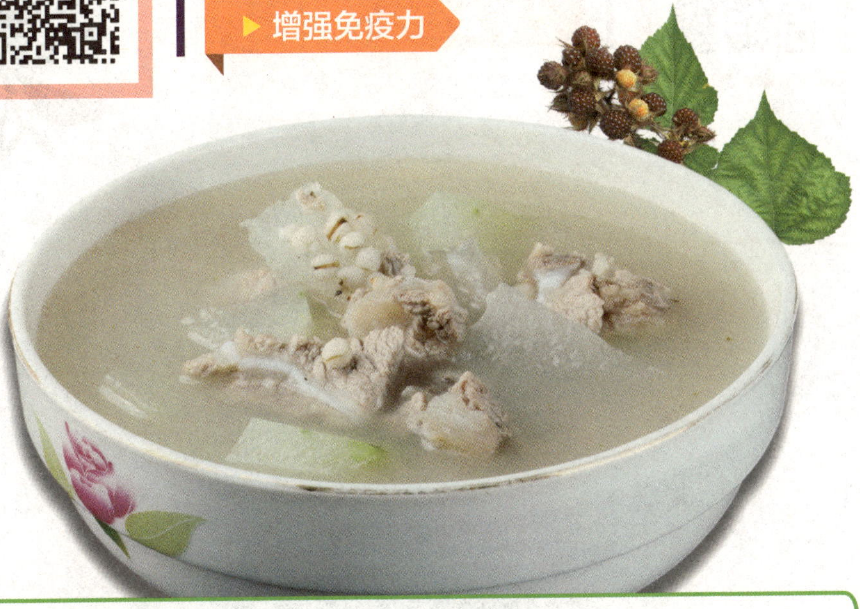

材料 cailiao

水发薏米75克，冬瓜220克，猪骨230克，姜片少许

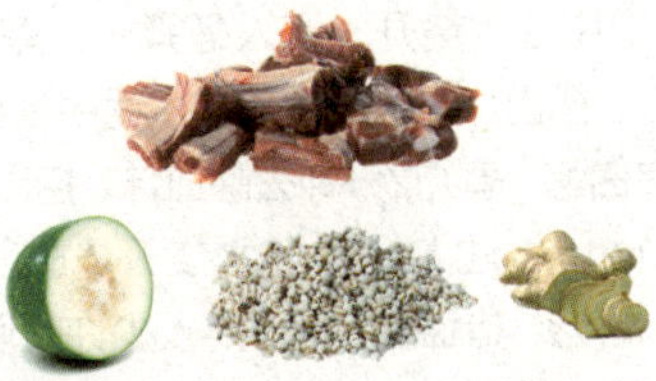

调料 tiaoliao

盐、鸡粉各3克，料酒5毫升，胡椒粉少许

做法 zuofa

01.把去皮洗净的冬瓜切成厚块，改切成小块。

02.砂锅中注入适量清水烧开，放入薏米、姜片、洗净的猪骨，加入料酒，拌匀。

03.盖上盖，烧开后转小火煮40分钟至猪骨熟。

04.揭盖，倒入冬瓜，大火烧开转小火煮15分钟至食材熟软。

05.放入盐、鸡粉，撒入胡椒粉，搅匀调味。

06.把煮好的汤盛入碗中即可。

营养分析〉薏米含有多种维生素和矿物质，有促进新陈代谢和减少胃肠负担的作用，可作为病中或病后体弱患者的补益食品。薏米还含有抗癌的有效成分硒，能有效抑制癌细胞的增殖。

薏米相宜〉山药（润肺益脾）、鲤鱼（利尿消肿）、香菇（化痰理气）、猕猴桃（可抑制癌细胞）

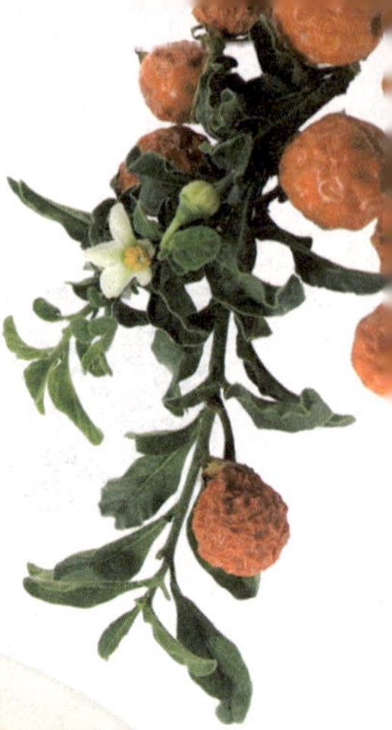

冬笋猪蹄汤

▶ 美容养颜

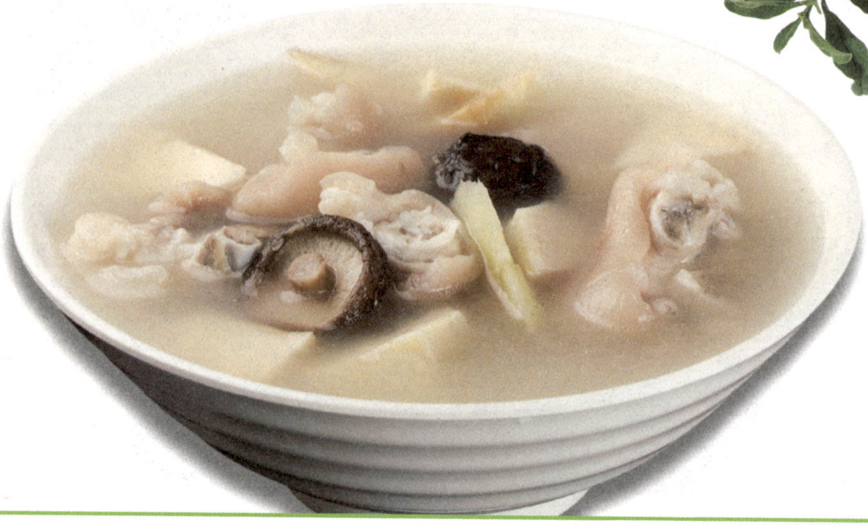

材料 cailiao

猪蹄300克，冬笋150克，水发香菇10克，姜片少许

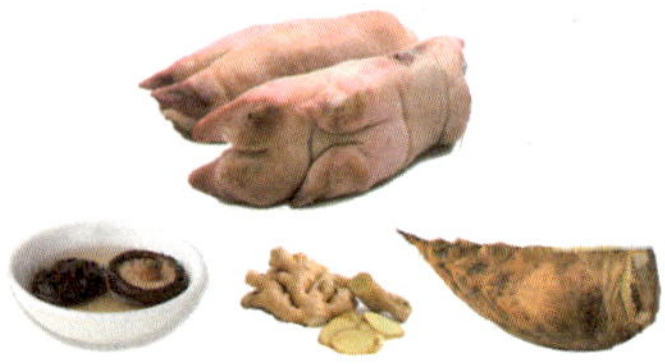

调料 tiaoliao

盐3克，鸡粉2克，胡椒粉4克，白醋10毫升，料酒适量

做法 zuofa

01.把去皮洗净的冬笋切成小块，洗净的猪蹄斩成小件。

02.锅中注水烧开，倒入冬笋块，煮约1分钟，捞出；把猪蹄放入沸水锅中，倒入少许白醋，煮约2分钟去除血沫，捞出。

03.砂煲中注入适量清水烧开，放入姜片、香菇、猪蹄和冬笋，淋入少许料酒。

04.盖上盖，煮沸后用小火煮60分钟至食材熟软。

05.掠去浮沫，加入盐、鸡粉、胡椒粉，搅匀。

06.把煮好的汤盛入碗中即可。

营养分析〉猪蹄富含蛋白质、脂肪、钙、磷、铁以及多种维生素等营养成分，其含有的胶原蛋白质能预防皮肤干瘪起皱，增强皮肤的弹性和韧性。

芸豆猪脚汤

▶ 益气补血

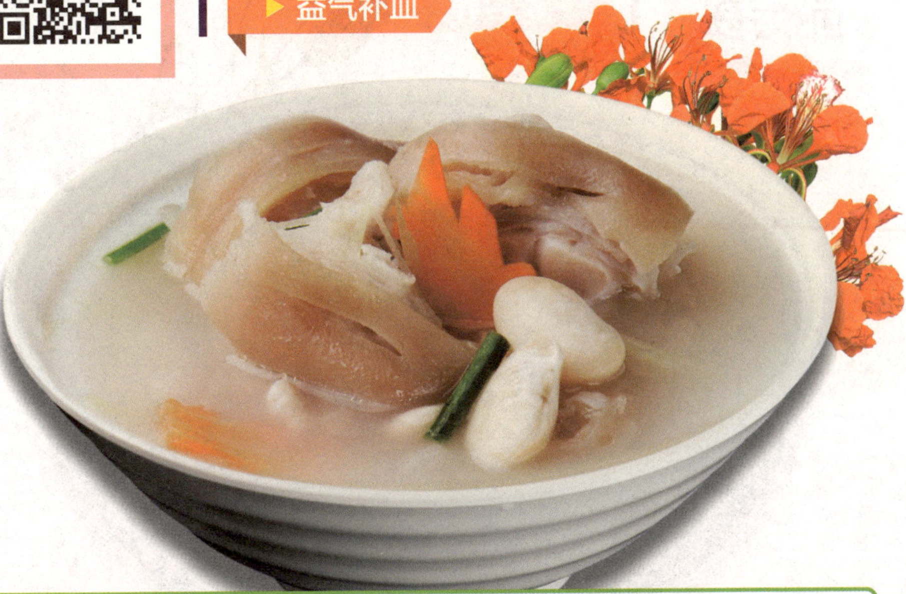

材料 cailiao

猪蹄200克，水发芸豆80克，姜丝、胡萝卜片、葱段各少许

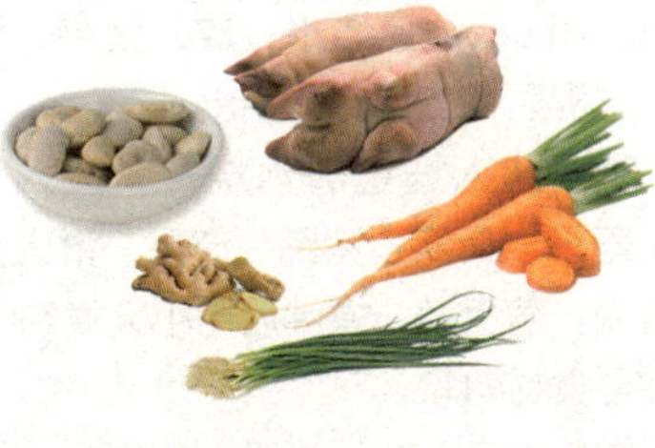

调料 tiaoliao

盐、白糖、鸡粉、料酒、胡椒粉、高汤各适量

做法 zuofa

01.锅中注入适量清水烧热，倒入洗净的猪蹄，汆至断生，捞出。

02.另起锅倒入高汤，放入猪蹄、芸豆、姜丝，盖上锅盖，用小火煮约1.5小时。

03.揭开锅盖，用汤勺捞去浮沫，加入盐、白糖、鸡粉，淋入少许料酒，拌匀调味。

04.撒上胡椒粉，放入葱段、胡萝卜片，拌煮至熟。

05.把煮好的汤盛入碗中即成。

营养分析〉猪蹄汤具有催乳的作用，对于哺乳期妇女能起到催乳和美容的双重功效。

猪蹄相宜〉木瓜（可丰胸养颜）、黑木耳（滋补阴液、补血养颜）、花生（养血生精、催乳）、鱿鱼（补气益血）、茭白（补虚益气）

猪蹄相克〉鸽肉（易引起滞气）、梨（伤肾脏）、杏（引起腹痛）

清补节瓜煲猪蹄汤

▶ 美容养颜

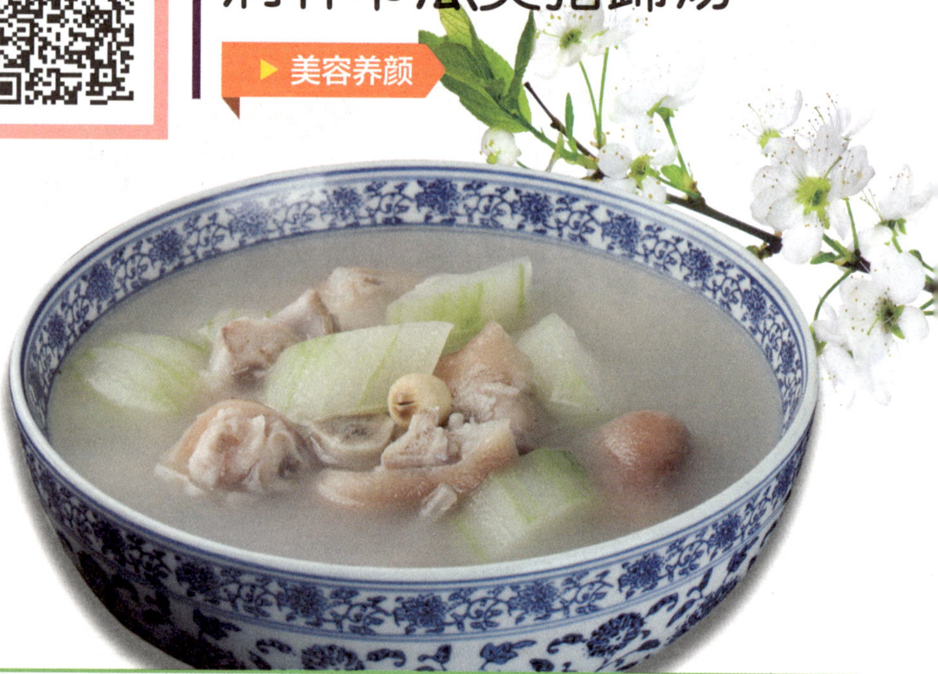

材料 cailiao

节瓜400克，猪蹄300克，水发莲子80克，水发芡实60克，姜片少许

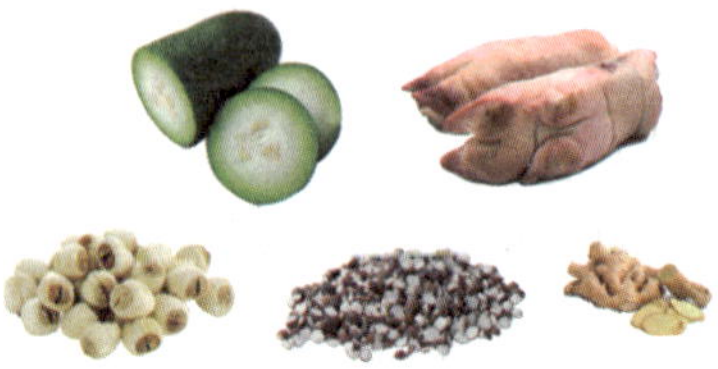

调料 tiaoliao

盐、鸡粉各2克，胡椒粉3克，料酒适量

做法 zuofa

01.将洗净的节瓜去皮，切掉头尾，切成大块；洗净的猪蹄斩成小件。

02.锅中注入适量清水，放入猪蹄，用大火煮沸后掠去浮沫，捞出。

03.砂煲注入适量清水烧开，放入姜片、莲子、芡实、猪蹄、节瓜，淋入少许料酒，盖上盖，煮沸后用小火煮约60分钟至食材熟软。

04.揭盖，加入盐、鸡粉、胡椒粉，拌匀调味。

05.把煮好的汤盛入碗中即可。

营养分析〉节瓜含有蛋白质、多种维生素、核黄素、胡萝卜素以及磷、钙、铁等矿物质，具有清热、消暑、解毒、利尿、消肿等功效，对肾脏病、水肿、糖尿病有一定的食疗作用。

西洋参红枣猪尾汤

美容养颜

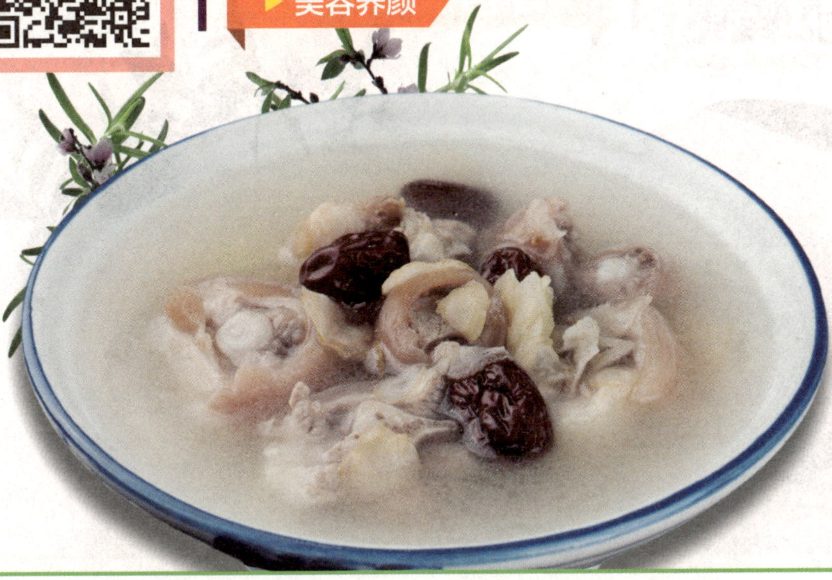

材料 cailiao

猪尾250克，姜片10克，西洋参7克，红枣10克

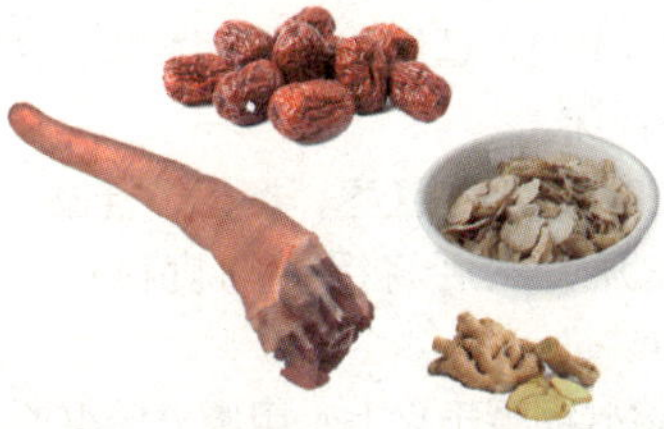

调料 tiaoliao

盐3克，鸡粉2克，料酒5毫升

做法 zuofa

01.将洗净的猪尾斩成块。

02.锅中倒入适量清水烧开，倒入猪尾，煮片刻后撇去浮沫，捞出。

03.砂锅中注入适量清水烧开，倒入猪尾，加入西洋参、红枣，放入姜片，淋入料酒。

04.盖上锅盖，烧开后转小火煮60分钟至猪尾熟软。

05.揭盖，加入适量盐、鸡粉，拌煮片刻至入味。

06.把煮好的汤盛入汤碗中即可。

营养分析〉 猪尾含有较多的胶原蛋白，是皮肤组织不可或缺的营养成分，可以改善痘疮所遗留下的瘢痕。猪尾还有补腰力、益骨髓的功效，青少年常食猪尾，可促进骨骼发育；中老年人常食猪尾，则可延缓骨质老化、早衰。

猪尾相克〉 鲫鱼（产生滞气）、荞麦（易导致脱发）、香菜（伤元气）、田螺（易伤肠胃）、浓茶（易致便秘）

红枣桂圆猪肘汤

▶ 增强免疫力

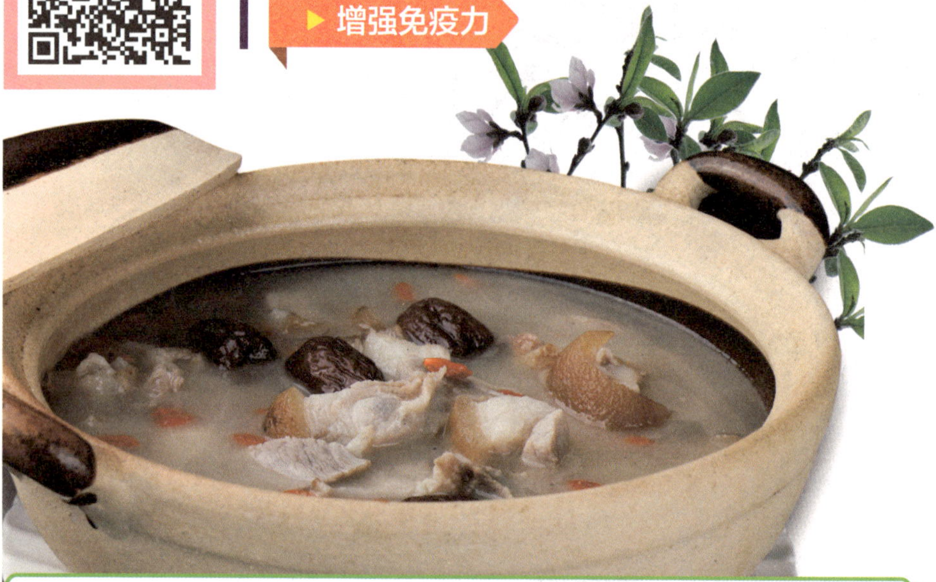

材料 cailiao

猪肘300克，红枣40克，桂圆20克，枸杞5克，姜片少许

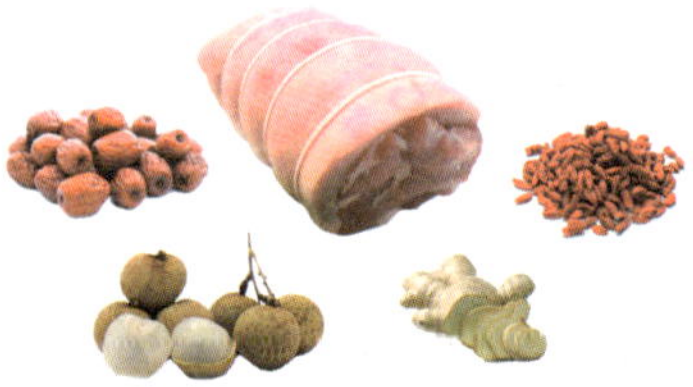

调料 tiaoliao

盐、鸡粉、胡椒粉、料酒各适量

做法 zuofa

01.将洗净的猪肘切成块。

02.起油锅，倒入姜片、猪肘块，淋入料酒，翻炒匀。

03.锅中加入适量清水，用大火煮沸，捞去浮沫。

04.加入洗净的红枣、枸杞、桂圆，大火烧开，然后将锅中的食材倒入砂锅中。

05.将砂锅置于火上，用慢火煲40分钟至猪肘熟烂。

06.加入盐、鸡粉、胡椒粉，拌匀调味即成。

营养分析〉猪肘富含胶原蛋白，还含有较多的脂肪和碳水化合物，并含有钙、磷、镁、铁以及多种维生素等有益成分。常吃猪肘可延缓皮肤衰老，使皮肤丰满润泽，富有弹性。

猪肘相宜〉木瓜（有助于蛋白质的吸收）、黑木耳（清热补虚）、花生（养血生精）、洋葱（滋阴润燥）

菠菜猪肝汤

▶ 降低血压

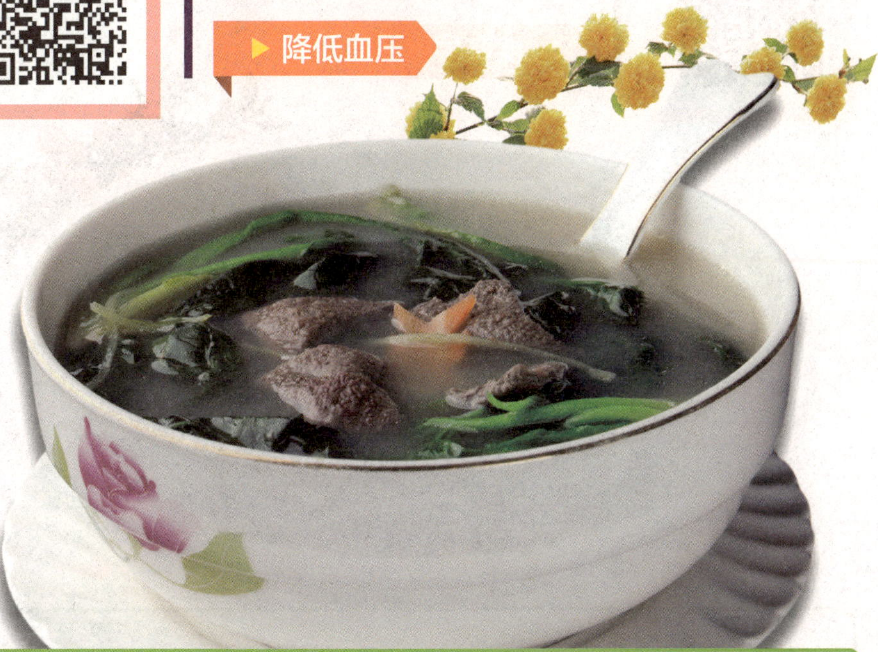

材料 cailiao

菠菜100克，猪肝70克，高汤适量，姜丝、胡萝卜片各少许

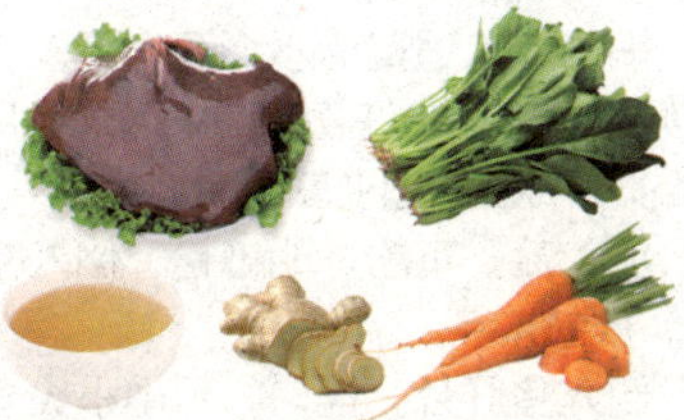

调料 tiaoliao

盐、鸡粉、白糖、料酒、葱油、味精、水淀粉、胡椒粉各适量

做法 zuofa

01.将猪肝洗净，切成片；菠菜洗净，对半切开，焯水备用。

02.猪肝片装碗，加少许料酒、盐、味精、水淀粉，拌匀，腌制片刻。

03.锅中倒入高汤，放入姜丝，加适量盐、鸡粉、白糖、料酒，烧开后倒入猪肝，拌匀煮沸。

04.倒入菠菜、胡萝卜片，拌煮至熟透。

05.淋入葱油，撒上胡椒粉，搅匀调味。

06.把煮好的汤盛入汤碗中即可。

营养分析〉菠菜含有丰富的维生素 C、胡萝卜素、蛋白质，以及铁、钙、磷等矿物质，适宜高血压、便秘、贫血患者食用。

枸杞叶猪肝汤

▶ 保肝护肾

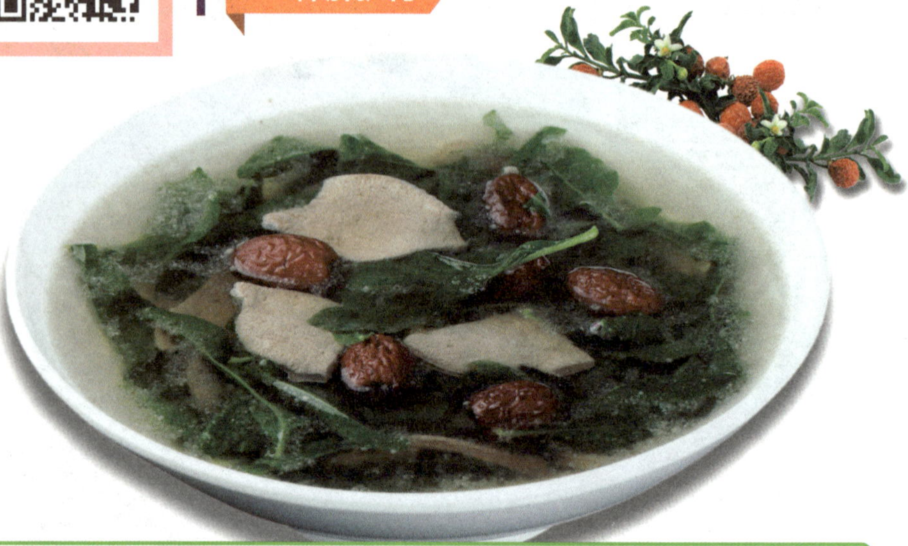

材料 cailiao

枸杞叶100克，猪肝150克，红枣30克，姜片少许

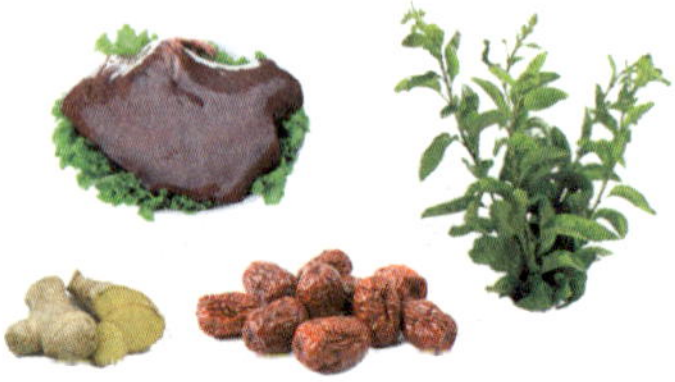

调料 tiaoliao

盐5克，鸡粉4克，胡椒粉3克，料酒5毫升，水淀粉、食用油各少许

做法 zuofa

01.把洗净的猪肝切成薄片，枸杞叶洗净。

02.猪肝片装碗，加入少许盐、鸡粉、料酒，拌匀入味；倒上少许水淀粉，拌匀上浆，腌制10分钟。

03.锅中注入适量清水烧开，下入洗净的红枣，注入少许食用油，撒入姜片，煮约3分钟至红枣变软。

04.加入盐、鸡粉、胡椒粉，倒入枸杞叶，拌匀煮沸。

05.倒入猪肝片，拌匀，用中小火煮至食材熟透。

06.把煮好的汤盛入碗中即可。

营养分析〉猪肝含有丰富的铁、磷，是造血不可缺少的原料；富含蛋白质、卵磷脂和微量元素，可缓解眼科病症。枸杞叶和猪肝搭配食用，对成年男性来说，有保肝护肾的功效。

猪肝相宜〉油菜（增强免疫力）、银耳（养肝明目）、洋葱（增强免疫力）、韭菜（保肝护肾）、菠菜（改善贫血）

猪肝相克〉荞麦（影响消化）、鹌鹑（导致皮肤色素沉淀）、山药（破坏营养）

锁阳淮山猪腰汤

▶ 保肝护肾

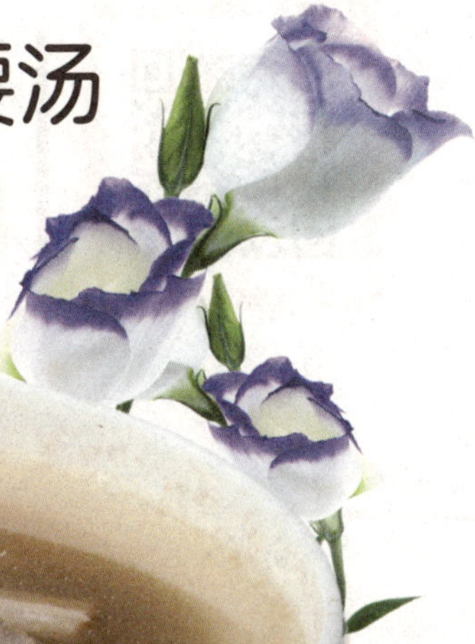

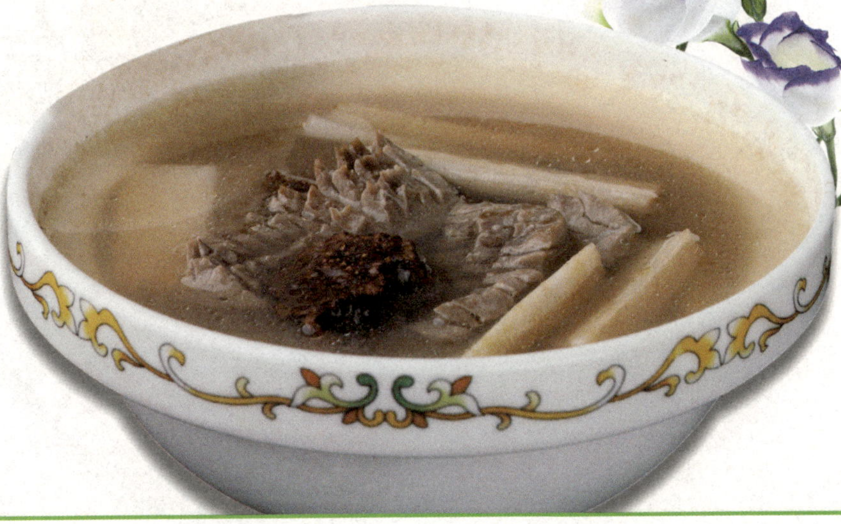

材料 cailiao

猪腰200克，锁阳6克，淮山片100克，姜片3克

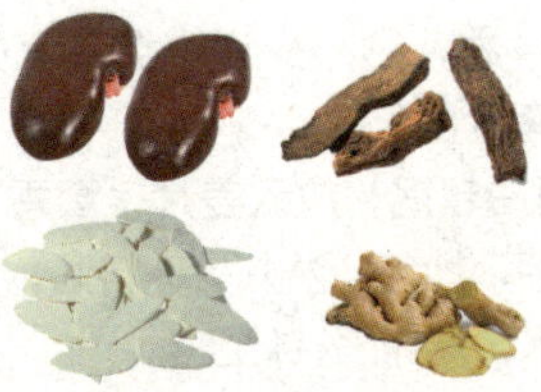

调料 tiaoliao

料酒、盐、味精、鸡粉、白醋各适量

做法 zuofa

01.将洗净的猪腰切去筋膜，切上网格花刀，改切成片。

02.锅中加入清水，倒入淮山片、少许白醋，焯煮片刻，捞出；再倒入猪腰，汆煮约2分钟至断生，捞出。

03.起油锅，倒入姜片，爆香；加入适量清水、淮山片、锁阳、猪腰，再加入料酒、盐、味精、鸡粉，煮沸。

04.将锅中所有食材盛入汤盅，放入蒸锅，加盖，小火蒸40分钟至食材熟透。

05.把煮好的汤盛入碗中即可。

营养分析〉猪腰含有蛋白质、脂肪、碳水化合物、钙、磷、铁、维生素等成分，具有补肾益精、理气、利水的功效，可辅助治疗肾虚腰痛、遗精盗汗、产后虚羸、身面水肿等症。

豆芽腰片汤

保肝护肾

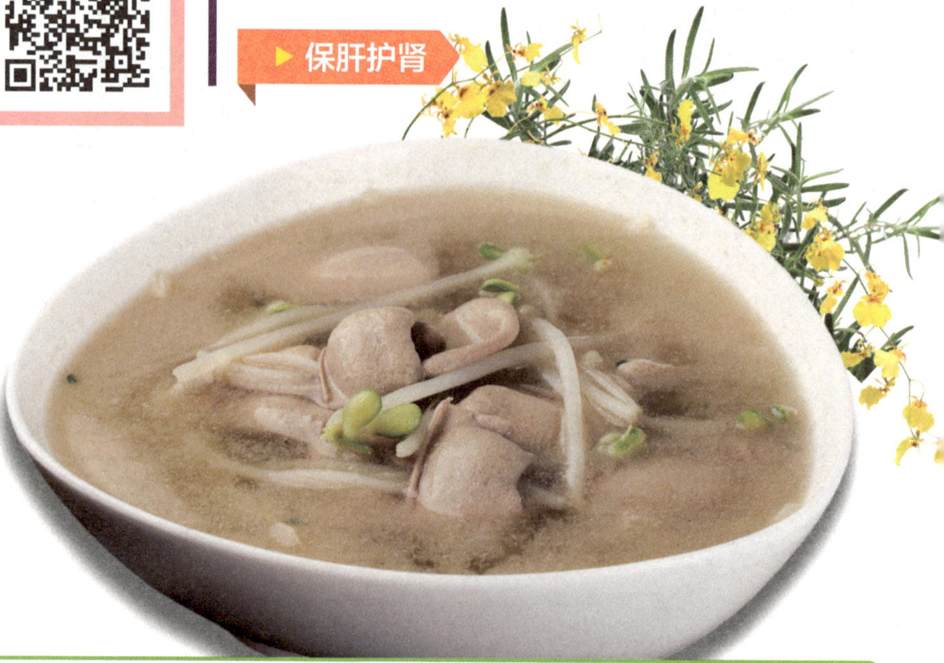

材料 cailiao

猪腰150克，黄豆芽100克，葱花、姜片各少许

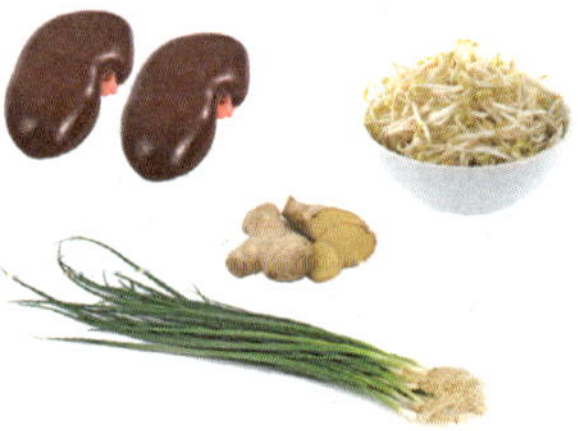

调料 tiaoliao

盐、鸡粉各5克，胡椒粉3克，料酒、水淀粉、食用油各适量

做法 zuofa

01.把洗净的猪腰切开，去除筋膜，斜刀切成片；黄豆芽洗净，沥干水分。

02.猪腰片放入碗中，加入适量盐、鸡粉、料酒，倒入少许水淀粉，拌匀上浆，腌制10分钟。

03.用油起锅，放入姜片，爆香；倒入黄豆芽，炒匀；淋入少许料酒，注入适量清水，煮约2分钟至熟。

04.倒入猪腰片，拌煮至断生。

05.调入盐、鸡粉、胡椒粉，拌煮约半分钟；撒上葱花，拌煮至熟即成。

营养分析〉黄豆芽含有维生素A、钙、磷等营养成分，有清除血管壁中胆固醇、防止心血管病变的作用；还富含膳食纤维，是便秘患者的食疗佳蔬，有预防消化道癌症的功效。

黄豆芽相宜〉猪肚（增强免疫力）、韭菜（可排毒瘦身）

猪腰枸杞汤

▶ 保肝护肾

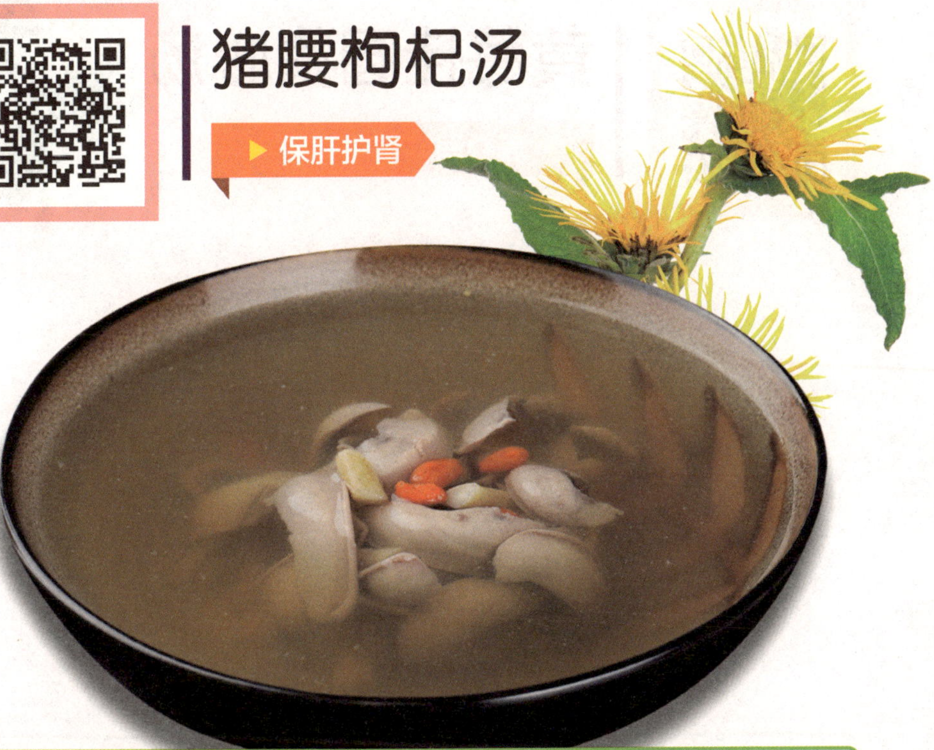

材料 cailiao

猪腰300克，党参、枸杞、姜片各少许

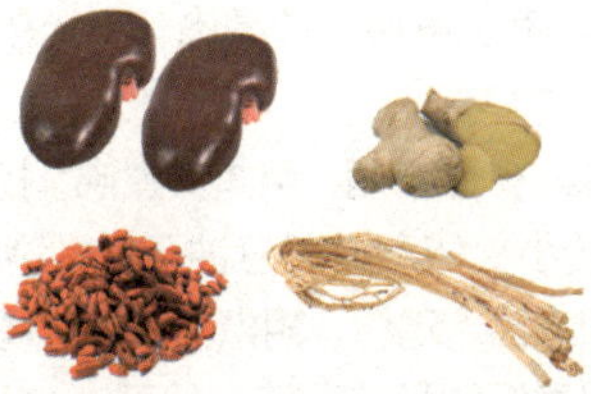

调料 tiaoliao

盐5克，鸡粉2克，料酒10毫升，胡椒粉少许

做法 zuofa

01.把洗净的党参切成段；处理干净的猪腰切开，去除筋膜，用斜刀切成薄片。

02.将猪腰片放入碗中，加入少许盐、料酒，拌匀，腌制10分钟。

03.砂煲中注入适量清水烧开，倒入党参、枸杞，盖上盖，用大火煮沸后转小火煮约15分钟。

04.揭开盖，下入姜片、猪腰片，加入盐、鸡粉、胡椒粉，拌匀调味；煮片刻至猪腰片熟透，捞去浮沫。

05.把煮好的汤盛入碗中即可。

猪腰相宜〉 豆芽（滋肾润燥）、竹笋（补肾利尿）、枸杞（保肝护肾）、党参（补肾、益腰力）、木耳（补肾利尿）

猪腰相克〉 白萝卜（影响消化）、田螺（腹痛）

黄芪桂圆猪心汤

▶ 养心润肺

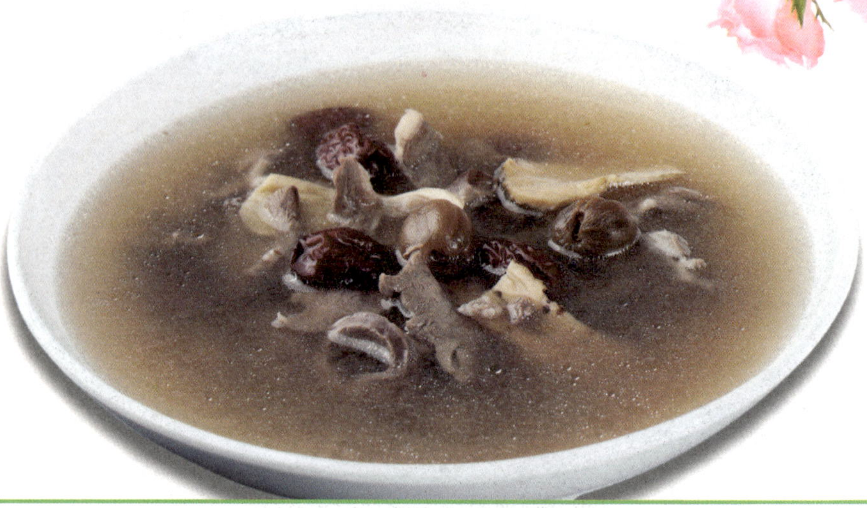

材料 cailiao

猪心300克，姜片少许，桂圆肉、红枣各35克，黄芪15克

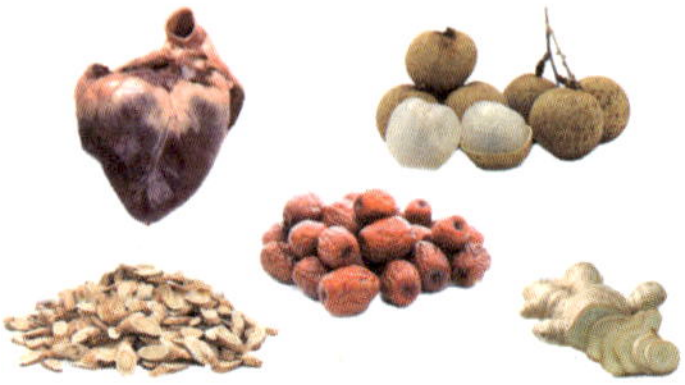

调料 tiaoliao

盐3克，鸡粉2克，胡椒粉少许，料酒7毫升

做法 zuofa

01.将处理干净的猪心切成片。

02.砂煲中注入适量清水烧开，放入洗净的红枣、黄芪、桂圆肉，下入姜片、猪心，拌匀。

03.淋入少许料酒，用大火煮沸；捞去浮沫，转小火煲煮约30分钟至食材熟透。

04.加入盐、鸡粉、胡椒粉，拌匀调味。

05.把煮好的汤盛入碗中即可。

营养分析〉猪心含有蛋白质、脂肪、钙、磷、铁及多种维生素等营养成分，可加强心肌营养，增强心肌收缩力，有利于功能性或神经性心脏疾病的痊愈。

猪心相宜〉小米（有助于睡眠）、灵芝（缓解烦躁失眠）

猪心相克〉香菜（伤元气）、杏仁（易引起腹胀）、黄豆（影响营养的吸收）、鲫鱼（降低营养价值）

莲藕猪心莲子汤

▶ 提神健脑

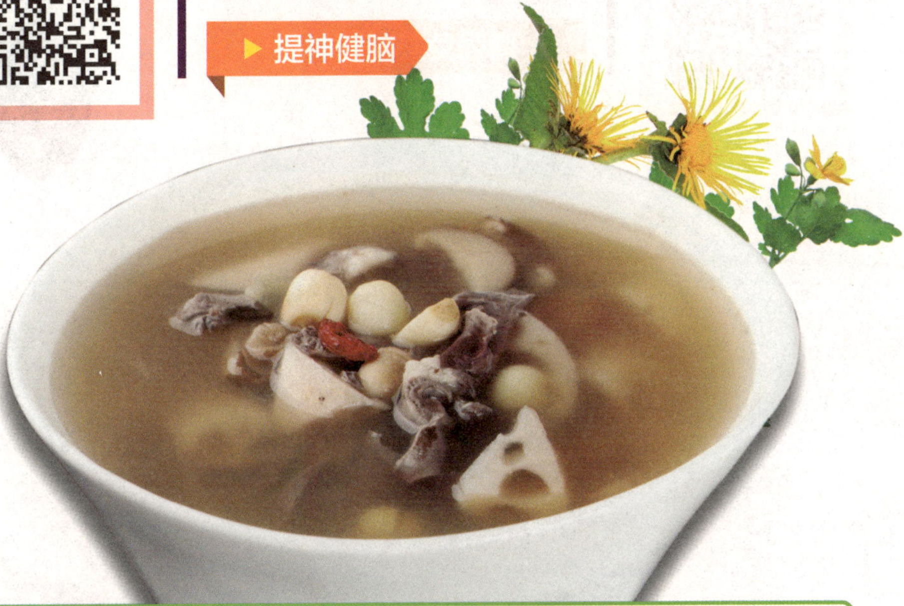

材料 cailiao

莲藕300克，猪心200克，水发莲子、香菇各40克，姜片少许

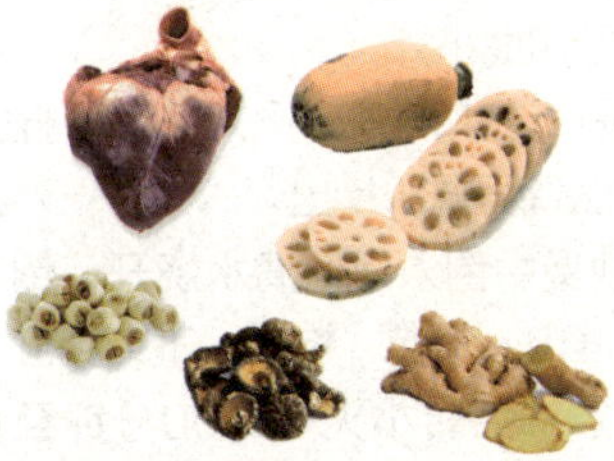

调料 tiaoliao

盐、鸡粉各2克，胡椒粉3克，料酒8毫升

做法 zuofa

01.把去皮洗净的莲藕切成滚刀块，洗好的香菇切成小片，洗净的莲子去除莲子芯，洗净的猪心切成薄片。

02.砂煲中注入适量清水烧开，倒入香菇、莲子、莲藕、猪心，淋入少许料酒，放入姜片，拌匀。

03.加盖，用大火煮沸后转小火煲煮约30分钟至食材熟透。

04.揭开盖，煮片刻，捞去浮沫。

05.加入盐、鸡粉、胡椒粉，拌煮至入味。

06.把煮好的汤盛入碗中即可。

营养分析〉莲藕含有淀粉、蛋白质、糖分、天门冬素、维生素C及氧化酶等营养成分，可健脾开胃、止泻固精，老年人常吃可调中开胃、益血补髓、安神健脑，具有延年益寿的功效。

莲藕相宜〉猪排（滋阴血、健脾胃）、黄鳝（滋阴健脾）、海螺（补气）、虾（改善肝脏功能）

莲藕相克〉菊花（易导致腹泻）、人参（属性相反，补益的作用不佳）

党参淮山猪肚汤

▶ 增强免疫力

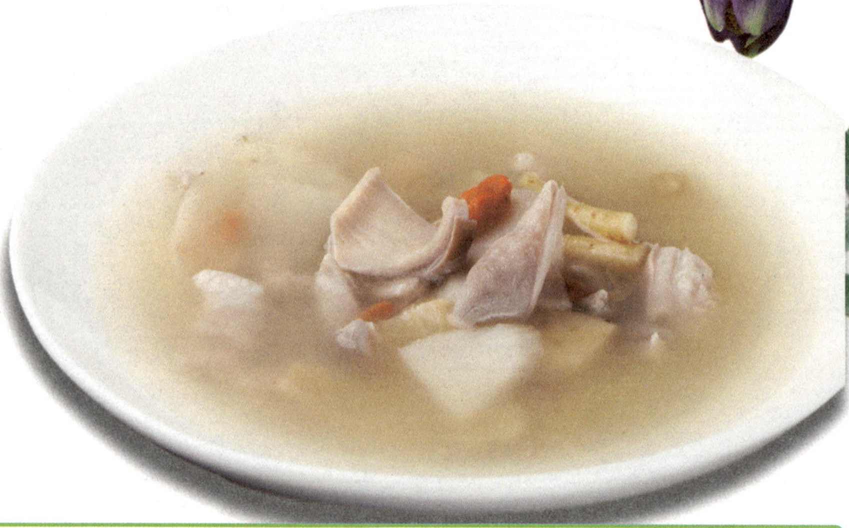

材料 cailiao

猪肚300克，党参、淮山、黄芪、枸杞、姜片各少许

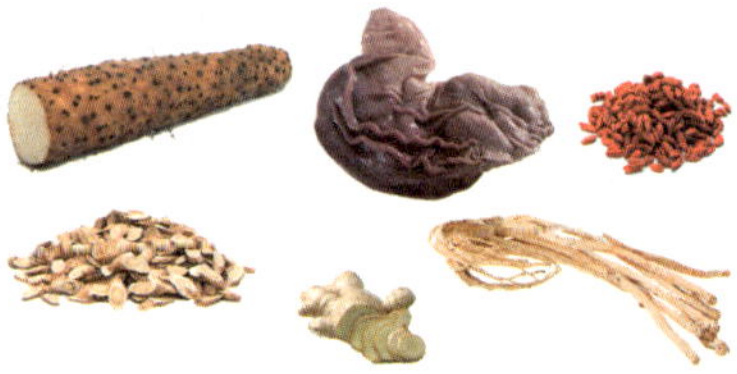

调料 tiaoliao

盐3克，鸡粉2克，胡椒粉少许

做法 zuofa

01.把洗净的党参、淮山切成段，洗净的猪肚切成小片。

02.锅中注水烧开，倒入猪肚，拌煮约30秒去除异味，捞出。

03.砂煲中倒入适量清水烧开，倒入党参、淮山、黄芪、枸杞，下入猪肚、姜片，煮沸后转小火煮约60分钟至食材熟透。

04.加入盐、鸡粉、胡椒粉，拌匀调味。

05.把煮好的汤盛入碗中即可。

营养分析〉猪肚含有蛋白质、碳水化合物、脂肪、钙、磷、铁、维生素B_2、烟碱酸等营养成分，具有补虚损、健脾胃的功效，多用于脾虚腹泻、虚劳瘦弱、消渴、小儿疳积、尿频和遗尿的食疗。

猪肚相宜〉肉桂（健脾益胃）、金针菇（开胃消食）、黄豆芽（增强免疫力）

猪肚相克〉菱角（易引发腹泻）、莲子（易引发中毒）、芦荟（易致腹泻）

白果咸菜猪肚汤

增强免疫力

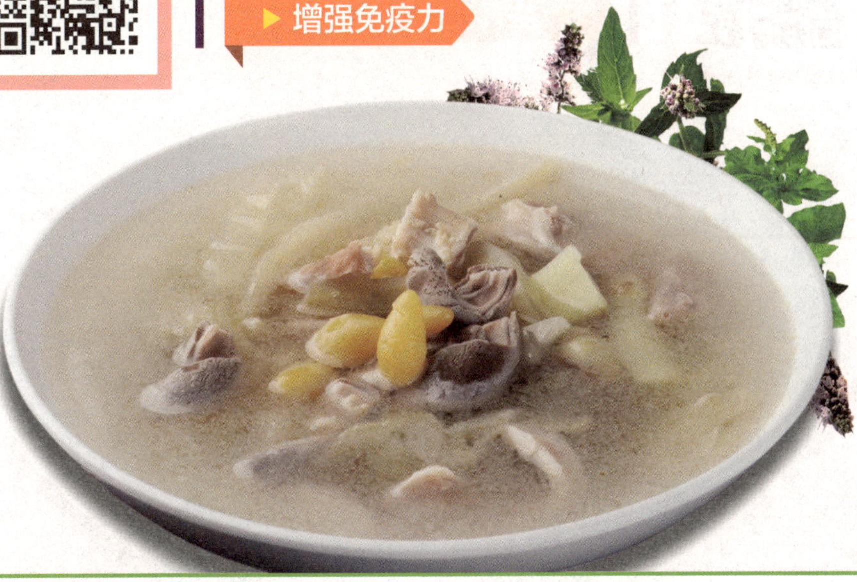

材料 cailiao

白果15克，咸菜100克，猪肚200克，姜片10克

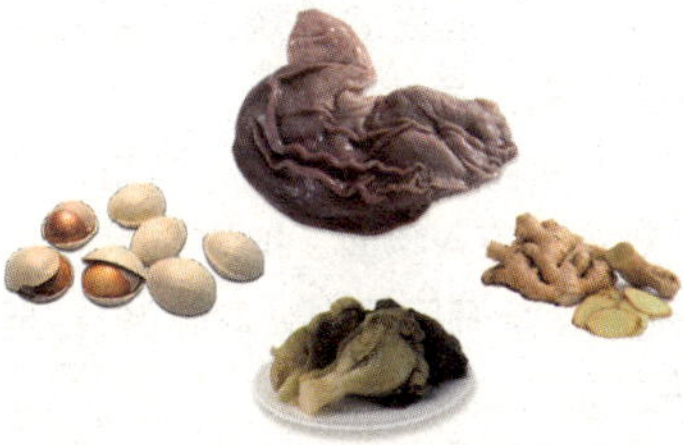

调料 tiaoliao

盐、鸡粉各2克，料酒10毫升，胡椒粉少许

做法 zuofa

01.把洗净的咸菜切成条，处理干净的猪肚切成片。

02.锅中注水烧开，加入少许料酒、猪肚，煮半分钟去除腥味，捞出。

03.砂锅中注入适量清水烧开，放入姜片、白果、猪肚、咸菜，淋入适量料酒。

04.盖上盖，烧开后转小火煮30分钟至食材熟透。

05.揭开锅盖，放入鸡粉、盐、胡椒粉，拌匀调味。

06.把煮好的汤盛入碗中即可。

营养分析〉白果含有蛋白质、粗纤维、碳水化合物、脂肪、核黄素等多种微量元素，具有很高的食用和药用价值，有祛痰止咳、润肺定喘的功效，对通畅血管、保护肝脏、改善大脑功能、润皮肤、抗衰老也有一定的作用。

白果相宜〉山药（可止血、养胃）、鸡蛋（防治小儿腹泻）、芦笋（防治高血压）、莲子（可收涩止带）

白果相克〉鳗鱼（易引起身体不适）、草鱼（易引起身体不适）

豆腐猪血白菜汤

▶ 益气补血

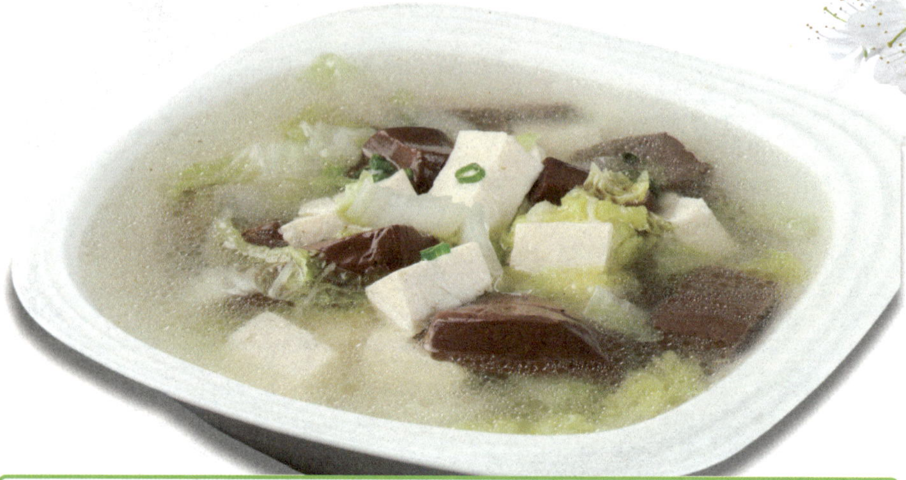

材料 cailiao

豆腐180克，猪血220克，大白菜200克，姜片、葱花各少许

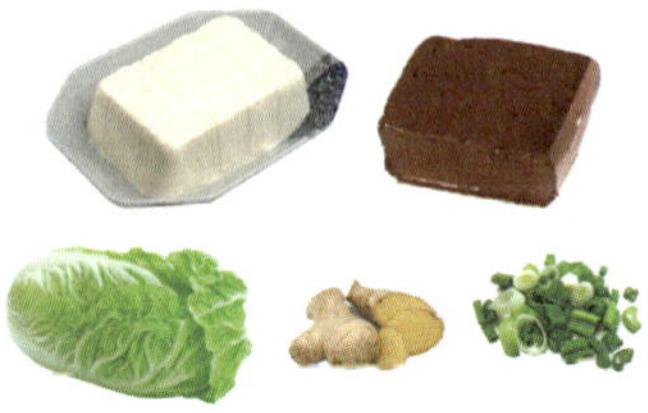

调料 tiaoliao

盐、鸡粉各2克，胡椒粉、芝麻油、食用油各适量

做法 zuofa

01.将洗净的大白菜切成小块，洗净的豆腐切成小方块，洗净的猪血切成小块。

02.锅中加入适量清水烧开，倒入少许食用油，撒上姜片。

03.倒入豆腐块、大白菜，搅匀；加入盐、鸡粉，下入猪血，拌匀。

04.加盖，烧开后用中火煮约2分钟至食材熟透。

05.揭盖，撒上胡椒粉，淋入芝麻油，搅匀至入味。

06.将煮好的汤料盛入碗中，撒上葱花即可。

营养分析〉猪血富含多种维生素、蛋白质、铁、磷、钙等营养成分，具有清肠、补血、美容的功效。此外，猪血中的血浆蛋白被人体内的胃酸分解后能产生一种解毒物质，使毒素排出体外，有益于人体健康。

猪血相宜〉豆腐（补血）、韭菜（清肺健胃）、菠菜（补铁补血）、木耳（增强体质）

猪血相克〉海带（引发便秘）、黄豆（导致消化不良）

西红柿丸子豆腐汤

▶ 提神健脑

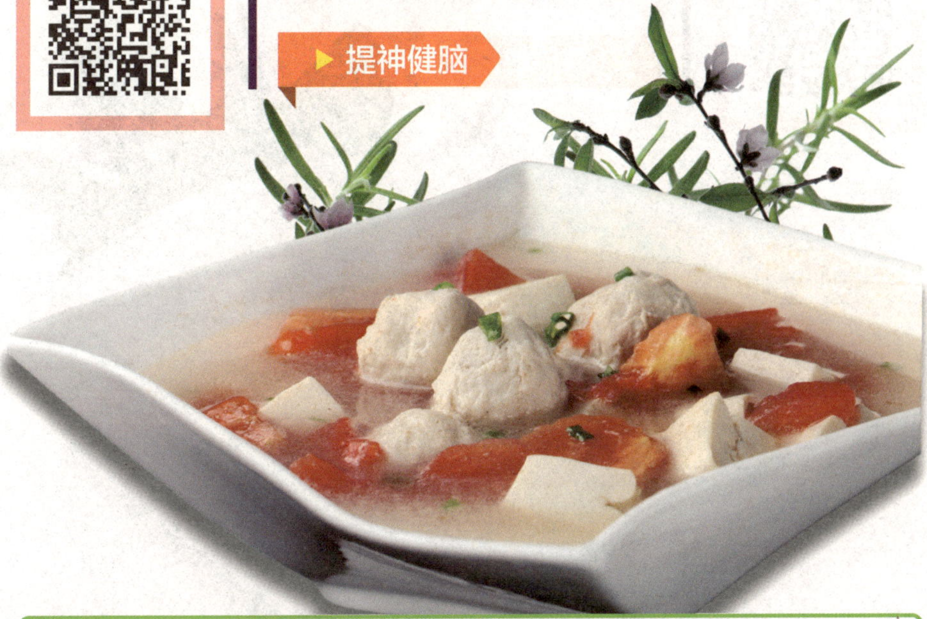

材料 cailiao

西红柿80克，豆腐85克，肉丸60克，葱花、姜片各少许

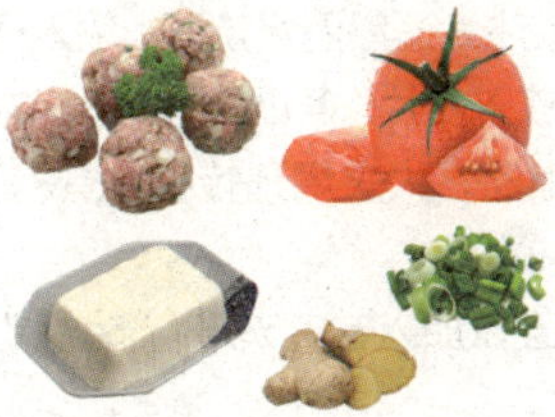

调料 tiaoliao

盐、鸡粉、胡椒粉、大豆油各适量

做法 zuofa

01.将豆腐洗净，切成小方块。

02.西红柿洗净，切成块。

03.用大豆油起锅，加入适量清水烧开。

04.倒入肉丸、豆腐，加入少许盐、鸡粉、胡椒粉、姜片。

05.煮约3分钟，再倒入西红柿，用中火煮约1分钟至食材熟透。

06.将煮好的汤料盛入碗中，撒入葱花即成。

营养分析〉西红柿富含糖、B族维生素、维生素C及胡萝卜素等营养成分，有生津止渴、健胃消食、清热解毒的功效。夏季多食用，对热性病口渴、过食油腻厚味所致的消化不良、中暑、胃热口苦等病症有较好的食疗效果。

西红柿相宜〉山楂（降血压）、芥蓝（防癌）、菜花（降脂降压）、豆腐（补脾健胃）

西红柿相克〉猪肝（失去原有的营养价值）、香菇（破坏类胡萝卜素）、河虾（会引起中毒）

冬瓜粉丝丸子汤

清热解毒

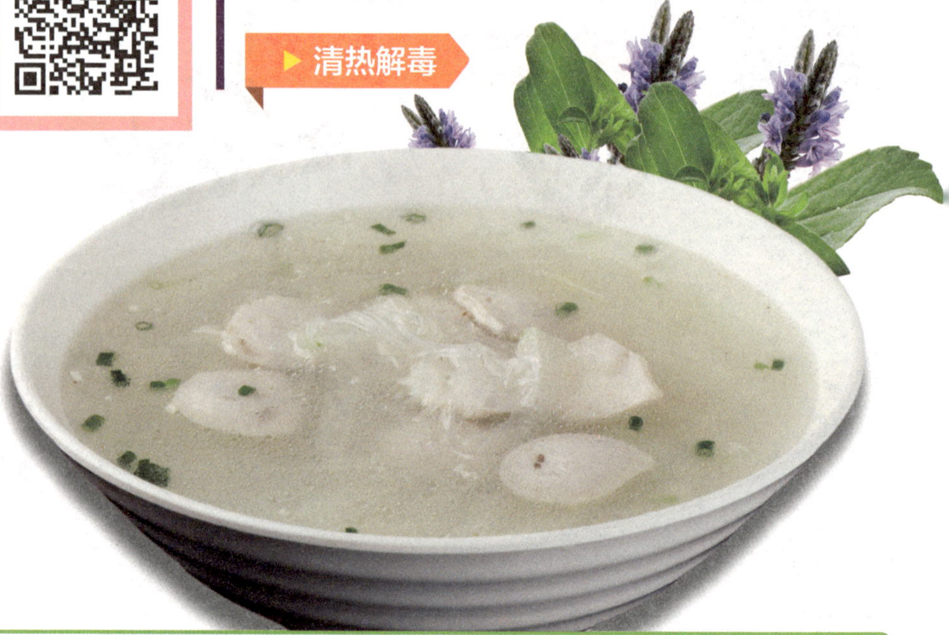

材料 cailiao

冬瓜280克，猪肉丸子80克，水发粉丝180克，姜片、葱花各少许

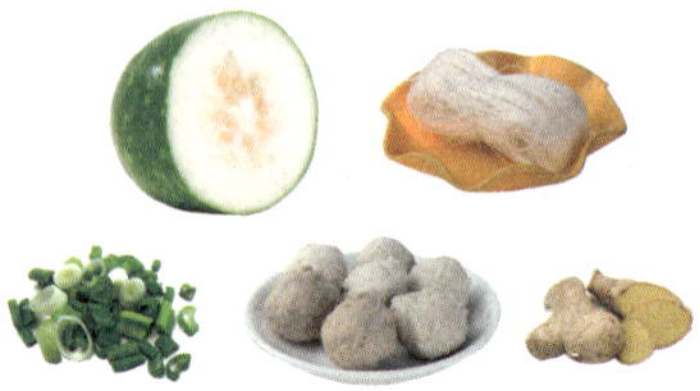

调料 tiaoliao

盐3克，鸡粉2克，胡椒粉1克，食用油、芝麻油各少许

做法 zuofa

01.把去皮洗净的冬瓜切成丝，猪肉丸子切成片，粉丝切成段。

02.锅中注入适量清水烧开，倒入适量食用油，放入姜片、冬瓜，再倒入肉丸片。

03.盖上盖，大火烧开转小火煮2分钟至食材熟透。

04.揭盖，加入盐、鸡粉、胡椒粉，拌匀调味。

05.放入粉丝，搅匀，大火煮沸；放入葱花，拌煮片刻；淋入少许芝麻油，搅匀。

06.把煮好的汤盛入碗中即可。

营养分析〉粉丝富含碳水化合物、膳食纤维、蛋白质、烟酸、钙、镁、铁、磷等营养元素，具有促进肠胃蠕动、降低小肠对胆固醇的吸收、预防心血管疾病、增强人体免疫力及抗病能力的功效。

粉丝相宜〉菠菜（养血润燥、滋补肝肾）、花甲（营养丰富）、猪肉（营养均衡）、冬瓜（利尿消肿）

山药枸杞牛肉汤

▶ 益气补血

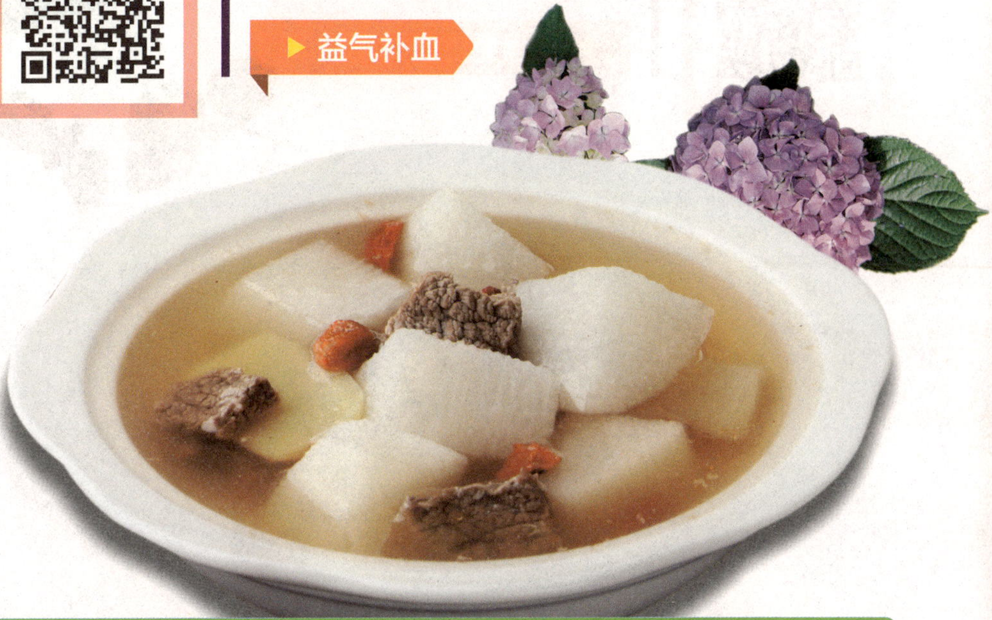

材料 cailiao

山药400克，牛肉300克，姜片10克，枸杞3克

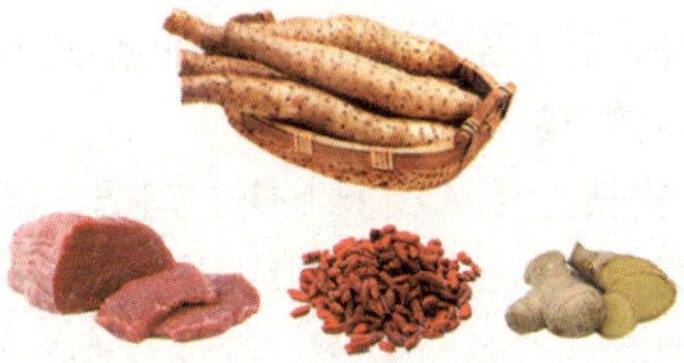

调料 tiaoliao

盐、鸡粉、胡椒粉、料酒各适量

做法 zuofa

01.将去皮洗净的山药切成块。

02.洗净的牛肉切成块，倒入沸水锅中汆去血水，捞出。

03.锅中另加适量清水，倒入牛肉、山药，放入姜片、枸杞，大火煮沸；淋入料酒，拌匀。

04.将锅中食材倒入砂煲中，加盖，慢火炖60分钟。

05.揭盖，捞去浮沫。

06.加入盐、鸡粉、胡椒粉，煮片刻至入味。

07.把煮好的汤料盛入碗中即可。

营养分析〉牛肉具有高蛋白、低脂肪的特点，具有补中益气、滋养脾胃、强健筋骨、止渴止涎的功效，适宜中气下陷、气短体虚、筋骨酸软、贫血久病之人食用。牛肉具有易消化、吸收率高的特点，还含有丰富的维生素B_6，可增强身体免疫力，促进蛋白质的新陈代谢和合成。

牛肉相宜〉土豆（保护胃黏膜）、香菇（健脾益胃）、芥蓝（养肝明目）

白萝卜牛腩汤

▶ 增强免疫力

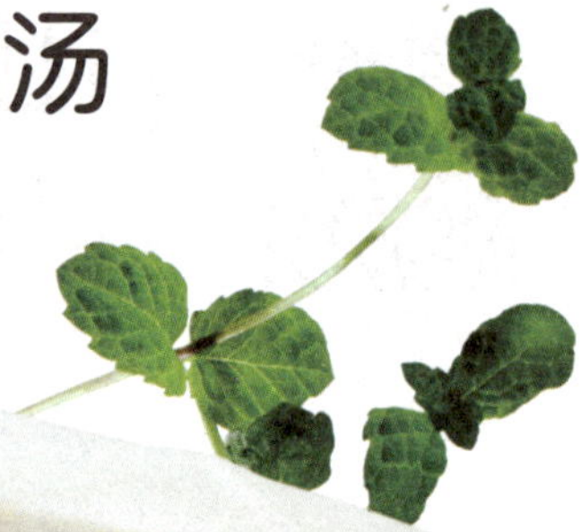

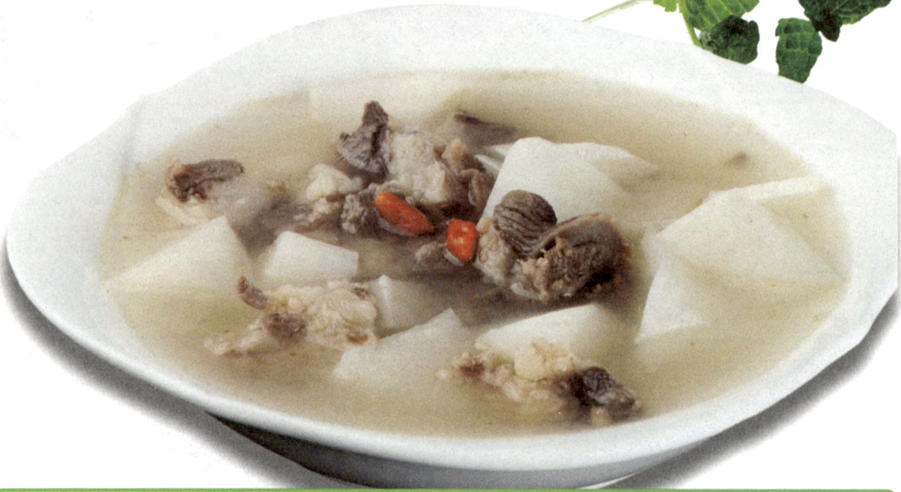

材料 cailiao

熟牛腩350克，白萝卜200克，姜片、枸杞各少许

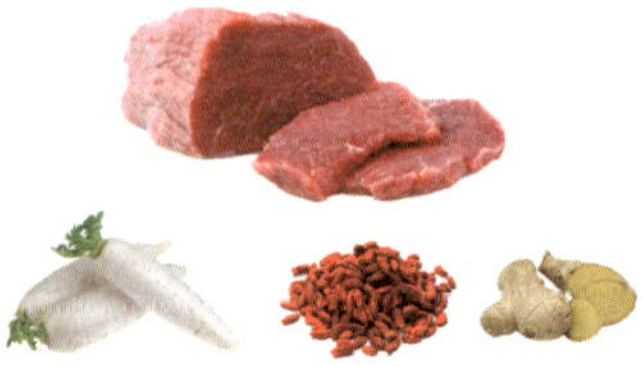

调料 tiaoliao

盐、鸡粉各2克，胡椒粉少许

做法 zuofa

01.将去皮洗净的白萝卜切成大块，熟牛腩切成小块。

02.砂煲中倒入适量清水，放入姜片、牛腩，盖上盖，煮沸后用小火煮约60分钟至食材熟软。

03.揭盖，倒入白萝卜块、枸杞，再盖上盖，煮沸后用中火煮约15分钟至萝卜块熟透。

04.揭开盖，加入盐、鸡粉、胡椒粉，拌匀调味。

05.盛出煮好的牛腩汤即成。

营养分析〉牛腩富含氨基酸、蛋白质和矿物质，有利于增进身体的新陈代谢，增强抗病能力；萝卜也富含维生素和微量元素，同样有助于增强人体的免疫功能。

牛腩相宜〉土豆（保护胃黏膜）、香菇（易于消化）、芋头（养血补血）、南瓜（健胃益气）

牛腩相克〉板栗（易引起呕吐）、红糖（易引起腹胀）

黄豆牛肉汤

▶ 增强免疫力

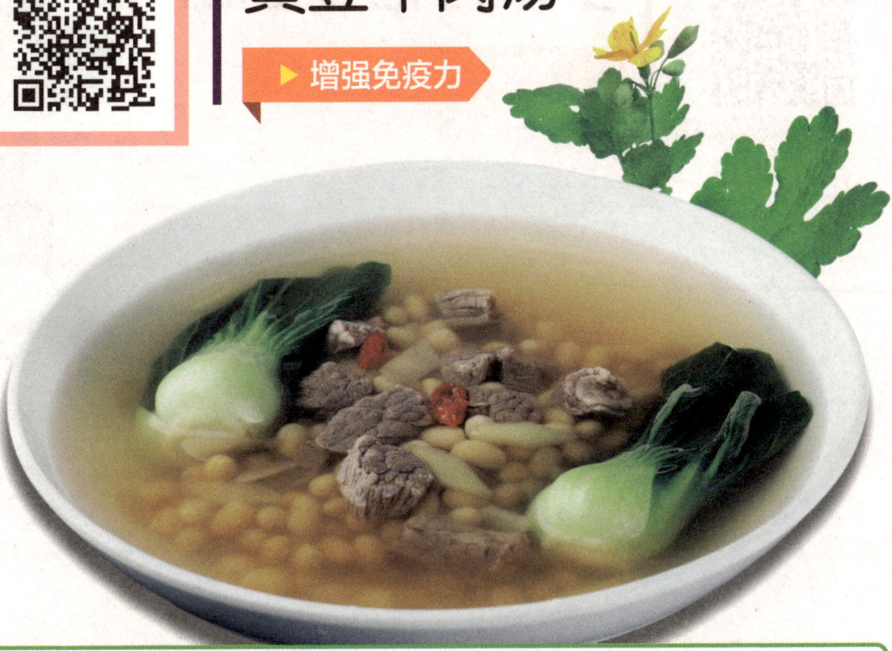

材料 cailiao

牛肉200克，水发黄豆300克，油菜40克，姜片少许

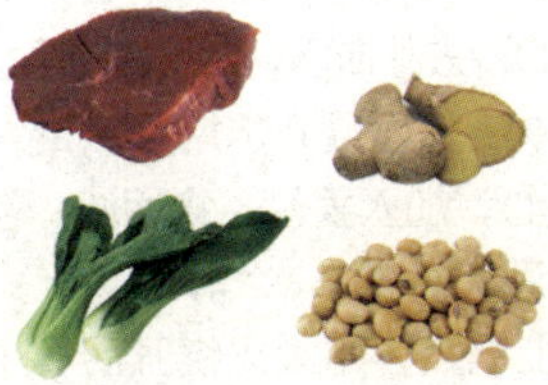

调料 tiaoliao

盐3克，鸡粉2克，料酒6毫升

做法 zuofa

01.将洗净的油菜修整齐，洗好的牛肉切成肉丁。

02.砂煲中注入适量清水烧开，倒入牛肉丁、洗净的黄豆，撒入姜片，淋入少许料酒，拌匀。

03.盖上盖，煮沸后用慢火炖煮约60分钟至食材熟软。

04.揭盖，加入盐、鸡粉、油菜，拌煮至断生，拣出煮熟的油菜。

05.将砂煲中的食材盛入碗中，摆上油菜即成。

营养分析〉黄豆含有优质蛋白、脂肪、膳食纤维以及碳水化合物等营养物质，可以促进人体的消化吸收，阻止胆固醇吸收，具有降糖、降脂、预防心血管疾病的功效。

黄豆相宜〉花生（可丰胸美容）、牛蹄筋（预防颈椎病、美容）、胡萝卜（利于骨骼发育）、茄子（润燥消肿）

黄豆相克〉菠菜（影响钙的消化吸收）、猪血（引发消化不良）、核桃（导致腹胀）

萝卜枸杞牛心汤

▶ 增强免疫力

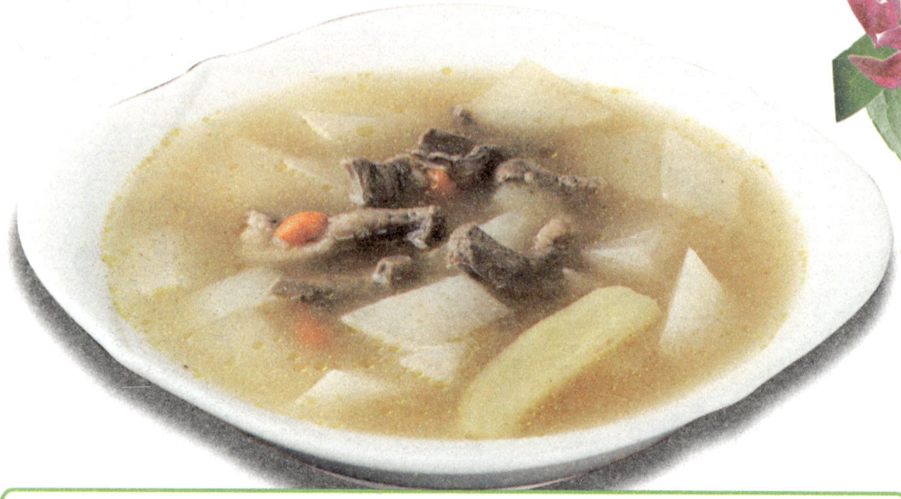

材料 cailiao

白萝卜300克，牛心250克，姜片15克，枸杞5克

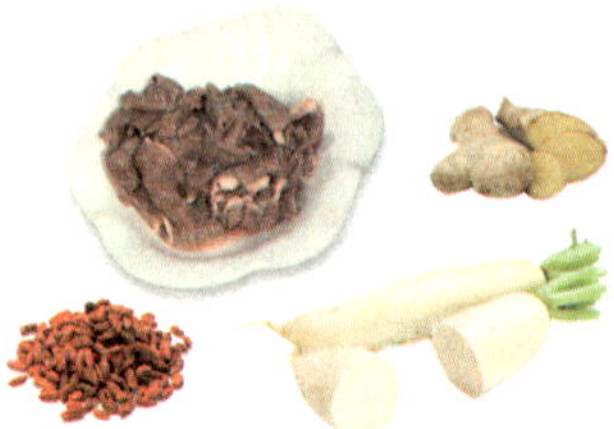

调料 tiaoliao

盐2克，鸡粉3克，料酒5毫升，胡椒粉1克，食用油适量

做法 zuofa

01.将去皮洗净的白萝卜切成块，洗好的牛心切成片。

02.锅中注水烧开，倒入牛心，搅散煮约1分30秒去除血水，捞出，沥干水分。

03.锅中注入适量清水烧开，倒入白萝卜、牛心，加入姜片、食用油、枸杞，淋入料酒，略搅拌。

04.盖上锅盖，用大火烧开后转小火煮30分钟至食材熟软。

05.揭开锅盖，放入盐、鸡粉、胡椒粉，拌匀调味。

06.把煮好的汤盛入碗中即可。

营养分析〉枸杞富含胡萝卜素、多种维生素及钙、铁等营养成分，有促进和调节免疫功能、保肝、抗衰老、抗癌的作用。牛心富含蛋白质、氨基酸以及磷、钾、钠等微量元素，具有养心安神、补血、增强体力、抑制癌细胞的功效。

枸杞相宜〉莲子（清火明目）、鲫鱼（滋阴润肤）、葡萄（补血养肝）、甲鱼（补肾强精）、芝麻（降血脂）

黄芪牛肉汤

▶ 益气补血

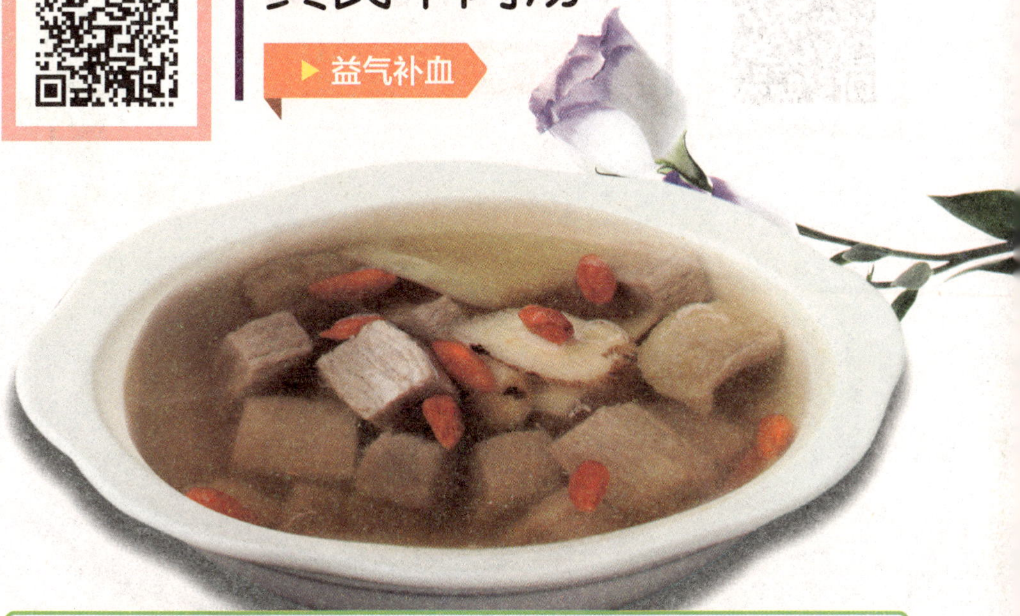

材料 cailiao

牛肉150克，黄芪5克，枸杞2克，姜片5克

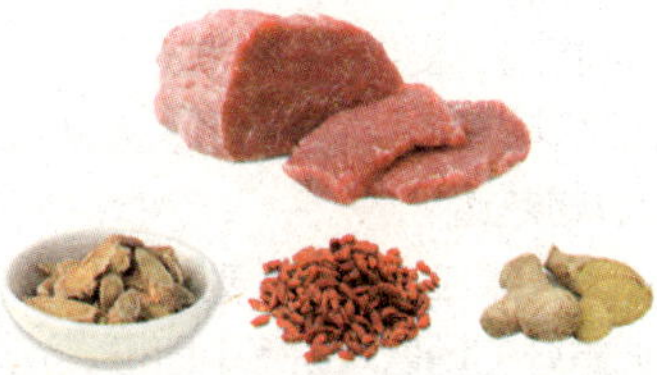

调料 tiaoliao

料酒、盐、味精、鸡粉各适量

做法 zuofa

01.将洗净的牛肉切成方块。

02.锅中加入适量清水，放入牛肉块，汆煮至断生，捞出。

03.锅中注入适量清水烧开，加入料酒、盐、味精、鸡粉，拌匀。

04.倒入牛肉块、黄芪、姜片，大火煮沸。

05.把锅中汤料倒入汤盅里，撒入枸杞，放入蒸锅中，用小火蒸60分钟。

06.揭盖，把蒸好的汤料取出即可。

营养分析〉牛肉富含蛋白质，氨基酸组成比猪肉更接近人体需要，能提高机体抗病能力。它所含的锌是一种有助于合成蛋白质、促进肌肉生长的抗氧化剂，对抗衰老、防癌具有积极的作用。

牛肉相宜〉南瓜（排毒止痛）、芋头（改善食欲不振，补气益血）、白萝卜（补五脏、益气血）、芹菜（降低血压）

牛肉相克〉红糖（腹胀）、韭菜（易中毒）、田螺（易引起消化不良）

芹菜牛肉丸汤

▶ 降压降糖

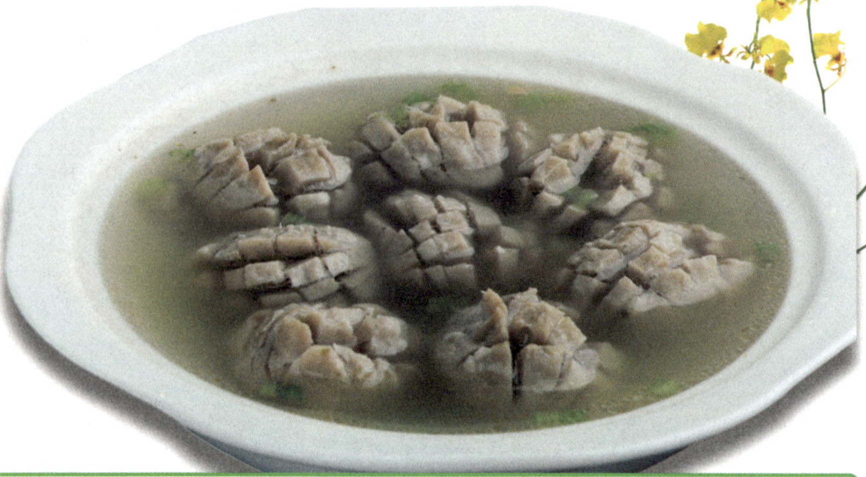

材料 cailiao

牛肉丸200克，芹菜50克，高汤800毫升

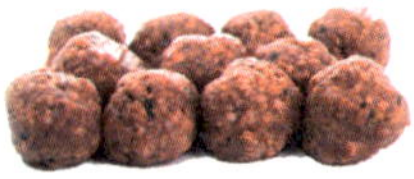

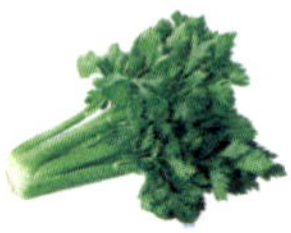

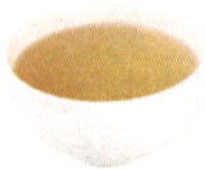

调料 tiaoliao

盐4克，味精1克，胡椒粉、食用油各适量

做法 zuofa

01.将洗净的芹菜切成粒。

02.洗净的牛肉丸切网格花刀。

03.锅中倒入高汤烧开，加入盐、味精、胡椒粉、食用油，拌匀。

04.把牛肉丸倒入锅中，用大火煮约5分钟至食材熟透。

05.倒入芹菜粒，拌煮片刻。

06.把煮好的汤盛入汤碗中即可。

营养分析〉芹菜含铁量较高，是缺铁性贫血患者的食疗佳蔬，也是辅助治疗高血压及其并发症的首选之品，对于血管硬化、神经衰弱亦有食疗作用。此外，芹菜的叶、茎含有挥发性物质，别具芳香气味，能增强人的食欲。

芹菜相宜〉牛肉（增强免疫力）、羊肉（强身健体）、核桃（美容养颜、抗衰老）、虾（增强免疫力）

芹菜相克〉南瓜（易引起腹胀、腹泻）

新化三合汤

益气补血

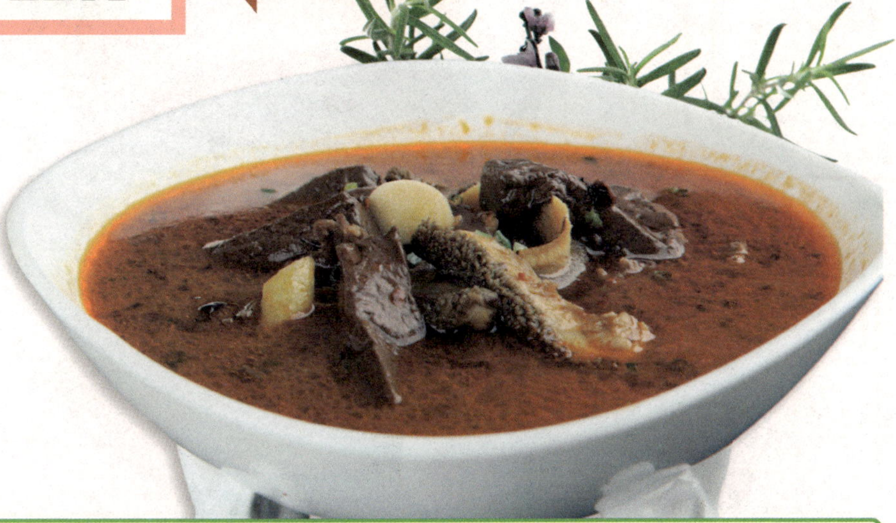

材料 cailiao

牛肉、熟牛肚各150克，牛血200克，蒜片、姜片各15克，葱花10克，辣椒面、新化山胡椒油各适量

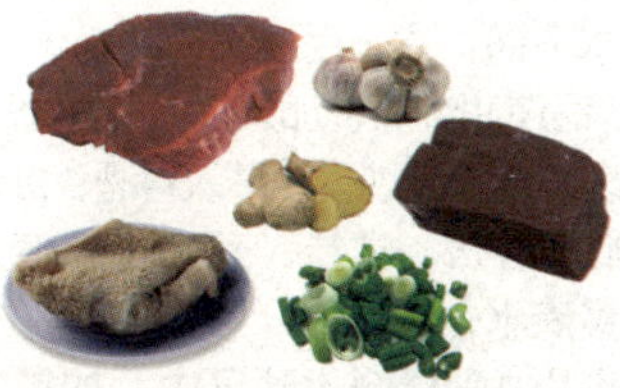

调料 tiaoliao

盐3克，味精2克，葱姜酒汁、水淀粉、白醋、食用油各适量

做法 zuofa

01.把洗净的熟牛肚切成片，洗净的牛血切成条。

02.将洗净的牛肉切成片，装入碗中，加葱姜酒汁、味精、盐、水淀粉，拌匀，腌制10分钟。

03.锅中注油烧热，倒入姜片和蒜片，爆香；倒入辣椒面、牛肉，拌炒匀。

04.倒入适量清水，加入盐和味精，烧开。

05.倒入牛肚、牛血，煮片刻至熟；加入白醋、新化山胡椒油，拌匀调味；撒入葱花，拌匀。

06.把煮好的汤盛入碗中即可。

营养分析〉牛肚富含蛋白质、脂肪、钙、磷、铁、硫胺素、核黄素等营养物质，具有补益脾胃、补钙壮骨、润肠通便、促进视力健康等功效，尤其适宜病后虚羸、气血不足、营养不良、脾胃薄弱之人食用。

牛肚相宜〉白菜（增强体质）

牛肚相克〉赤小豆（影响营养素的吸收）

龟羊汤

▶ 益气补血

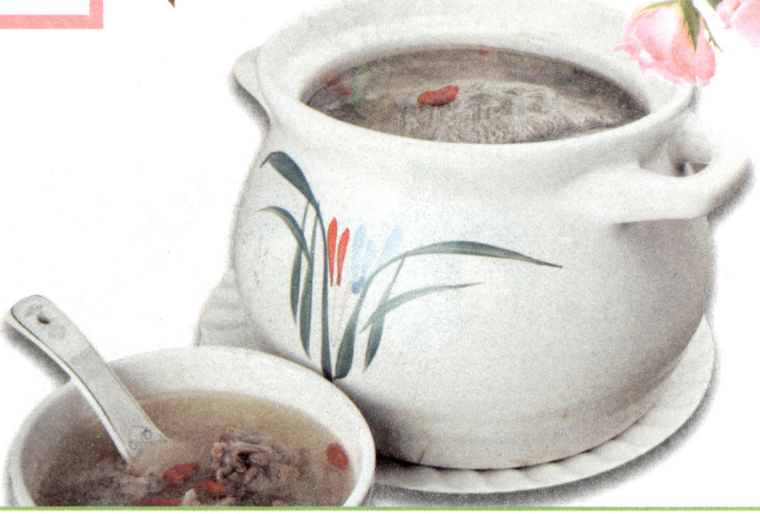

材料 cailiao

乌龟750克，羊肉150克，姜片、葱段各15克，冰糖、枸杞、当归、党参各少许

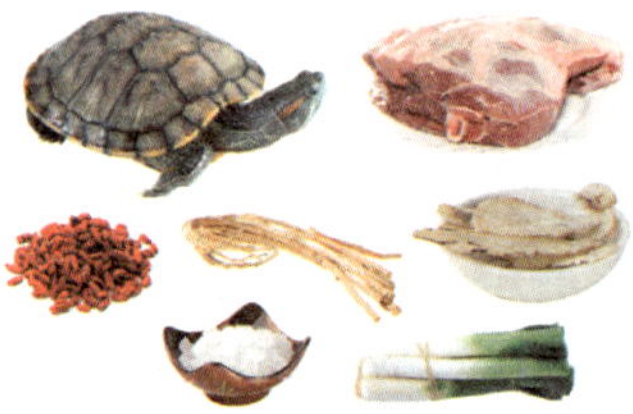

调料 tiaoliao

盐4克，味精、料酒、食用油各适量

做法 zuofa

01.锅中注水烧开，放入洗净的乌龟，烫煮片刻，捞出；刮去乌龟表面的黑膜，去除脚爪、内脏。

02.将洗净的羊肉斩成块，和龟肉一起随冷水下锅，煮开后捞出。

03.炒锅注油烧热，加入姜片，爆香；倒入龟肉、羊肉，炒香；淋入料酒，炒匀。

04.加入当归、党参、葱白、冰糖，倒入适量清水，烧开。

05.将锅中食材倒入砂煲中，加盖，用小火炖2小时。

06.揭盖，捞去浮沫；放入枸杞，加入盐、味精，拌匀调味，撒入葱叶即可。

营养分析〉乌龟富含蛋白质、脂肪、无机盐等营养成分，对虚劳发热、潮热骨蒸、咳嗽上气、阴虚血热、吐血、肝肾阴虚等症有食疗作用。乌龟可以滋阴补血，能辅助治疗精血不足、肾阳虚衰、眩晕耳鸣、小儿遗尿等病症。

乌龟相宜〉羊肉（补肾壮阳）

乌龟相克〉葡萄（引起胃肠道不适）、人参（产生不良反应或影响疗效）、苋菜（导致肠胃积滞）、芹菜（影响营养吸收）

山药羊骨汤

保肝护肾

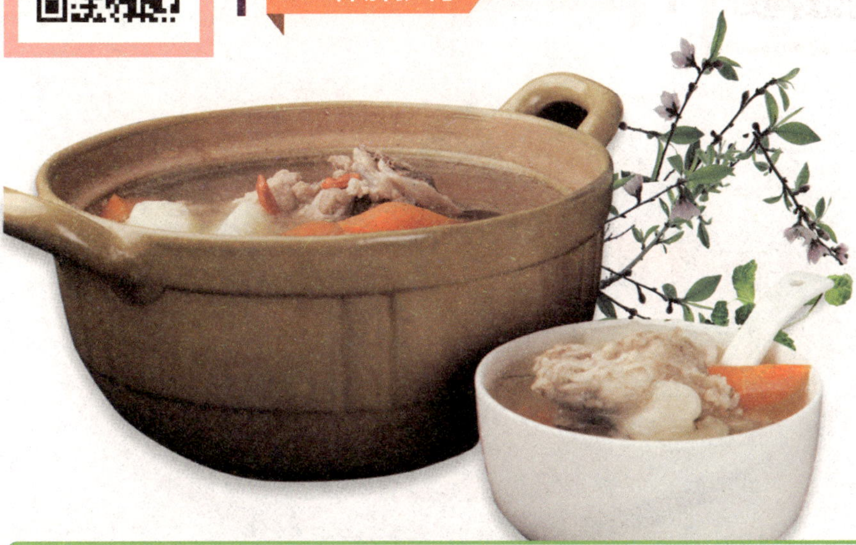

材料 cailiao

马蹄100克，山药150克，胡萝卜50克，生姜10克，羊骨750克，枸杞少许

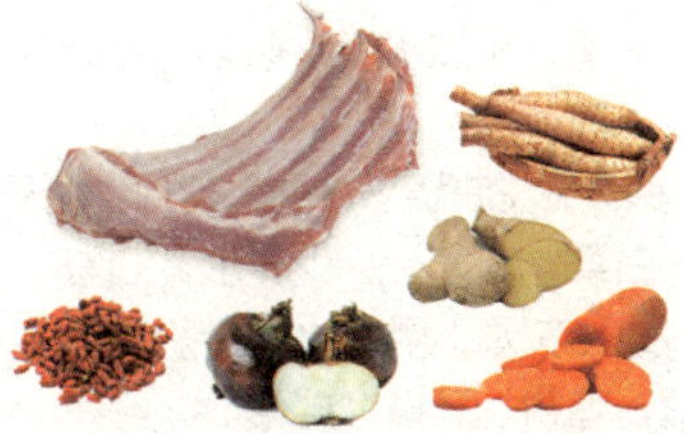

调料 tiaoliao

盐、鸡粉、味精、胡椒粉各适量

做法 zuofa

01.将洗好的胡萝卜切成块，生姜切成片，去皮洗好的山药切成块，羊骨切成小段。

02.锅中倒入适量清水，倒入羊骨，加盖焖煮至断生，捞出。

03.另起锅加入适量清水烧开，倒入胡萝卜、山药、生姜、羊骨、马蹄，煮沸。

04.将锅中汤料倒入砂煲中，撒入枸杞，加盖，用慢火炖40分钟至食材熟透。

05.揭盖，加入盐、鸡粉、味精、胡椒粉，拌匀调味。

06.把煮好的汤盛入小碗中即可。

营养分析〉羊骨含有磷酸钙、碳酸钙、骨胶原等营养成分，具有补肾、强筋骨、止血的功效，对虚劳羸瘦、腰膝无力、筋骨挛痛等症状有一定的缓解作用。

羊骨相克〉白酒（易引起上火）、浓茶（易引起便秘）

浓汤羊肉锅

美容养颜

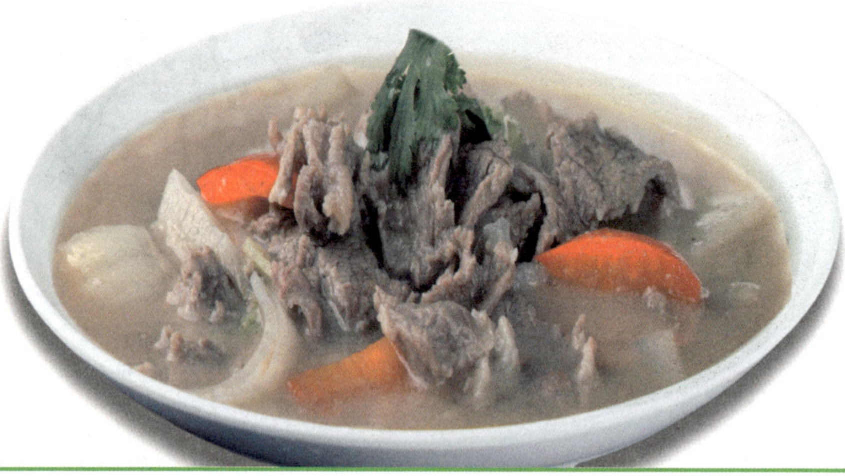

材料 cailiao

羊肉350克，大白菜150克，白萝卜、彩椒、姜片各适量，浓汤1000克

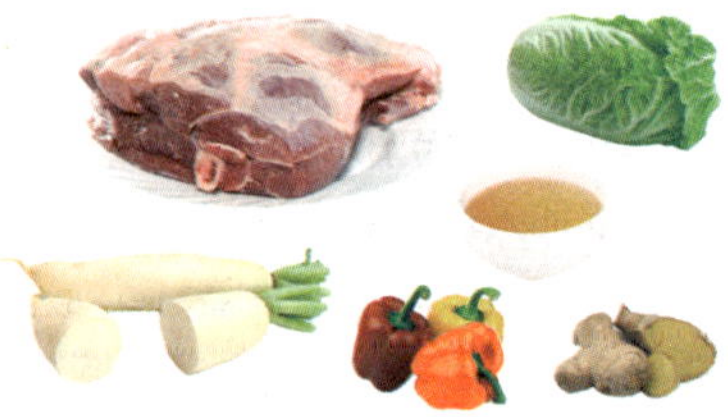

调料 tiaoliao

盐、味精、鸡粉、料酒、水淀粉、食用油各适量

做法 zuofa

01.将羊肉、大白菜、白萝卜、彩椒分别洗净，均切成片。

02.羊肉装入盘中，加料酒、鸡粉、盐、味精，再加水淀粉抓匀，腌制10分钟至入味。

03.炒锅中注油烧热，倒入姜片，爆香；下入白菜、白萝卜、少许水，炒匀。

04.倒入浓汤，用大火煮沸；加入盐、味精、鸡粉、彩椒，拌匀。

05.倒入羊肉，用大火再煮3分钟至羊肉完全熟透。

06.把煮好的汤盛入碗中即可。

营养分析〉大白菜富含蛋白质、脂肪、胡萝卜素、多种维生素、粗纤维和钙、磷等矿物质，不但能起到润肠、促进排毒的作用，还能增强皮肤的抗损伤能力，有很好的护肤和养颜作用。

大白菜相宜〉虾皮（滋阴清肺）、鲤鱼（改善水肿）、鸭肉（促进血液中胆固醇的代谢）、海带（防治碘不足）、猪肝（保肝护肾）

大白菜相克〉兔肉（易呕吐腹泻）、山竹（身体不适）

羊腩炖白萝卜

防癌抗癌

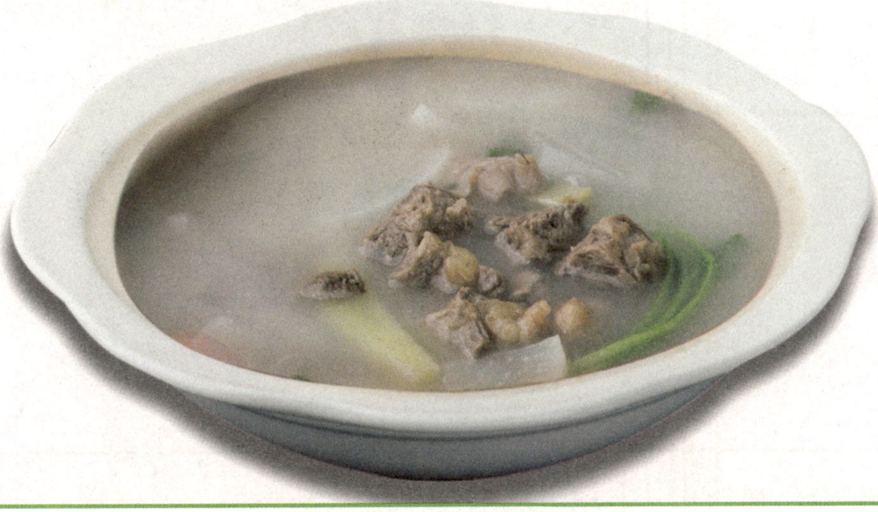

材料 cailiao

白萝卜300克，羊腩块200克，香菜、姜片各少许

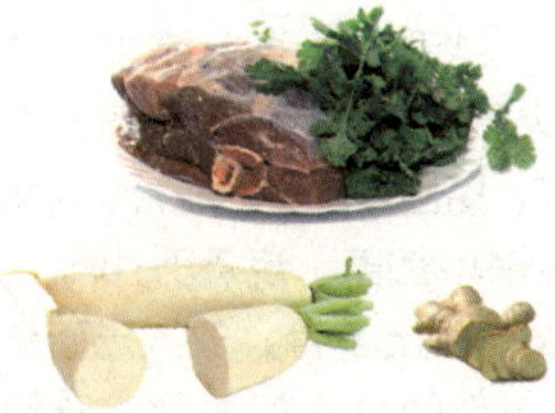

调料 tiaoliao

盐、鸡精、胡椒粉、料酒各适量

做法 zuofa

01.把洗净的白萝卜切成薄片。

02.锅中注水烧热，放入羊腩块，汆煮片刻，捞出。

03.另起锅注入适量清水烧开，放入姜片、白萝卜，再倒入羊腩，淋入少许料酒，拌匀，加盖烧开。

04.将锅中的食材倒入砂煲中，盖上盖，用小火煲40分钟。

05.揭开盖，加入盐、鸡精，拌至入味。

06.放入洗净的香菜，撒上胡椒粉。

07.把煮好的汤盛入碗中即可。

营养分析〉羊腩富含蛋白质、维生素和矿物质等营养成分，具有温暖脾胃、补益元气、补肾壮阳的作用，可以提供人体所需的能量。

羊腩相宜〉豆腐（清热泻火）、刀豆（补肾壮阳）

羊腩相克〉浓茶（易发生便秘）、百合（引起腹泻）

单县羊肉汤

▶ 益气补血

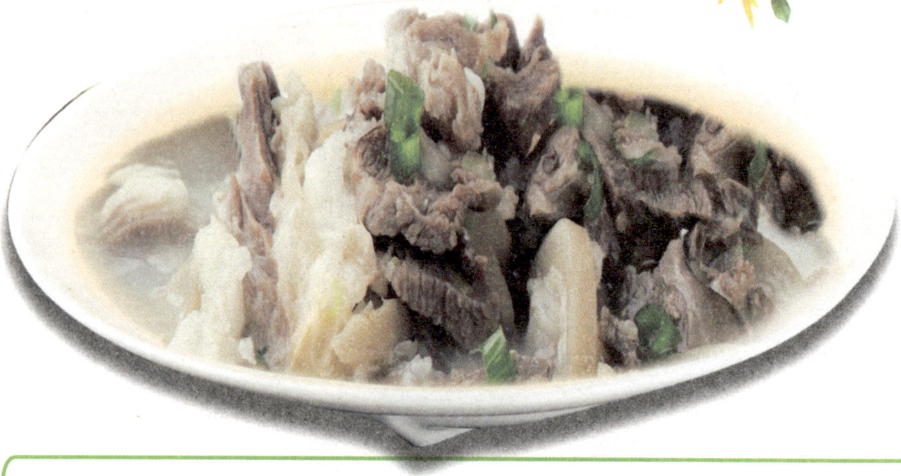

材料 cailiao

羊肉、羊骨各200克，香料水100毫升，草果、桂皮、白芷、良姜、干姜、丁桂粉各适量，姜片20克，蒜苗末、葱末、香菜末各10克，大葱段少许

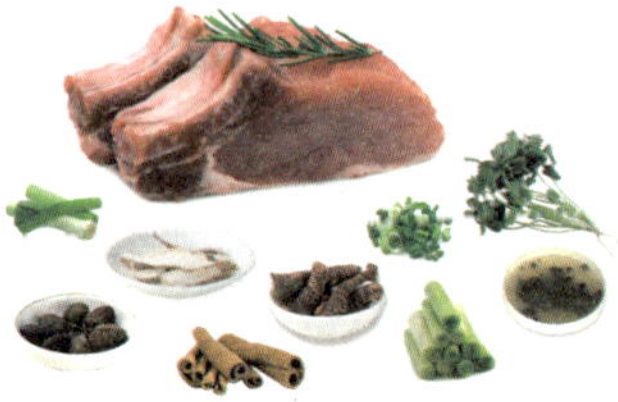

调料 tiaoliao

盐4克，味精、料酒、鸡粉、食用油各适量

做法 zuofa

01. 锅中注水烧热，倒入羊肉汆去血水，捞去浮沫，捞出。

02. 将羊肉、羊骨放入原锅中，加入草果、桂皮、白芷、良姜、干姜、姜片、大葱段、料酒，略煮后捞去浮沫；加盖，大火煮50分钟后改小火煮20分钟。

03. 揭盖，捞出羊肉，切成片；将香料水倒入原锅中，加盖，烧煮3分钟。

04. 揭盖，捞出羊骨，放入汤碗垫底；锅中倒入羊肉片，加入盐、味精、鸡粉、丁桂粉，拌匀调味。

05. 将羊肉片捞出放入汤碗中，再将香菜末、葱末、蒜苗末倒入原锅中略煮，将汤汁倒入汤碗中即成。

羊肉相宜〉 生姜（辅助治疗腹痛）、香菜（增强免疫力）、香椿（辅助治疗风湿性关节炎）、鸡蛋（健脑益智）

羊肉相克〉 乳酪（易产生不良反应）、西瓜（伤元气）、南瓜（易导致胸闷腹胀）、海螺（易引起腹泻）

Part 4

色香味全重食疗，滋补养生 禽蛋汤

日常生活中，我们喝过形形色色的汤，有的注重养生，有的注重营养，有的注重口感。禽蛋汤特别美味滋补，色、香、味、外观、营养全部都到位，对于不同口味、不同职业、不同体质的人群来说，是滋补养生必备的食物。

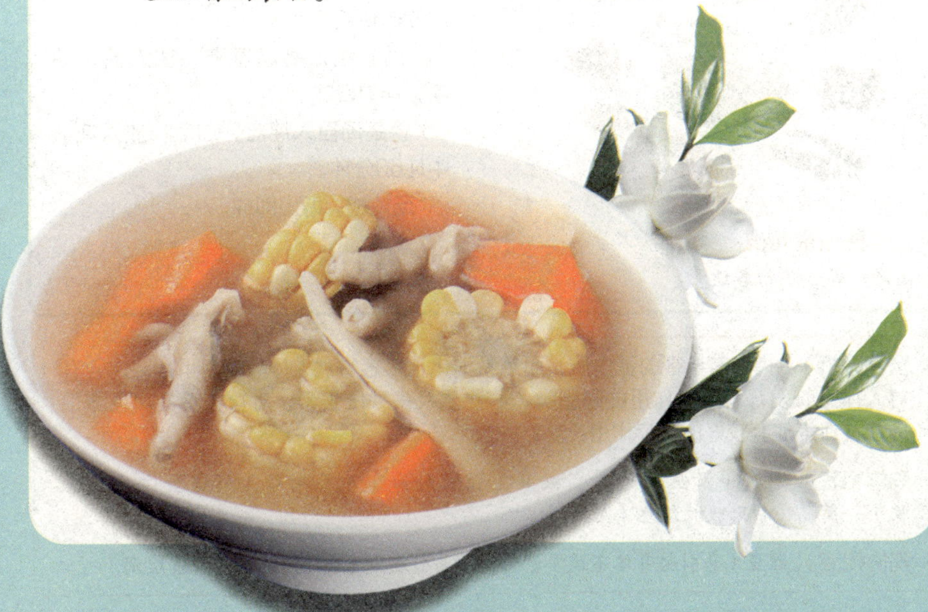

人参土鸡滋补汤

▶ 益气补血

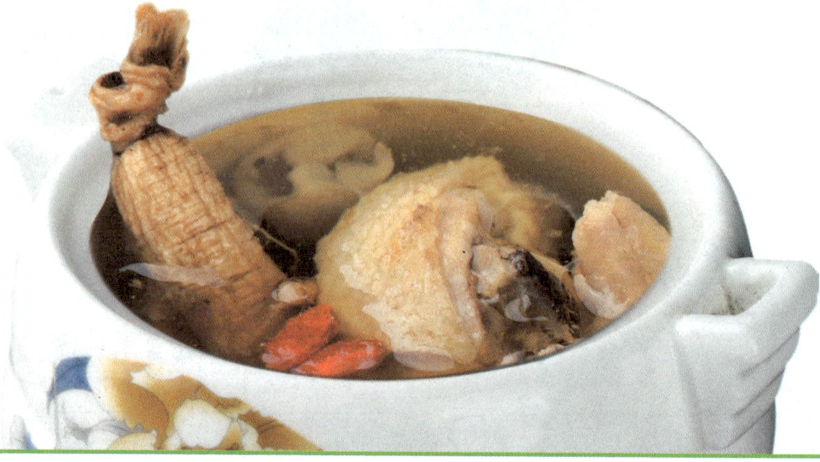

材料 cailiao

鸡300克，猪瘦肉35克，人参、党参、北芪、桂圆、枸杞、红枣、姜片各适量

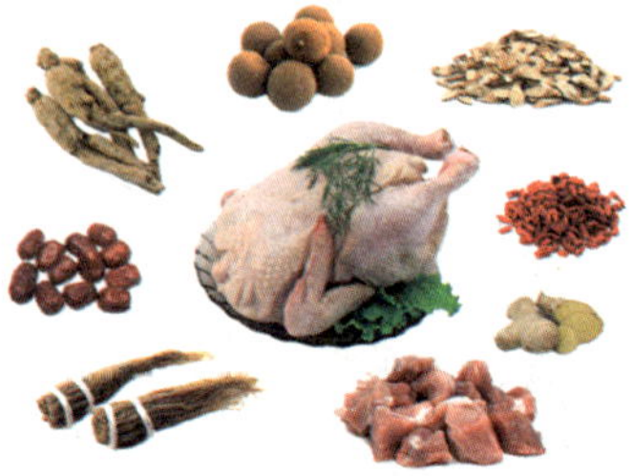

调料 tiaoliao

高汤、盐、鸡粉各适量

做法 zuofa

01.将鸡洗净，斩成块。

02.锅中倒入适量清水，放入鸡块，烧开后汆煮约5分钟至断生，捞出。

03.将鸡块、瘦肉放入炖盅，再加入洗净的药材和姜片。

04.锅中倒入高汤煮沸，加入盐、鸡粉，拌匀调味。

05.将高汤舀入炖盅，加盖，放入炖锅中炖60分钟。

06.汤炖成，取出即成。

营养分析〉鸡肉含有丰富的蛋白质，而且易消化，很容易被人体吸收利用。鸡肉含有对人体生长发育有重要作用的磷脂类、矿物质及多种维生素，对营养不良、畏寒怕冷、贫血等症有较好的食疗作用。

鸡肉相宜〉冬瓜（清热消肿）、板栗（强肾补血）、茶树菇（促进蛋白质的吸收）、茼蒿（帮助吸收维生素A）

鸡肉相克〉鲤鱼（易引起身体不适）、菊花（易引发中毒）、兔肉（易引发腹泻）

虫草花鸡汤

▶ 增强免疫力

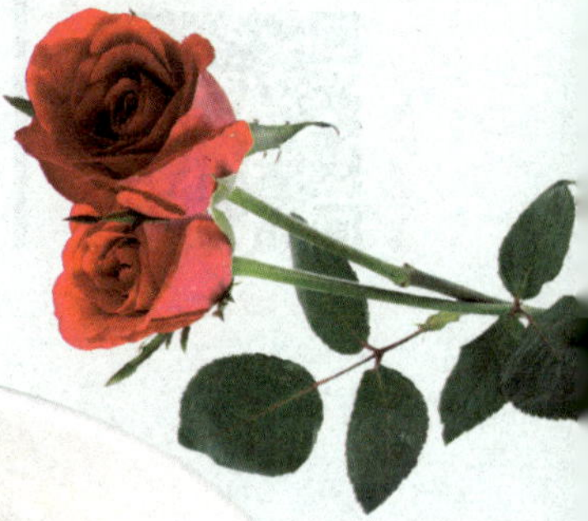

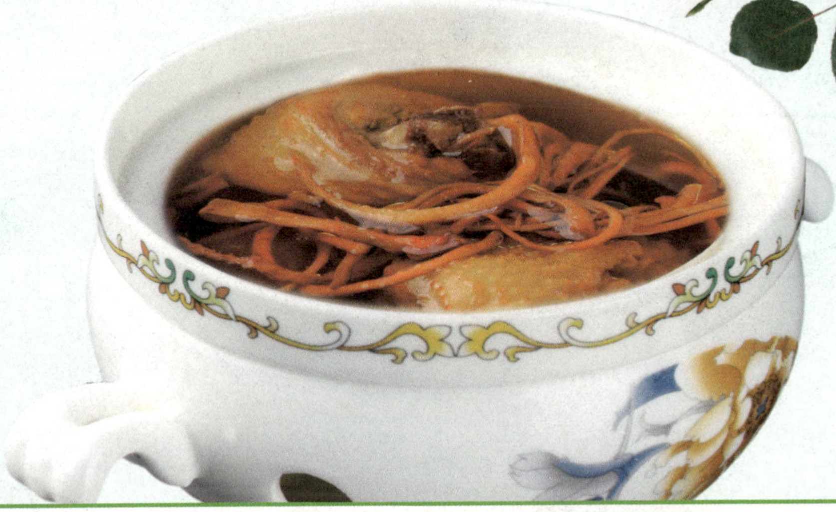

材料 cailiao

鸡肉400克，虫草花30克，姜片少许，高汤适量

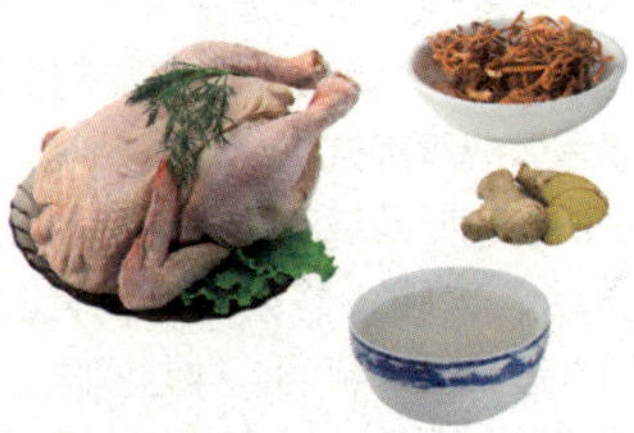

调料 tiaoliao

盐、料酒、鸡粉、味精各适量

做法 zuofa

01.将洗净的鸡肉斩成块。

02.锅中注入适量清水，放入鸡块，煮开后撇去浮沫；捞出鸡块，过凉水后装盘备用。

03.另起锅倒入清水，淋入少许料酒，再加入鸡粉、盐、味精，搅匀并烧开。

04.将鸡块放入炖盅内，放入姜片、虫草花，倒入调好味的高汤，盖上盖。

05.炖锅加入适量清水，放入炖盅，加盖炖60分钟。

06.揭盖，取出炖盅即可。

营养分析〉虫草花富含蛋白质、氨基酸、虫草素、甘露醇、多糖类等营养成分，具有壮阳补肾、美容养颜、增强免疫力、抗肿瘤等功效，对各种肾脏疾病患者有一定的食疗作用。

虫草花相克〉白萝卜（降低虫草花的药效）、酸奶（导致肠胃不适）

霸王别姬

▶ 益气补血

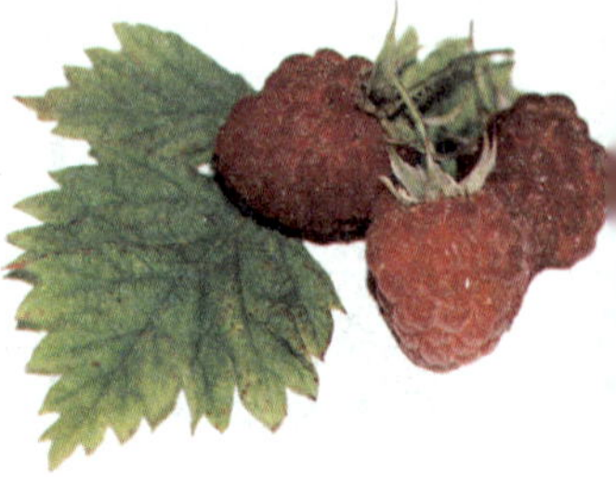

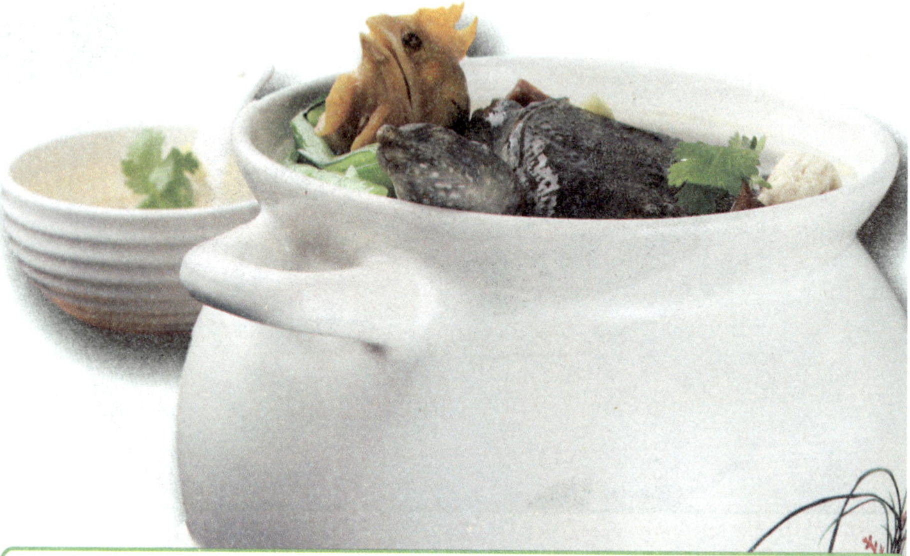

材料 cailiao

甲鱼1只，仔鸡1只，鸡胸肉120克，菜心150克，葱条15克，生姜20克，竹笋、水发香菇、火腿各少许，鸡汤适量

调料 tiaoliao

盐、白糖、味精、料酒、水淀粉各适量

做法 zuofa

01.将生姜切成片，竹笋切成段，菜心切开菜梗，香菇、火腿切成片。

02.鸡胸肉切成片，加入少许姜和葱白，剁成碎末；仔鸡切去爪尖、鸡腚；把仔鸡和甲鱼分别汆熟。

03.鸡肉末装碗，加入适量盐、味精、白糖、料酒、水淀粉，拌匀腌制10分钟，然后做成鸡肉丸。

04.锅中倒入鸡汤烧热，放入姜片、竹笋、香菇、火腿、葱条、鸡肉丸，煮沸；加入适量盐、料酒，拌匀调味。

05.将仔鸡、甲鱼、锅中材料倒入汤煲中，置于蒸锅内用小火炖煮2小时。

06.取出汤煲，放入菜心即成。

营养分析〉甲鱼含有蛋白质、脂肪、铁等多种营养成分，具有滋阴清热、补虚养肾、补血补肝等功效，适宜体质衰弱、肝肾阴虚以及营养不良之人食用。

甲鱼相宜〉冬瓜（润肤、明目）、蜂蜜（清热降火）、桂圆（补脾胃、益心肺）、白鸽肉（滋肾益气）

板栗土鸡汤

▶ 益气补血

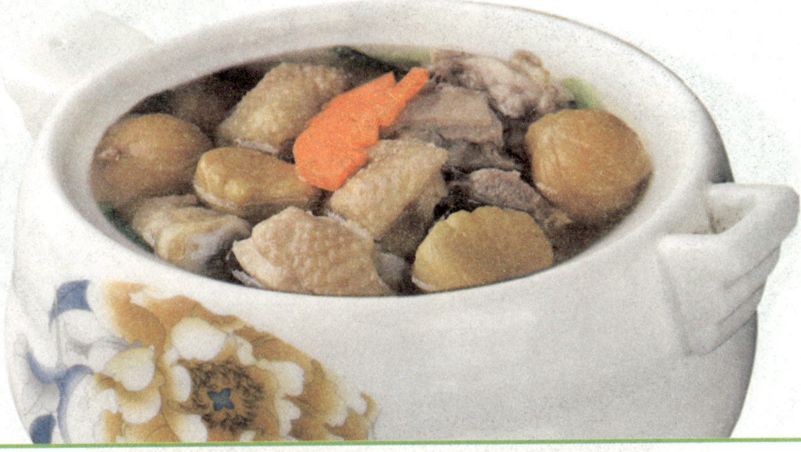

材料 cailiao

土鸡300克，板栗肉80克，胡萝卜、姜片、葱段各少许

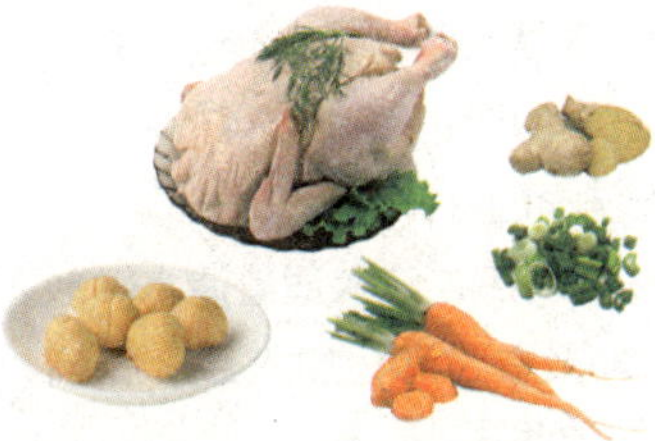

调料 tiaoliao

盐、白糖、料酒、胡椒粉各适量

做法 zuofa

01.将土鸡处理好洗净，斩成块；胡萝卜去皮洗净，切成片。

02.锅中注入适量清水烧开，倒入鸡块，汆煮约3分钟至断生，捞出。

03.锅中倒入适量清水，倒入鸡块、姜片、板栗肉，加盖，烧开后转小火炖约60分钟至食材熟透。

04.揭盖，加入盐、白糖、料酒，拌匀调味；倒入胡萝卜片，撒上胡椒粉，放入葱段，拌匀。

05.把煮好的汤盛入炖盅即可。

营养分析〉板栗富含碳水化合物、蛋白质、多种维生素以及钾、镁、铁、锌、锰等营养成分，具有养胃健脾、补气养血、强筋健骨、祛风除湿的功效，对反胃、吐血、便血等症状有一定的食疗效果；还含有大量的核黄素，可以改善因上火而导致的口舌生疮。

板栗相宜〉鸡肉（补肾虚、益脾胃）、红枣（补肾虚、治腰痛）、白菜（健脑益肾）

板栗相克〉杏仁（引起胃部不适）、羊肉（引起呕吐）

金针菇鸡丝汤

▶ 益气补血

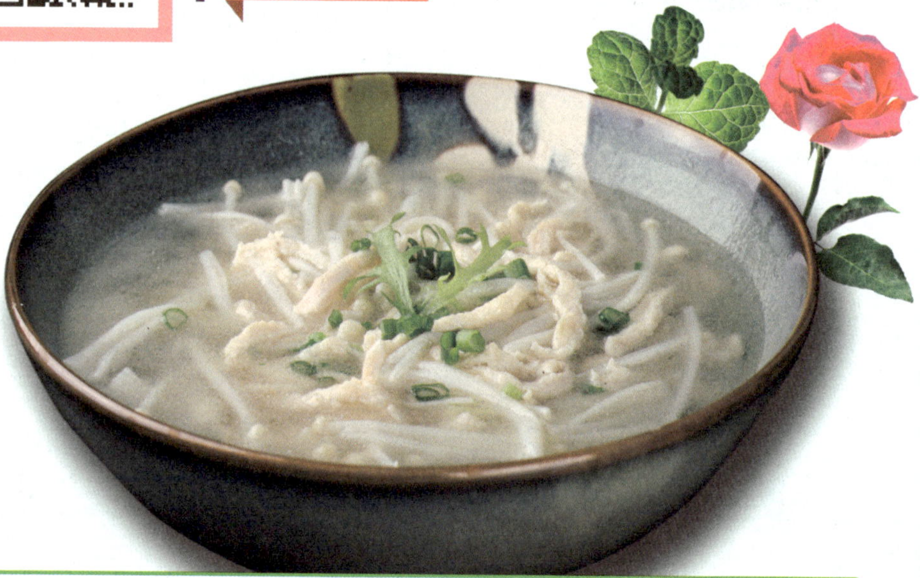

材料 cailiao

金针菇300克，鸡胸肉250克，姜片、葱花各10克

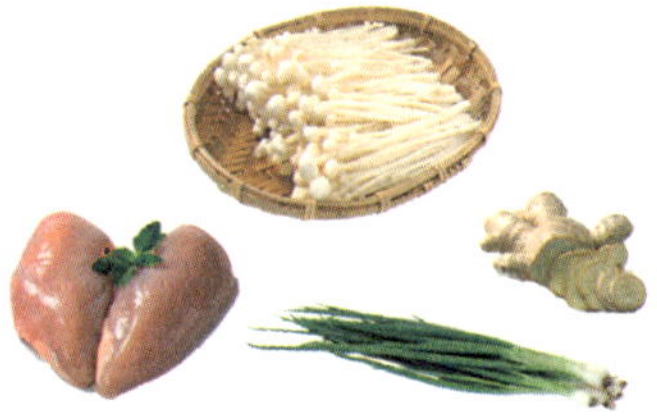

调料 tiaoliao

盐、味精、鸡粉、水淀粉、食用油各适量

做法 zuofa

01.把鸡胸肉切成细丝，装碗，加入适量盐、味精、鸡粉、水淀粉，拌匀；倒入少许食用油，腌制至入味。

02.把洗净的金针菇切去根部。

03.油锅烧热，注入适量清水，放入姜片，大火煮至沸；加入盐、味精、鸡粉，拌匀调味。

04.放入金针菇，煮沸；倒入鸡肉丝，煮至食材熟透。

05.把煮好的汤盛出，撒上葱花即成。

营养分析〉鸡胸肉的肉质细嫩，是高蛋白、低脂肪的健康食品，含有多种维生素、钙、磷、铁等营养成分，其含有的氨基酸组成与人体需要的十分接近，具有增强体力、强壮身体的作用。

菠萝鸡片汤

▶ 开胃消食

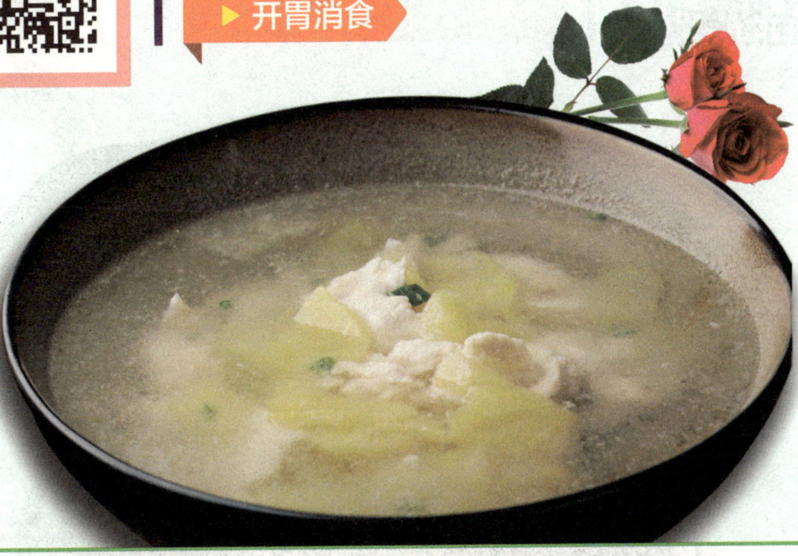

材料 cailiao

菠萝肉100克，鸡胸肉150克，姜片、葱花各少许

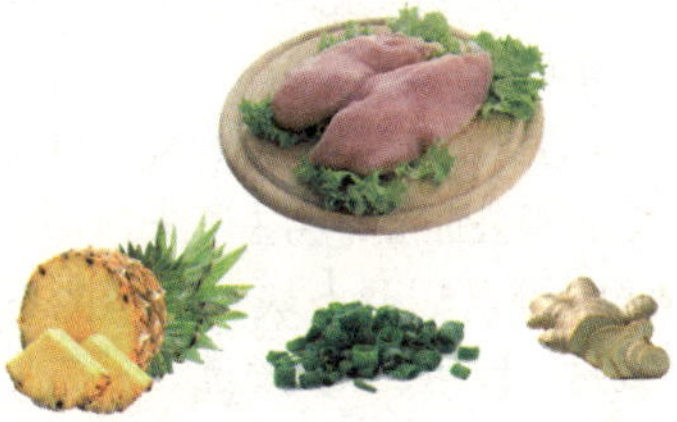

调料 tiaoliao

盐、鸡粉6克，水淀粉10毫升，胡椒粉、食用油、芝麻油各适量

做法 zuofa

01.将洗净的菠萝肉切成片，洗净的鸡胸肉切成薄片。

02.鸡肉片装碗，加入少许盐、鸡粉、水淀粉，拌匀；加入少许食用油，腌制10分钟。

03.锅中注入适量清水烧开，加入食用油、盐、鸡粉，拌匀调味；倒入菠萝片，煮沸。

04.倒入鸡肉片、姜片，煮约1分钟至熟；加入胡椒粉、芝麻油，拌匀。

05.将葱花放入碗中，再倒入煮好的菠萝鸡片汤即可。

营养分析〉菠萝肉中含有蛋白质、氨基酸、胡萝卜素、膳食纤维等营养物质，其所含的B族维生素能有效地滋养肌肤，防止皮肤干裂，滋养头发，同时可以消除身体的紧张感和增强机体的免疫力。菠萝还具有解暑止渴、消食止泻的功效。

菠萝相宜〉茅根（清热利尿、止血）、鸡肉（补虚填精、温中益气）、猪肉（促进蛋白质吸收）、冰糖（生津止渴）

菠萝相克〉牛奶（易引起身体不适）、鸡蛋（影响人体消化吸收）、白萝卜（破坏维生素C）

胡萝卜马蹄鸡肉汤

养心润肺

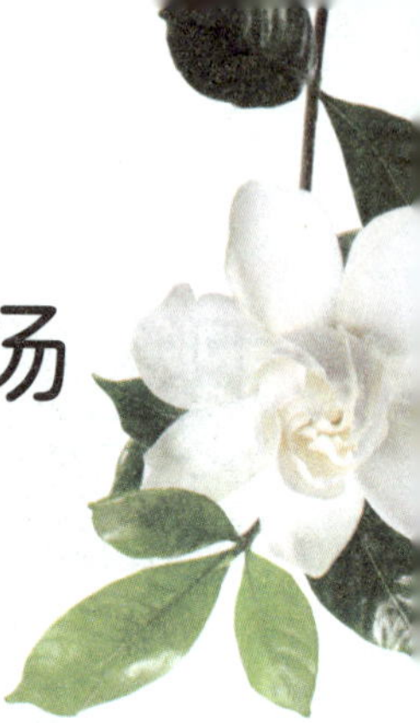

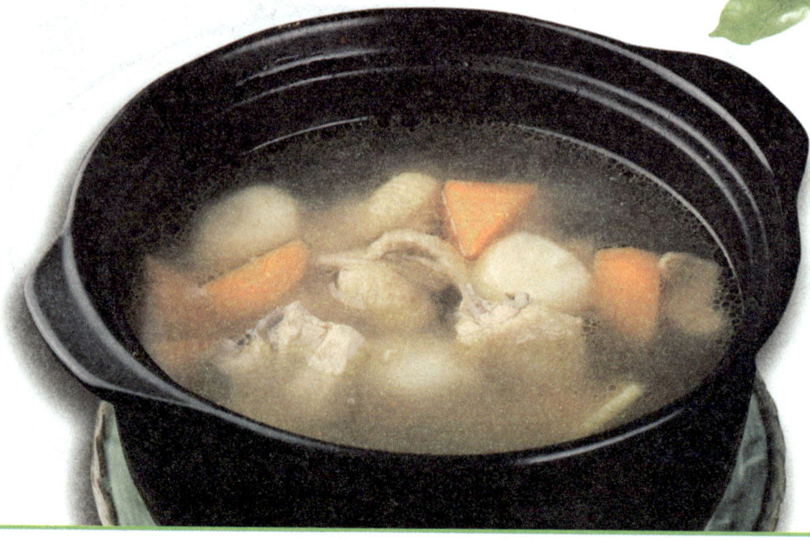

材料 cailiao

鸡肉350克，马蹄肉300克，胡萝卜200克，姜片少许

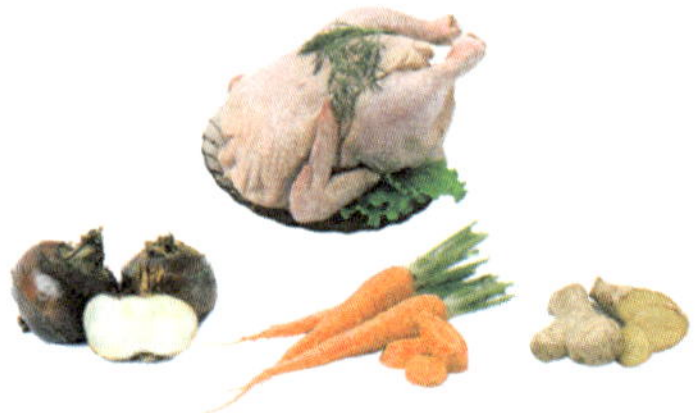

调料 tiaoliao

盐3克，鸡粉2克，胡椒粉、料酒各适量

做法 zuofa

01.将去皮洗净的胡萝卜切成滚刀块，洗净的鸡肉斩成块。

02.锅中注水烧开，倒入鸡块，淋入少许料酒，煮去血渍，捞去浮沫。

03.锅中倒入胡萝卜块、洗净的马蹄肉、姜片，拌匀，大火煮沸。

04.将锅中食材和汤汁一起倒入砂煲中，并将砂煲放置于旺火上，煮沸后改小火续煮约40分钟至食材熟软。

05.放入盐、鸡粉和胡椒粉，拌匀。

06.掠去浮沫，转大火煮至沸腾即成。

营养分析〉马蹄性寒，具有清热解毒的功效，适宜发烧病人食用。马蹄还有降压的作用，并能预防肿瘤。

香菇冬笋煲仔鸡

▶ 开胃消食

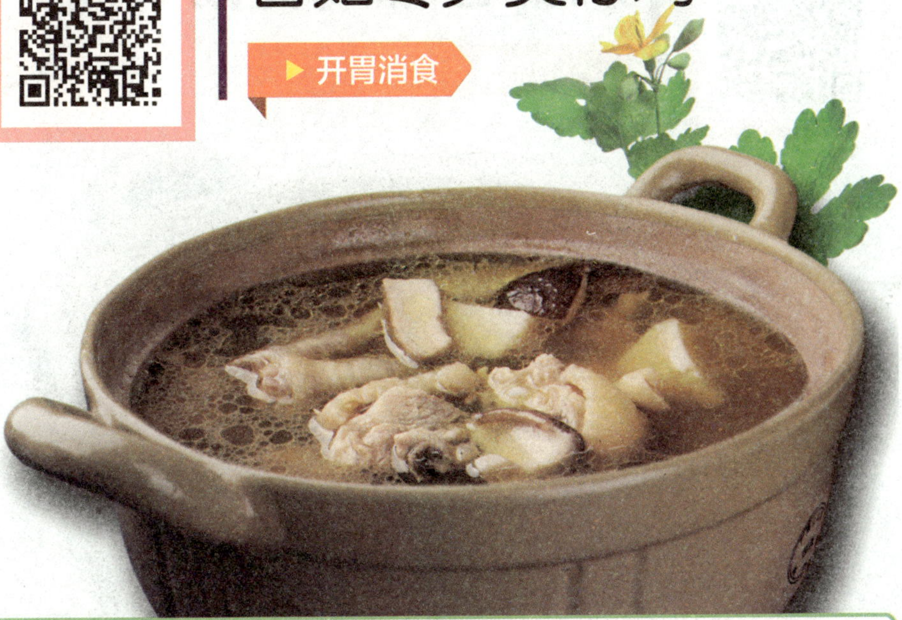

材料 cailiao

鲜香菇40克，冬笋100克，鸡肉120克，姜片少许

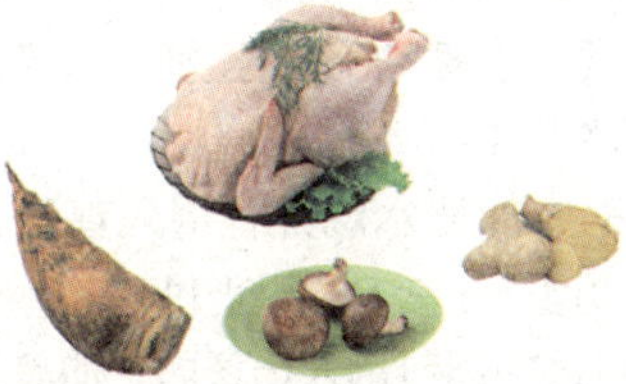

调料 tiaoliao

盐、鸡粉各2克，料酒、胡椒粉各适量

做法 zuofa

01.将洗净的香菇切成小块，洗好的冬笋切成小块，洗净的鸡肉斩成小块。

02.砂锅中注入适量清水烧开，放入鸡肉块、冬笋、姜片、香菇，搅拌匀。

03.淋入少许料酒，拌匀煮沸。

04.捞去浮沫，盖上盖，用小火炖煮约30分钟。

05.揭盖，加入适量盐、鸡粉、胡椒粉，拌匀调味即成。

营养分析〉竹笋含有蛋白质、氨基酸、脂肪、糖类、钙、磷、铁、胡萝卜素及多种维生素，具有低脂肪、低糖、多纤维的特点，能促进肠道蠕动，帮助消化去积食，还可预防大肠癌。

竹笋相宜〉苦瓜（可消除疲劳）、猪腰（补肾利尿）、鲍鱼（营养全面、易于吸收）、木耳（清热泻火）

竹笋相克〉羊肝（易引发中毒）、豆腐（易形成结石）、红糖（对人体不利）

清肺甘蔗鸡骨汤

▶ 增强免疫力

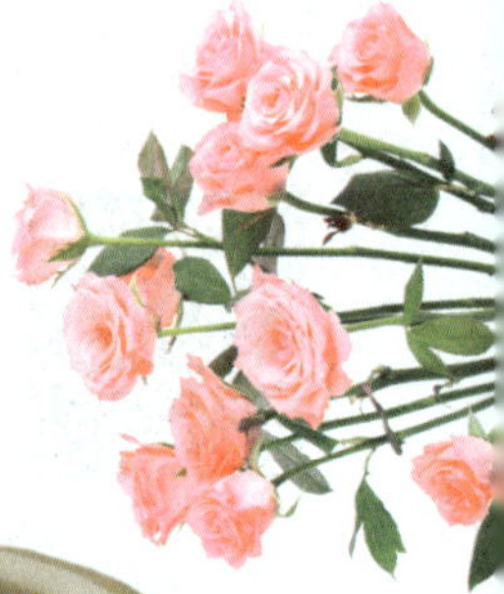

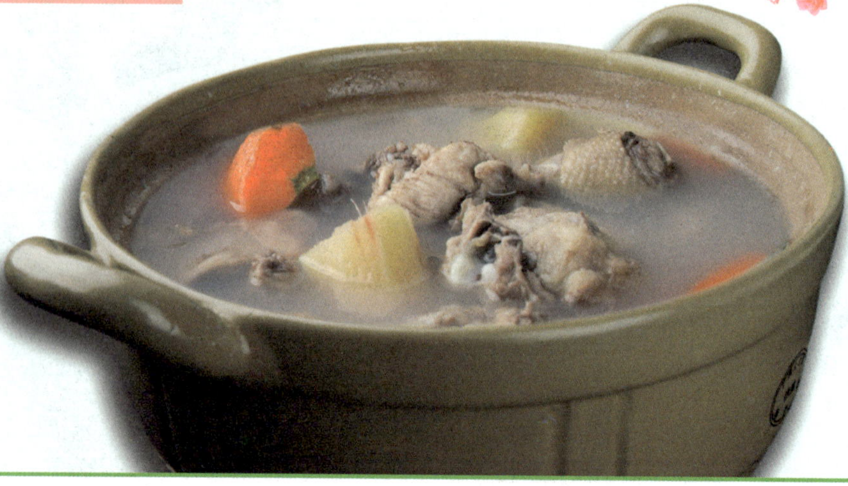

材料 cailiao

鸡骨500克，甘蔗200克，胡萝卜100克，姜片30克

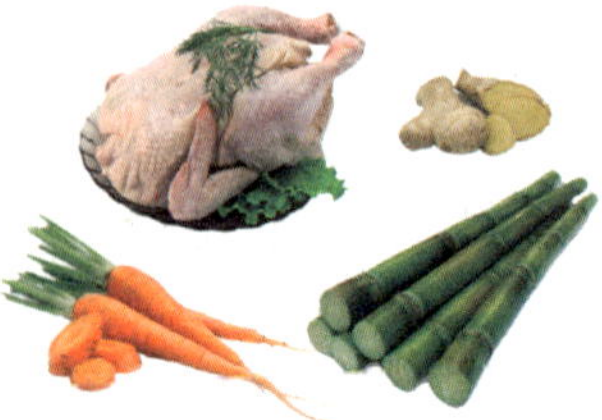

调料 tiaoliao

盐、味精、鸡粉、料酒各适量

做法 zuofa

01. 将甘蔗去皮洗净，斩成段；胡萝卜去皮洗净，切成块；鸡骨洗净，斩成块。

02. 锅中倒入清水烧开，倒入鸡骨和少许料酒，汆煮约3分钟至断生；捞出，用清水洗净。

03. 锅中加清水烧开，倒入鸡骨、甘蔗、胡萝卜、姜片，淋上料酒，煮沸。

04. 将锅中汤料倒入汤煲内，加盖，烧开后用慢火煲60分钟。

05. 揭盖，加入盐、味精、鸡粉，拌匀调味即可。

营养分析〉甘蔗中含有丰富的糖分、水分，此外，还含有对人体新陈代谢非常有益的各种维生素、脂肪、蛋白质、有机酸、钙、铁等物质，具有清热消暑、益脾胃、生津止渴、滋阴润燥等功效。

甘蔗相宜〉菊花（消暑解渴）、高粱（滋阴润燥、清热和胃）、牛肉（健脾开胃）、山药（止咳祛痰）、白萝卜（辅助治疗支气管炎）

甘蔗相克〉海鲜（不利于消化、易导致腹泻）

五指毛桃炖鸡

益气补血

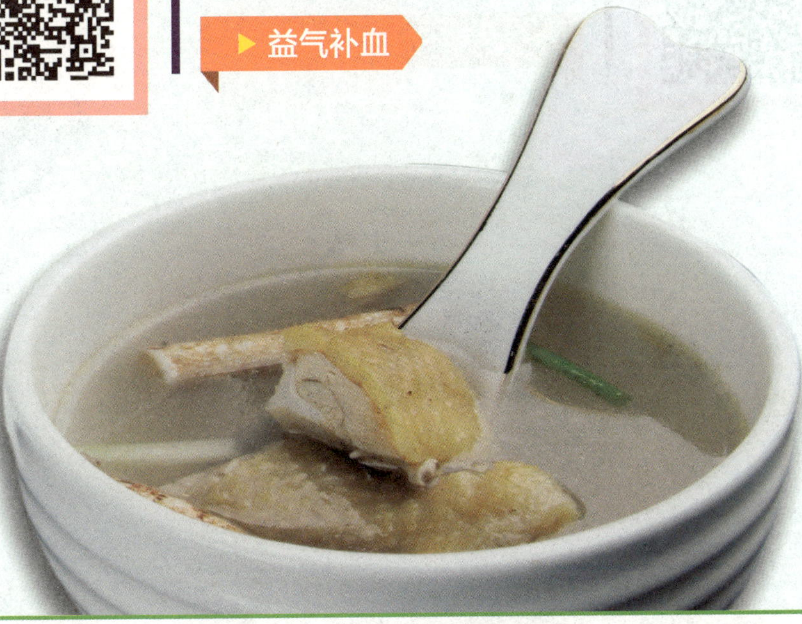

材料 cailiao

净土鸡300克，五指毛桃5克，姜片、葱段各少许

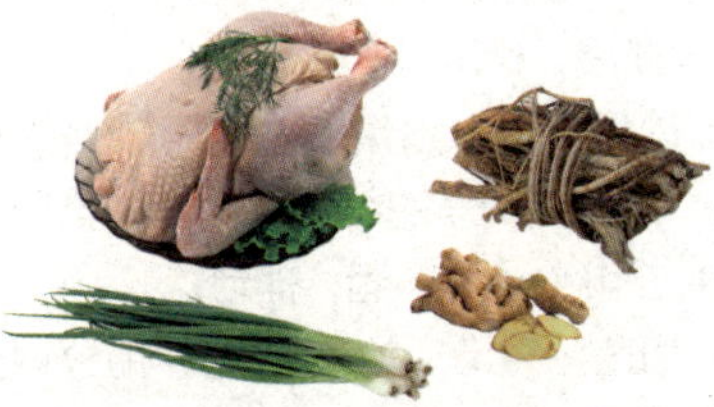

调料 tiaoliao

盐、白糖、料酒、胡椒粉各适量

做法 zuofa

01.把净土鸡斩成小块，毛桃切成段。

02.锅中加入适量清水，倒入鸡块，汆去血水，捞出。

03.锅中倒入适量清水，放入毛桃、姜片、葱白、鸡块，加盐、白糖，拌匀入味。

04.淋入适量料酒，大火煮沸后将锅中材料倒入炖盅内。

05.炖盅放入蒸锅，用中小火炖约90分钟至鸡肉熟透。

06.取出炖盅，放入胡椒粉，撒上葱叶即成。

营养分析〉土鸡肉富含B族维生素，具有缓解疲劳、保护皮肤的作用；还含有丰富的铁元素，可改善缺铁性贫血；含有丰富的骨胶原蛋白，具有强化血管、肌肉、肌腱的功能。

土鸡肉相宜〉油菜（强化肝脏、美化肌肤）、豇豆（增进食欲）、松子（增加免疫力）

土鸡肉相克〉鲍鱼（影响消化吸收）、芝麻（会引起中毒）

当归黄芪红枣乌鸡汤

▶ 益气补血

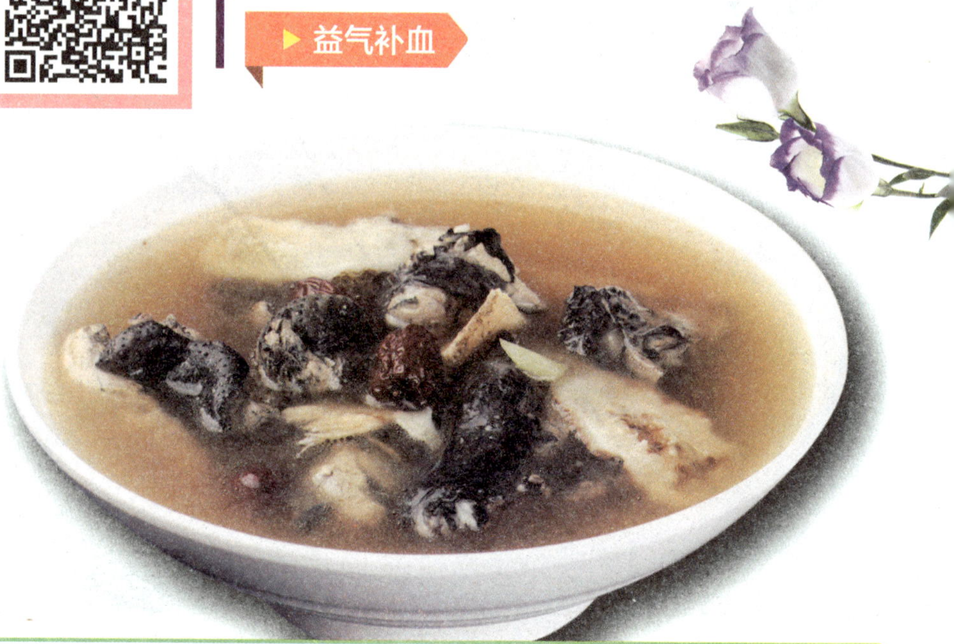

材料 cailiao

乌鸡350克，当归、黄芪、红枣、姜片各少许

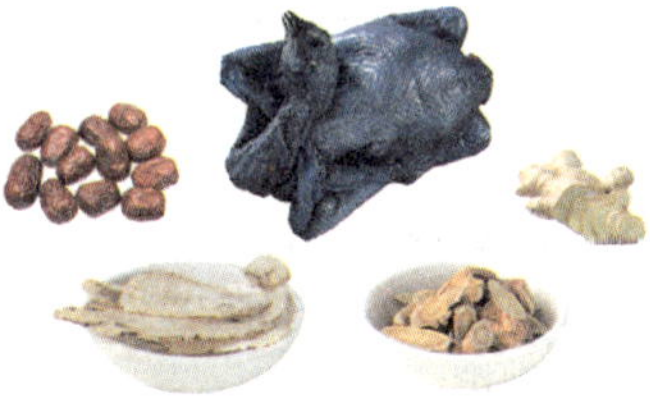

调料 tiaoliao

盐3克，鸡粉2克，胡椒粉、料酒各适量

做法 zuofa

01.把洗净的乌鸡切成小块。

02.锅中注水烧开，放入鸡块煮约3分钟汆去血渍，捞出。

03.砂煲中倒入适量清水烧开，倒入鸡块，再放入洗净的红枣、黄芪、当归、姜片，淋入少许料酒，拌匀。

04.加盖，煮沸后转小火煮约40分钟至鸡肉熟透。

05.揭盖，加入盐、鸡粉，撒入胡椒粉，拌匀调味。

06.把煮好的汤盛入碗中即可。

营养分析〉乌鸡内含丰富的黑色素、蛋白质、B族维生素等多种营养成分，其中烟酸、维生素E、磷、铁、钾、钠的含量均高于普通鸡肉，胆固醇和脂肪含量却较低，是营养价值较高的滋补品，可以提高生理机能、延缓衰老、强筋健骨。

乌鸡山药汤

▶ 益气补血

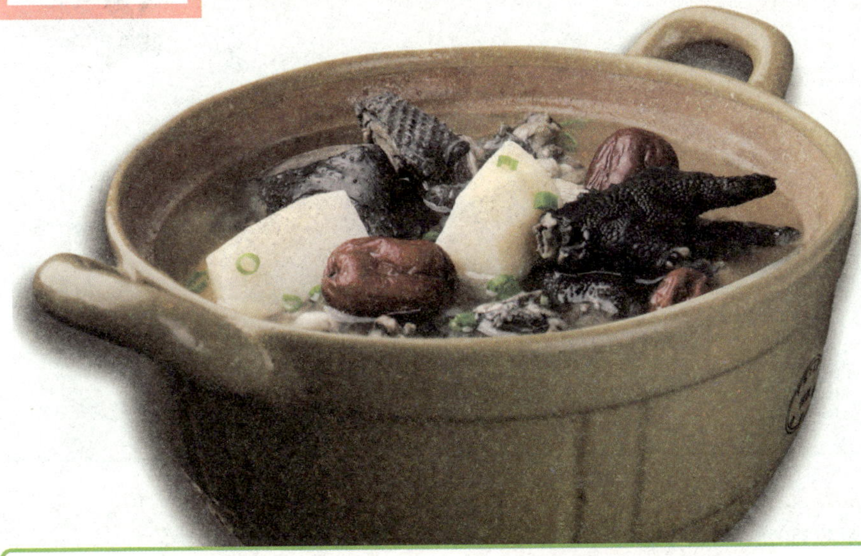

材料 cailiao

乌鸡300克，山药100克，红枣40克，姜片少许

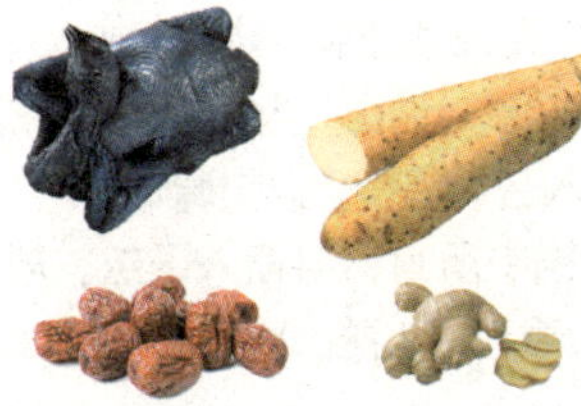

调料 tiaoliao

盐、鸡粉、料酒各适量

做法 zuofa

01.将山药去皮洗净，切成块；乌鸡洗净，斩成块。

02.锅中注水烧开，倒入乌鸡，汆煮3分钟至断生，捞出。

03.锅中另加水烧开，放入姜片、红枣、乌鸡块、山药，淋入料酒，煮沸。

04.将锅中食材和汤料倒入砂煲中，加盖，烧开后调小火炖约60分钟。

05.揭盖，加入盐、鸡粉，拌匀调味即成。

乌鸡相宜〉 黑木耳（补血、活血）、鹿茸（补肾益精）、茶树菇（健脾益胃）、山药（营养丰富）、糯米（滋阴补肾）

乌鸡相克〉 鲫鱼（易引起中毒）、兔肉（易引起中毒）、虾（易引发腹泻）

党参淮山乌鸡汤

▶ 提神健脑

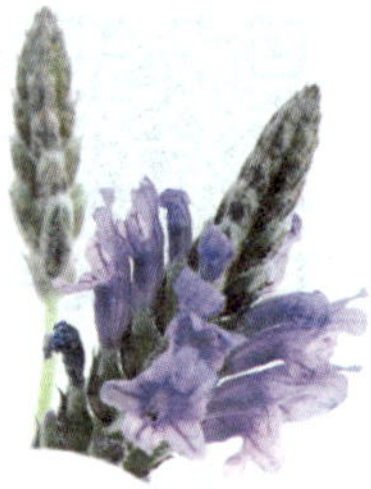

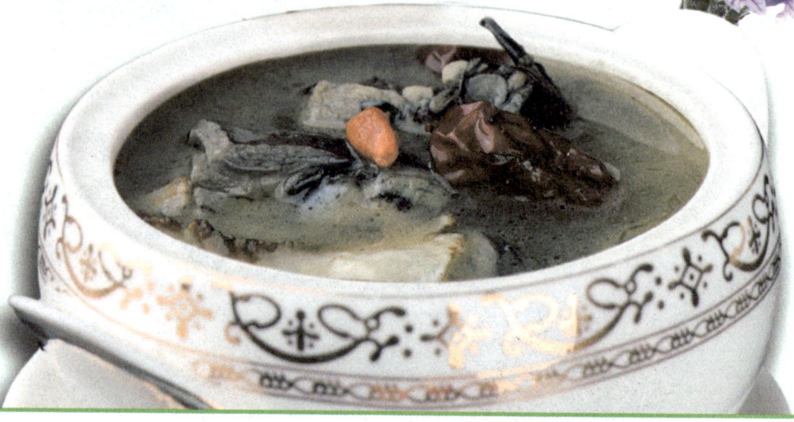

材料 cailiao

乌鸡肉150克，枸杞3克，红枣3克，党参4克，淮山5克，当归3克，生姜片少许

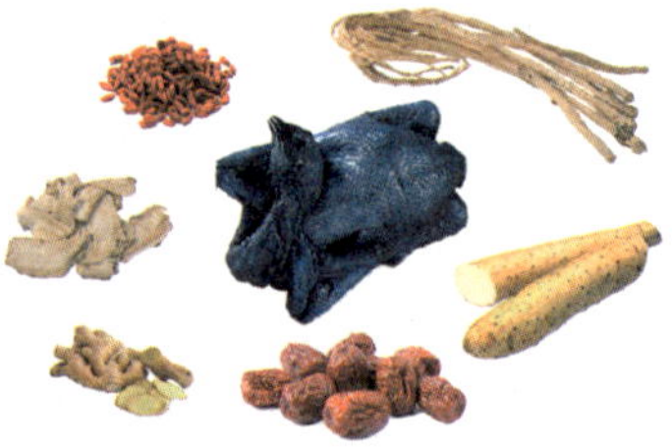

调料 tiaoliao

料酒、盐、鸡粉各适量

做法 zuofa

01.将洗净的乌鸡斩成块。

02.锅中倒入适量清水，倒入鸡块，加入料酒，汆煮至断生，捞出。

03.用油起锅，放入姜片，爆香；倒入鸡块，淋入少量料酒，炒匀。

04.锅中倒入适量清水烧开，加入枸杞、红枣、党参、淮山、当归，拌匀煮沸。

05.放入盐、鸡粉，拌匀调味。

06.将锅中所有材料盛入汤盅，放入蒸锅，加盖，慢火蒸60分钟即可。

营养分析〉党参含有葡萄糖、果糖、蔗糖、磷酸盐和多种氨基酸，具有补中益气、和胃养血等功效，适宜平素倦怠乏力、精神不振、自觉气短者食用；党参能补气，有助于生血，也适用于气血两虚、面色苍白、头晕眼花、胃口不好、大便稀软、容易感冒的人食用。

党参相宜〉鲤鱼（健脾益气）、排骨（益气）、山药（养心润肺）、白术（安胎）、猪肚（增强免疫力）、椰子（补气益血）、鳙鱼（健脾养胃）

党参相克〉白萝卜（降低党参的药性）

药膳乌鸡汤

▶ 益气补血

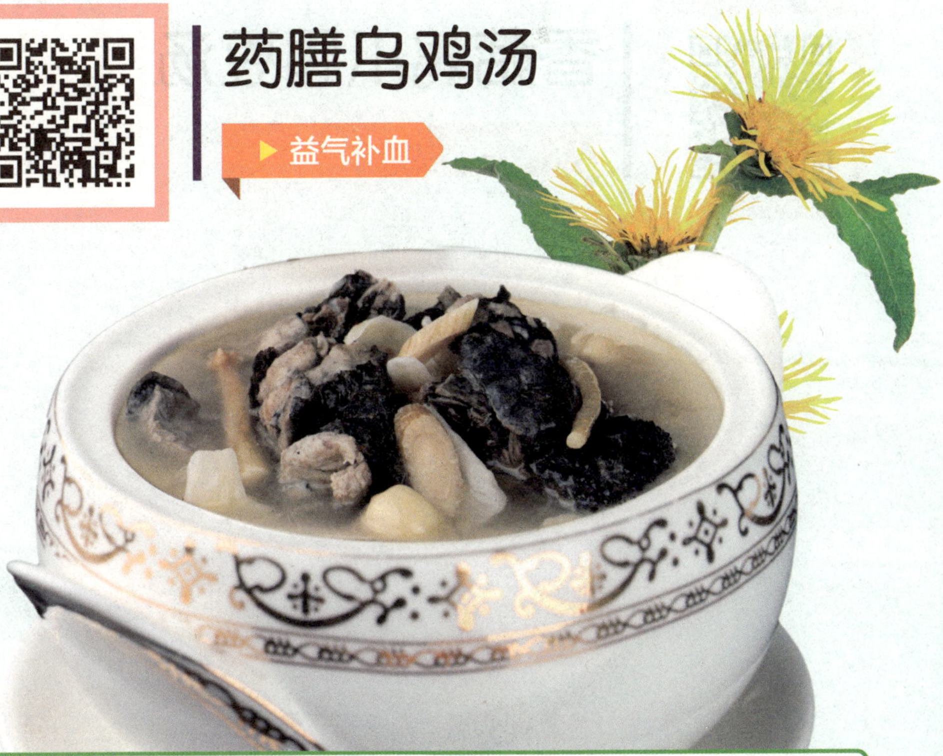

材料 cailiao

乌鸡300克，姜片3克，党参5克，当归3克，山药4克，百合7克，黄芪4克，薏米7克，杏仁6克，莲子5克

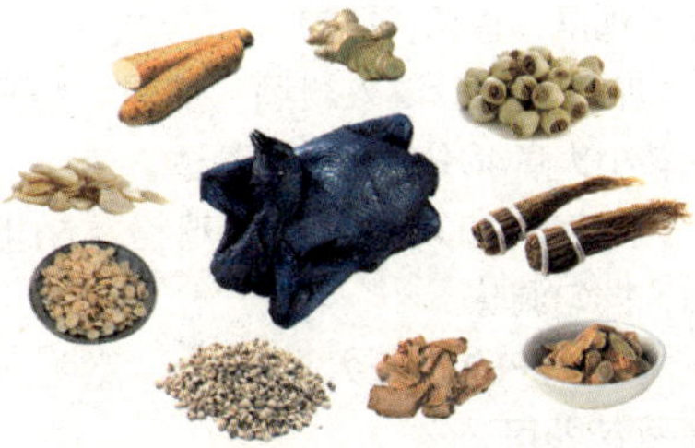

调料 tiaoliao

盐、鸡粉、味精、料酒、食用油各适量

做法 zuofa

01.将处理好的乌鸡洗净，斩成块。

02.锅中注入清水，倒入乌鸡块，煮开后捞去浮沫，捞出。

03.起油锅，倒入姜片、鸡块，淋入料酒，炒匀。

04.倒入适量清水，加入洗好的党参、当归、莲子、山药、百合、薏米、杏仁、黄芪，拌匀。

05.加盖，用慢火焖60分钟。

06.揭开盖，加入盐、鸡粉、味精，拌匀调味即可。

营养分析〉乌鸡含有人体不可缺少的多种氨基酸，特别是富含具有极高滋补药用价值的黑色素，有滋阴、补肾、养血、添精、益肝、退热、补虚的作用，经常食用能提高人体的免疫力。

香菇鸡爪眉豆汤

▶ 益气补血

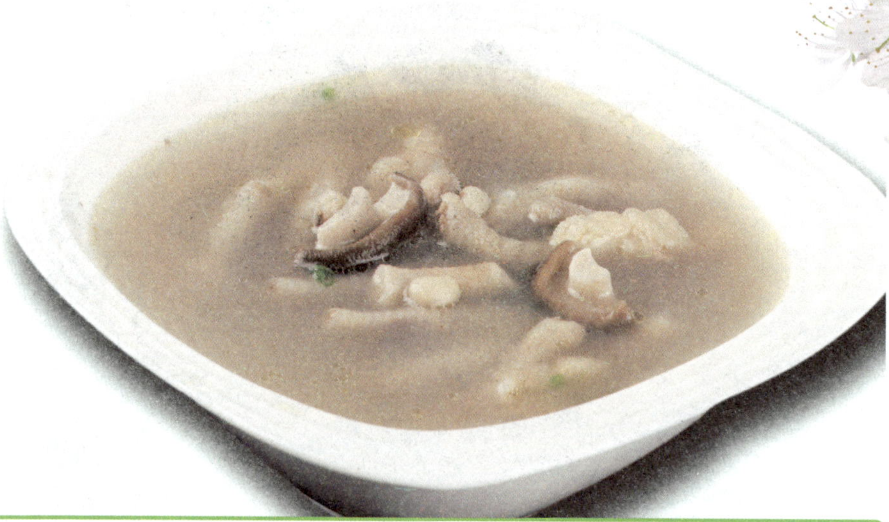

材料 cailiao

鲜香菇60克，鸡爪170克，水发眉豆120克，姜片、葱花各少许

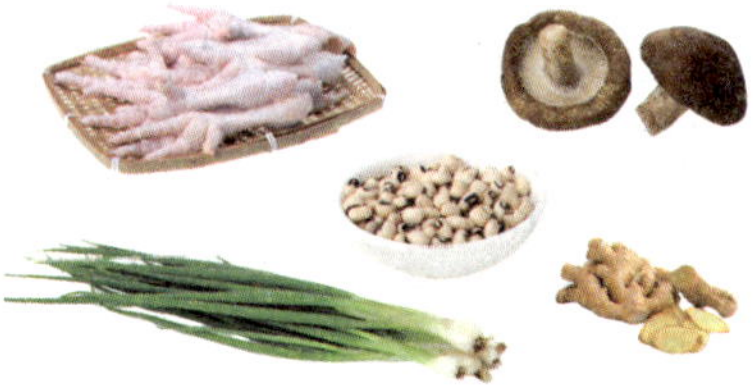

调料 tiaoliao

盐3克，鸡粉2克，胡椒粉、料酒各适量

做法 zuofa

01.把洗净的香菇切成小块。

02.洗好的鸡爪切去爪尖，斩成小块。

03.砂锅中注入适量清水烧开，倒入眉豆、鸡爪、香菇，拌匀。

04.加入姜片，淋入料酒，加盖，烧开后转小火煮40分钟至食材熟透。

05.揭盖，加入适量盐、鸡粉、胡椒粉，拌匀调味。

06.把煮好的汤盛入汤碗中，撒上少许葱花即可。

营养分析〉 鸡爪的营养价值很高，是一种高蛋白、低脂肪的食物，它富含钙、磷、铁、B族维生素等成分，具有温中补气、补虚损、健脾胃和强筋骨的功效。

鸡爪相宜〉 油菜（促进胶原蛋白的吸收）

乌鸡板栗滋补汤

▶ 益气补血

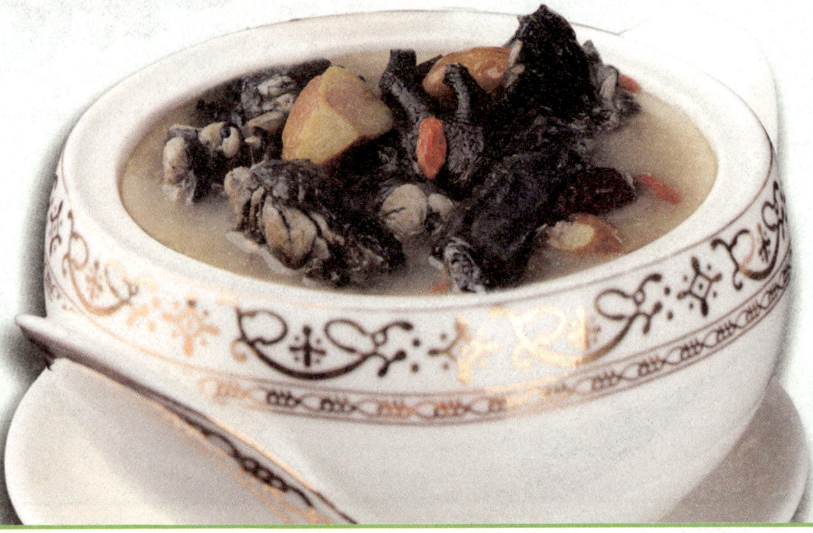

材料 cailiao

乌鸡300克，板栗100克，红枣、枸杞、姜片各少许

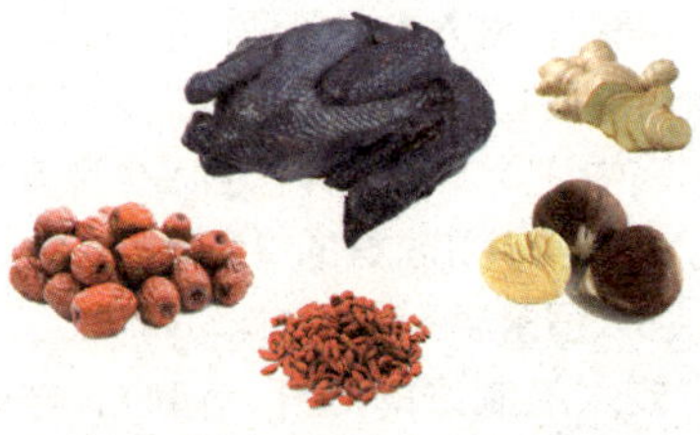

调料 tiaoliao

料酒、盐、鸡粉、食用油各适量

做法 zuofa

01.将洗净的乌鸡切去爪尖，斩成块；把板栗去掉外壳，将果肉对半切开。

02.锅中加入适量清水烧开，倒入乌鸡块，汆煮约5分钟至断生，捞出。

03.起油锅，放入姜片，爆香；倒入鸡块、料酒，翻炒片刻；再倒入适量清水、板栗，调入盐、鸡粉。

04.放入洗净的红枣，加盖，用小火炖40分钟至鸡肉熟烂。

05.揭盖，放入枸杞，炖煮片刻即成。

营养分析〉红枣自古以来是补血佳品，而乌鸡更能益气、滋阴，这道汤特别适合女性朋友食用，对月经紊乱也有一定的食疗效果，经常食用还能美容。

豆芽鸡肝汤

清热解毒

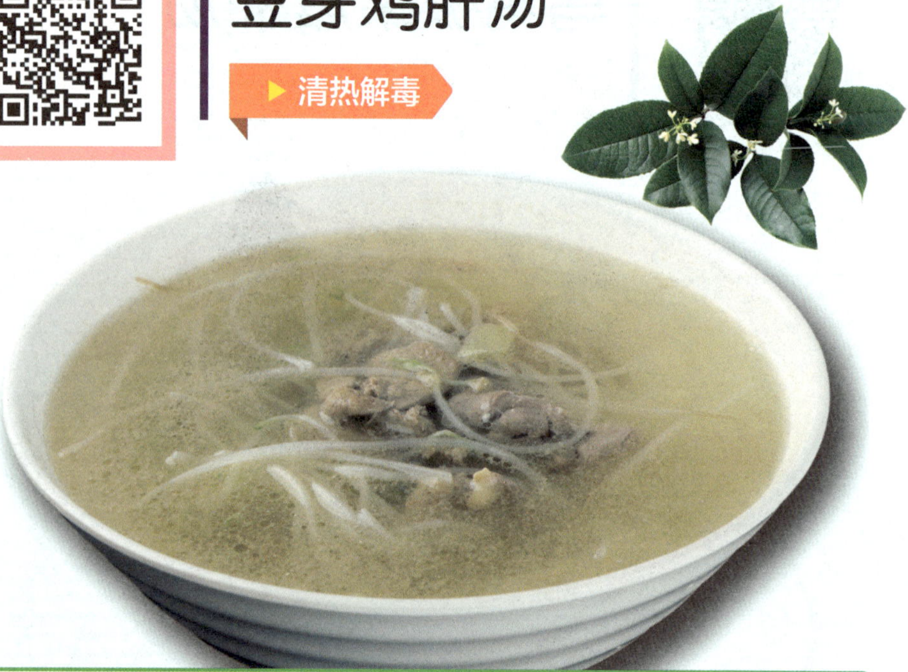

材料 cailiao

绿豆芽80克，鸡肝90克，鸡心10克，姜片、葱花各少许

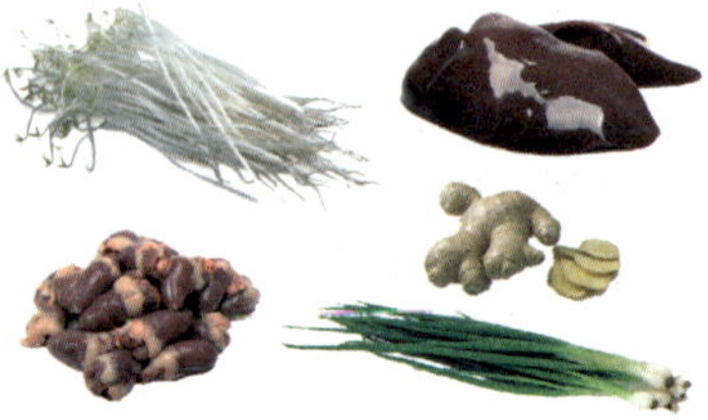

调料 tiaoliao

盐4克，鸡粉3克，料酒、芝麻油、食用油各适量

做法 zuofa

01.将处理干净的鸡肝切成片，鸡心切成片。

02.鸡肝、鸡心装入碗中，加入少许盐、鸡粉，淋入少许料酒，用手抓匀，腌制10分钟。

03.锅中注入清水烧开，倒入少许食用油，放入姜片和洗好的绿豆芽，拌匀。

04.加入适量盐、鸡粉，拌匀调味。

05.放入腌制好的鸡肝、鸡心，拌匀煮沸。

06.淋入少许芝麻油，撒入少许葱花，搅拌均匀，盛入汤碗中即成。

营养分析〉鸡肝中含有丰富的蛋白质、钙、磷、铁、锌、维生素A、B族维生素等营养物质，具有补肝益肾、补血、防止眼睛干涩和疲劳的功效。

鸡肝相宜〉肉桂（可补肝肾、温肾阳）、芹菜（利于铁的吸收）、粳米（预防夜盲症）

鸡肝相克〉芥菜（不利于营养吸收）

胡萝卜玉米鸡爪汤

▶ 增强免疫力

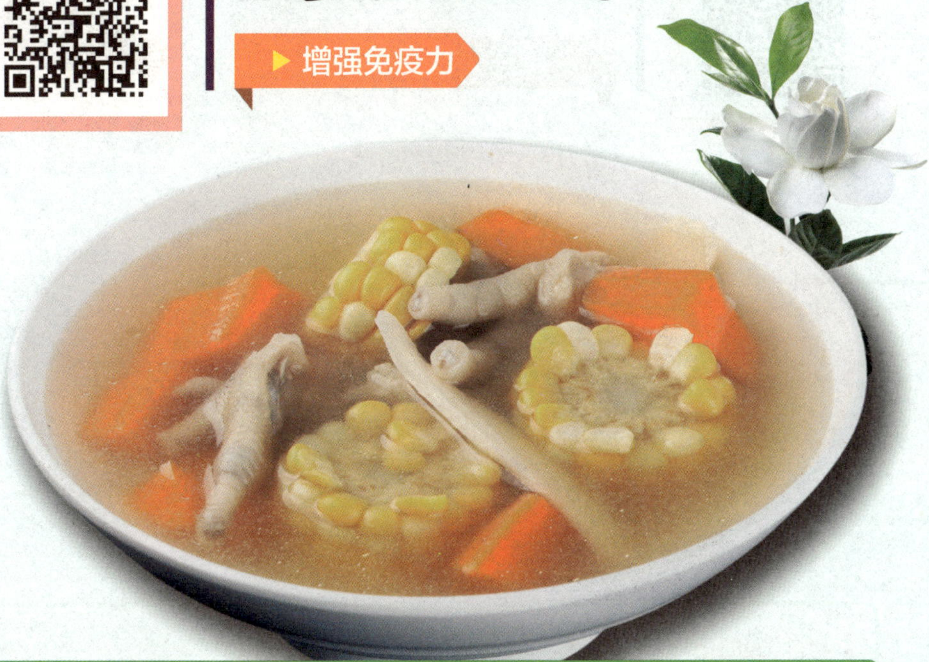

材料 cailiao

胡萝卜100克，玉米棒200克，鸡爪120克，淮山15克，姜片少许

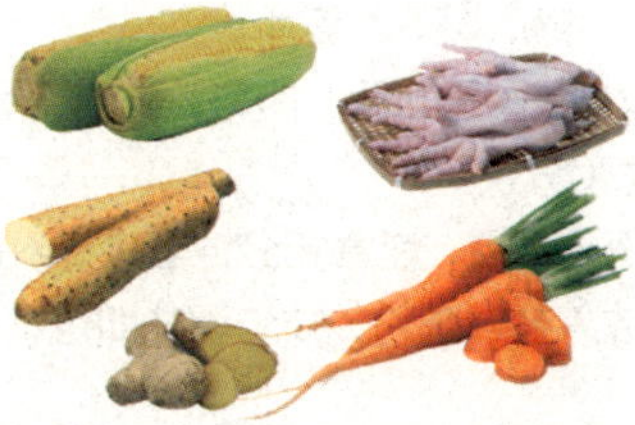

调料 tiaoliao

盐3克，鸡粉2克，料酒5毫升

做法 zuofa

01.将去皮洗净的胡萝卜切长条，改切小块；洗好的玉米棒切成块；洗净的鸡爪切去爪尖，切成小块。

02.砂锅中注入适量清水烧开，放入淮山、鸡爪、玉米块、胡萝卜块。

03.淋入适量料酒，倒入姜片，加盖，烧开后用小火再煮30分钟至食材熟软。

04.揭盖，捞去锅中浮沫。

05.放入盐、鸡粉，拌煮至入味，盛入碗中即可。

营养分析〉 胡萝卜所含的维生素A是骨骼正常生长发育的必需物质，有助于细胞增殖与生长，是机体生长的要素。

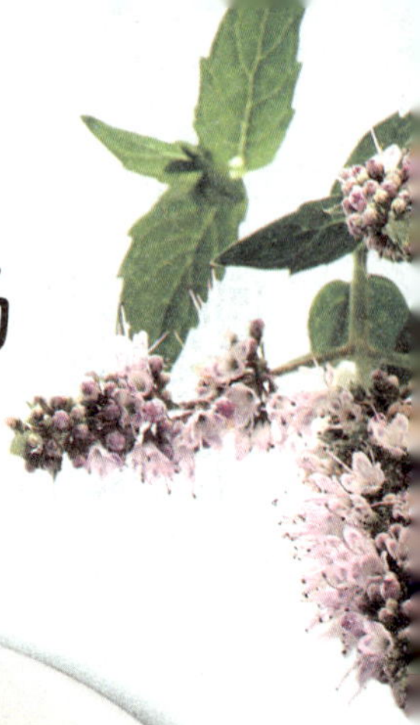

鸡爪苦瓜瘦肉汤

▶ 降压降糖

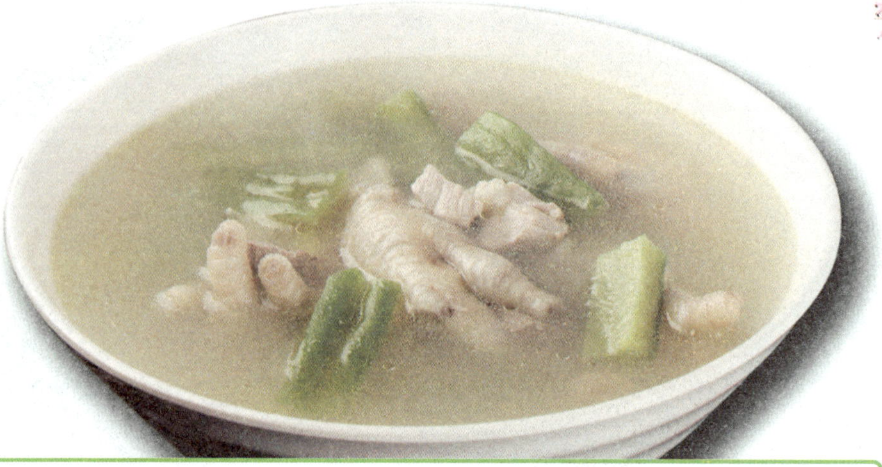

材料 cailiao

鸡爪180克，猪瘦肉90克，苦瓜200克，姜片少许

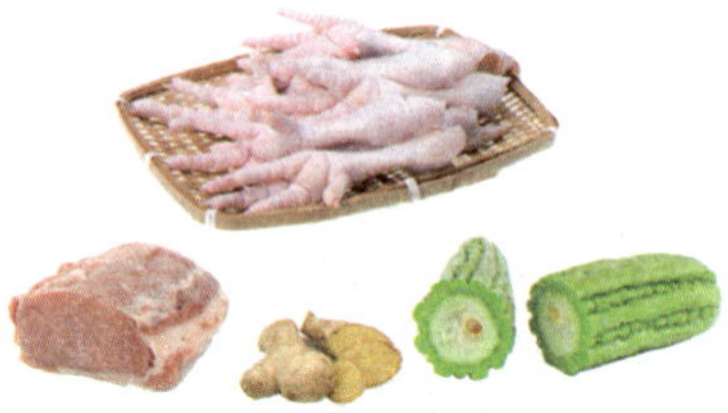

调料 tiaoliao

盐4克，鸡粉2克，料酒5毫升

做法 zuofa

01. 将洗净的苦瓜对半切开，去瓜瓤，切成段；洗净的瘦肉切成条，改切成丁；洗好的鸡爪切去爪尖。
02. 砂锅中注入适量清水烧开，放入瘦肉丁、鸡爪，下入姜片。
03. 淋入适量料酒，拌匀，烧开后用小火煮30分钟。
04. 倒入苦瓜，炖煮15分钟至食材熟透。
05. 放入盐、鸡粉，拌匀调味即可。

营养分析〉苦瓜富含蛋白质及维生素C，能提高机体的免疫功能，使免疫细胞具有杀灭癌细胞的作用。另外，苦瓜汁液含有苦瓜苷和类似胰岛素的物质，具有降血糖的功效。

苦瓜相宜〉彩椒（排毒瘦身）、猪肝（清热解毒，补肝明目）、洋葱（增强免疫力）、茄子（保护心血管）、兔肉（凉血解毒）

苦瓜相克〉豆腐（易引发结石）、南瓜（破坏维生素C）、虾（易引起中毒）

木瓜花生煲鸡爪

▶ 提神健脑

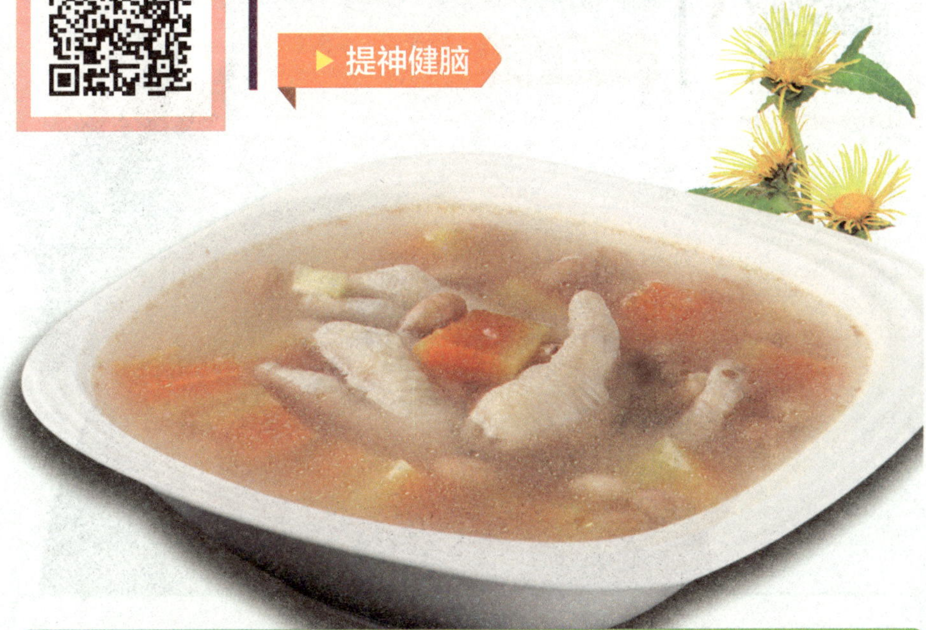

材料 cailiao

木瓜250克，鸡爪180克，水发花生米150克，姜片15克

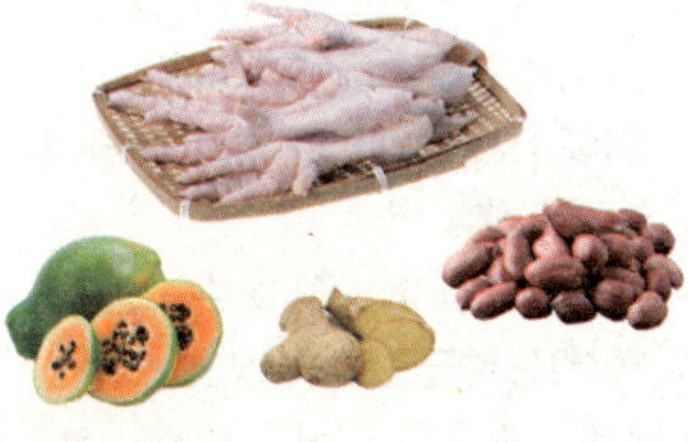

调料 tiaoliao

盐、鸡粉各少许，米酒5毫升

做法 zuofa

01.把去皮洗净的木瓜切成丁，洗净的鸡爪剁去爪尖。

02.砂锅中注入适量清水烧开，放入鸡爪，倒入洗净的花生米，淋入少许米酒，煮沸后掠去浮沫。

03.撒入姜片，转小火煮约30分钟至食材变软。

04.倒入木瓜丁，小火续煮约15分钟至食材熟透。

05.调入盐、鸡粉，拌至入味。

06.将煮好的汤料盛入碗中即可。

营养分析〉花生含有丰富的脂肪、蛋白质、硫胺素、核黄素、烟酸等成分。此外，花生还含有人体必需的氨基酸，有促进脑细胞发育、增强记忆力等功能。

花生相宜〉菠菜（利于维生素的吸收）、豆浆（降糖降脂）、芹菜（预防心血管疾病）、粳米（健脾开胃）、猪蹄（补血、催乳）

花生相克〉螃蟹（易引发腹泻）、蕨菜（降低营养价值）

玉米马蹄鸭

▶ 增强免疫力

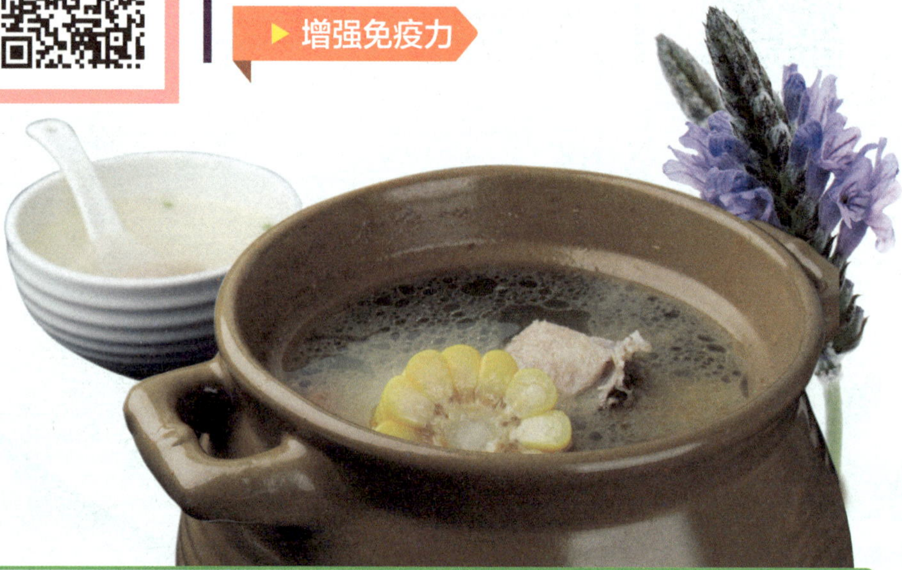

材料 cailiao

鸭肉250克，玉米1根，马蹄肉40克，姜片10克，胡萝卜100克

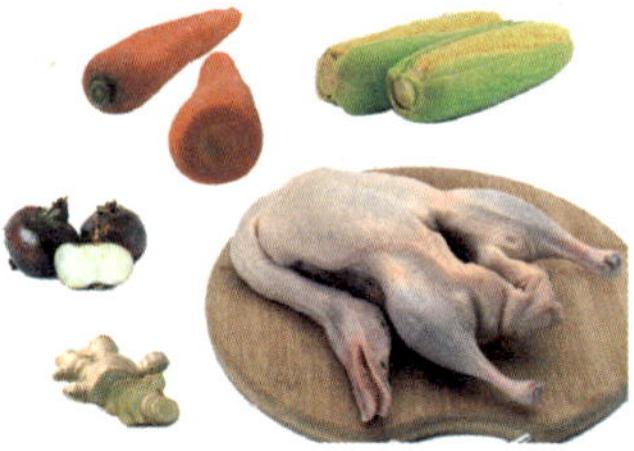

调料 tiaoliao

盐3克，味精、鸡粉各适量，料酒少许

做法 zuofa

01.将洗净的鸭肉斩成小块，洗好的胡萝卜切成小块，洗好的玉米切成小段。

02.锅中倒入清水烧热，放入鸭块，淋入少许料酒，汆煮约3分钟，捞出。

03.另起锅注入适量清水烧热，倒入玉米、胡萝卜和马蹄肉，再放入鸭肉、姜片，拌至煮沸。

04.将锅中汤料倒入砂煲中，加盖，用小火煲40分钟至食材熟软。

05.揭盖，调入少许盐、味精、鸡粉，拌匀入味即可。

营养分析〉鸭肉是进补的优良食品，营养价值很高，其富含蛋白质、脂肪、碳水化合物、维生素A及磷、钾等矿物质，具有补肾、消水肿、止咳化痰的功效，对于肺结核也有很好的食疗作用。

鸭肉相宜〉豆豉（减少人体内的脂肪含量）、地黄（提供丰富的营养）、金银花（滋润肌肤）、酸菜（清肺补血）、山药（补阴养肺）

鸭肉相克〉桃子（易引起恶心）、桑葚（易导致消化不良）、甲鱼（易引起水肿腹泻）

莲子百合老鸭汤

▶ 养心润肺

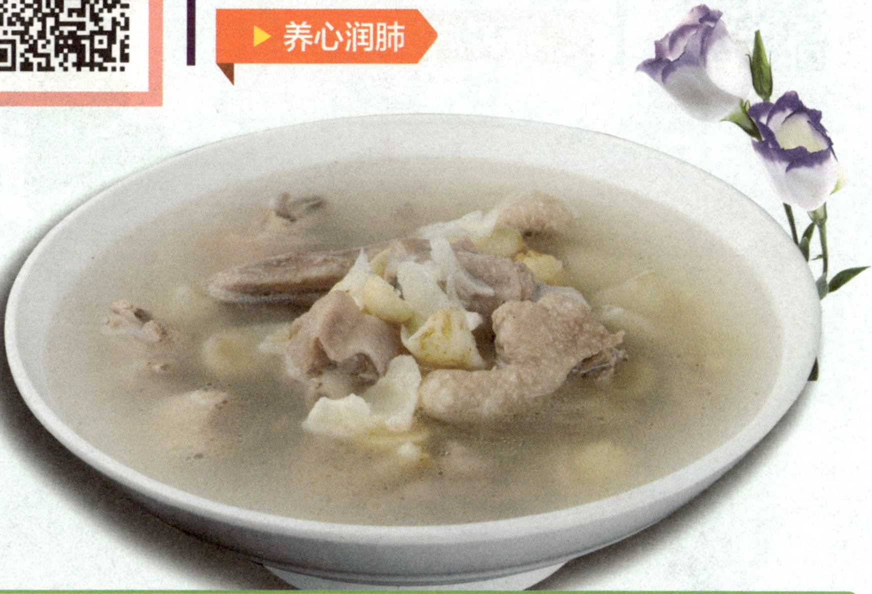

材料 cailiao

鸭肉350克，水发莲子100克，水发百合、姜片各少许

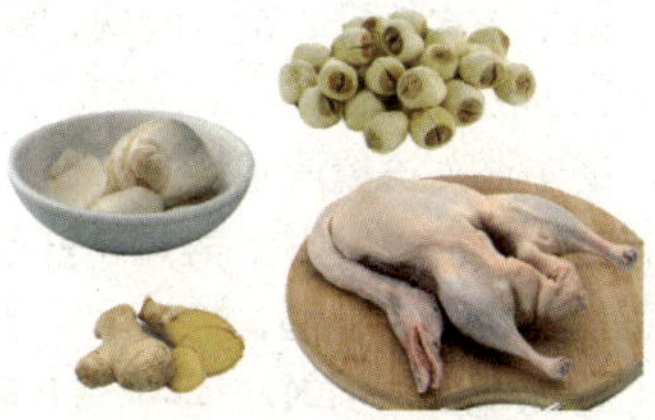

调料 tiaoliao

盐3克，鸡粉2克，胡椒粉少许，料酒5毫升

做法 zuofa

01.把洗净的莲子去除莲子芯，洗净的鸭肉切成小块。

02.锅中注水烧开，下入鸭肉块，煮约2分钟，捞出。

03.砂煲中倒入适量清水煮沸，倒入鸭肉块，放入莲子、百合、姜片，淋上少许料酒，拌匀。

04.煮沸后转小火煮约60分钟至鸭肉熟透，掠去浮沫，加入盐、鸡粉、胡椒粉，拌匀调味。

05.将煮好的汤盛出即可。

营养分析〉莲子的营养十分丰富，除含有大量淀粉外，还含有生物碱及丰富的钙、磷、铁等矿物质，有补脾止泻、养心安神等作用，对高烧引起的烦躁不安、神志不清以及梦遗滑精、心悸失眠等病症均有很好的食疗效果。

莲子相宜〉鸭肉（补肾健）、百合（清心安神）、桂圆（养心安神）

莲子相克〉蟹（易引起身体不适）

青螺炖老鸭

▶ 保肝护肾

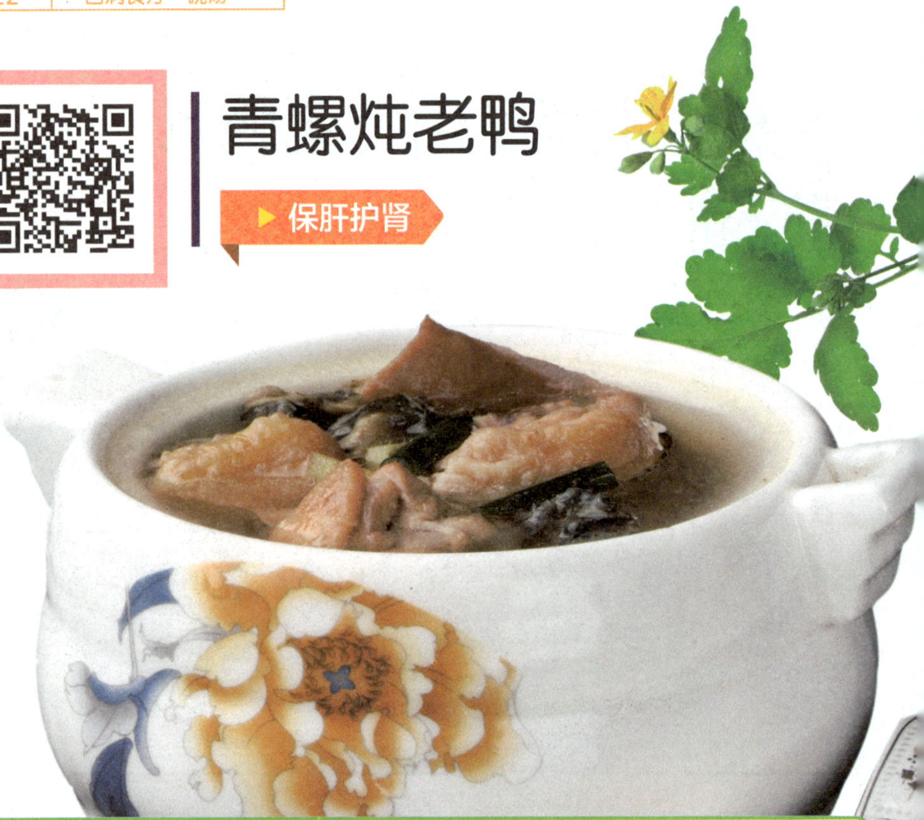

材料 cailiao

鸭肉250克，螺肉150克，火腿30克，姜片20克，鲜香菇、葱段各少许

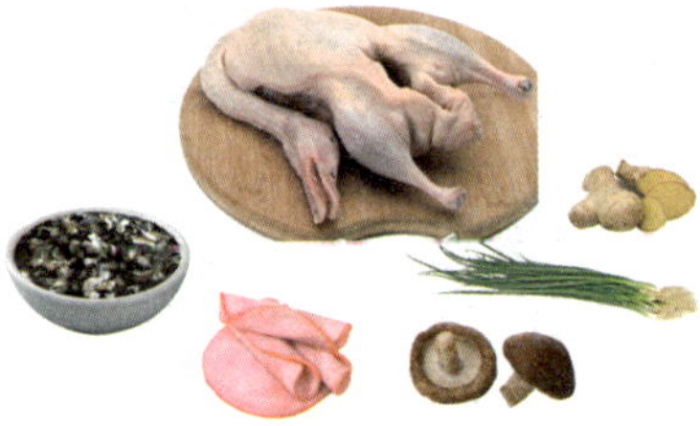

调料 tiaoliao

盐、白糖、料酒、胡椒粉各适量

做法 zuofa

01.将洗净的鸭肉斩成块，火腿切成片。

02.锅中注水烧开，倒入鸭块、螺肉，汆煮至断生，捞出。

03.锅中注入适量清水烧开，倒入鸭块和螺肉，加入火腿片、姜片、鲜香菇、葱白，淋入少许料酒，烧开。

04.将锅中食材倒入炖锅中，加盖，炖约60分钟。

05.汤炖好后，加入盐、白糖调味；撒入葱段、胡椒粉，拌匀即成。

营养分析〉 螺肉富含蛋白蛋、维生素和人体必需的氨基酸和微量元素，是典型的高蛋白、低脂肪、高钙质的保健食品，具有清热、利水消肿的作用。

螺肉相克〉 木耳（不利于消化）、香瓜（有损肠胃）、牛肉（易引发腹胀）、玉米（易致中毒）、蚕豆（导致肠绞痛）

茶树菇炖老鸭

养心润肺

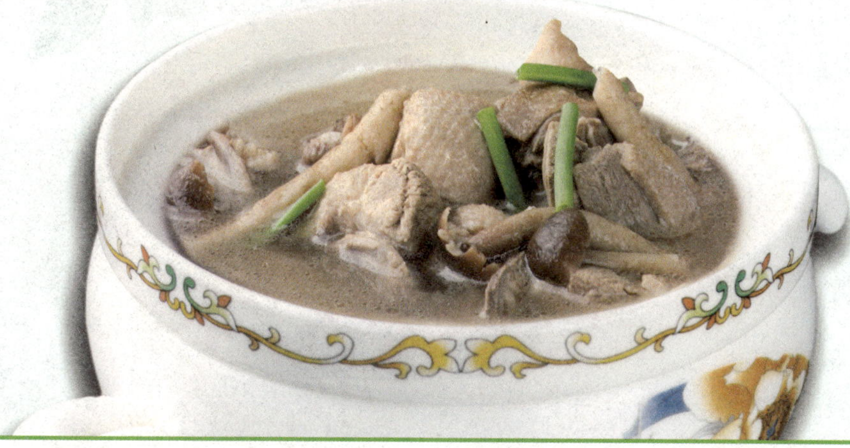

材料 cailiao

鸭肉300克，茶树菇30克，姜片少许

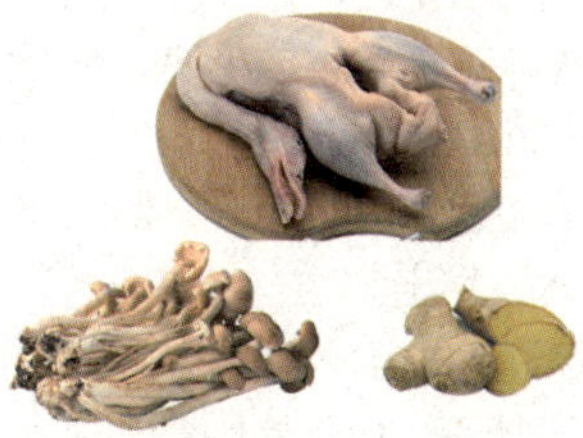

调料 tiaoliao

盐3克，鸡粉、料酒、食用油各适量

做法 zuofa

01.将洗净的茶树菇去根，切成段；鸭肉洗净，斩成块。

02.锅中加水烧开，倒入鸭块，汆煮约2分钟至断生，捞出。

03.用油起锅，放入姜片，爆香；倒入鸭块，淋入料酒，炒香。

04.锅中加适量清水，加盖，煮沸后倒入茶树菇。

05.将锅中汤料倒入砂煲中，大火烧开后转小火炖60分钟至鸭肉熟软。

06.揭盖，捞去浮沫。

07.加入盐、鸡粉，拌匀调味即可。

营养分析〉茶树菇富含蛋白质、多种维生素以及钾、钙、钠等矿物质，具有滋阴补肾、益气开胃、健脾止泻的功效，对于骨质疏松、体弱多病的患者来说，食用茶树菇可以有效提高人体的免疫力，补充人体所需要的各种氨基酸。

茶树菇相宜〉猪骨（壮骨补虚）、鸽肉（缓解高血压）、鳕鱼（提高免疫力）、鸡肉（促进蛋白质的吸收）

茶树菇相克〉鹌鹑（降低营养价值）、酒（易引发中毒）

陈皮老鸭汤

养心润肺

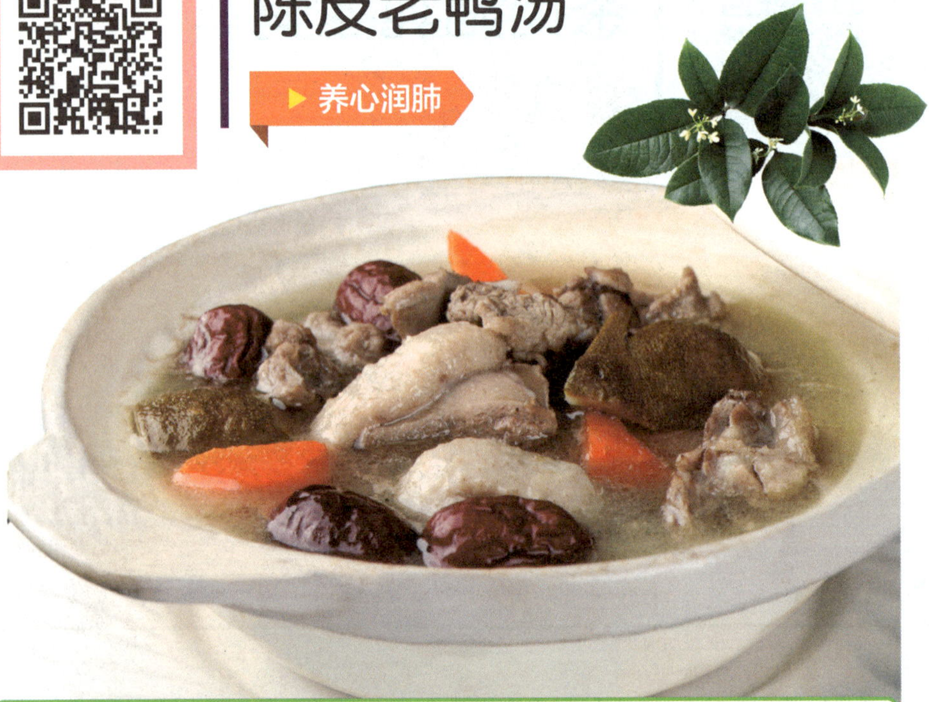

材料 cailiao

鸭肉200克，胡萝卜80克，红枣3克，水发陈皮6克，姜片5克，高汤适量

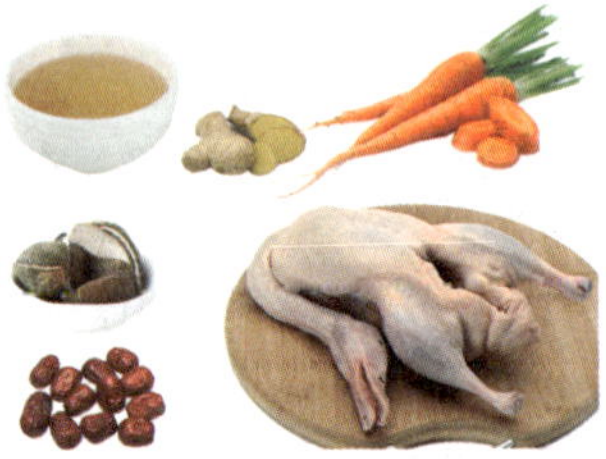

调料 tiaoliao

盐3克，味精1克，料酒、食用油各适量

做法 zuofa

01.将洗净的鸭肉斩成小块，洗好的胡萝卜切成小块。

02.锅中加适量清水烧开，倒入鸭块，汆去血水，捞出。

03.热锅注油，倒入鸭块，淋入少许料酒，大火炒香；放入姜片，炒匀。

04.倒入高汤，放入陈皮、红枣、胡萝卜块，煮沸。

05.将锅中食材倒入砂煲中，加盖，用大火烧开后转小火炖30分钟。

06.揭盖，加入盐、味精，拌匀调味即可。

陈皮相宜〉牛肉（增加食欲、增强体力）

陈皮相克〉薯片（易导致上火、咳嗽）、开心果（易引发上火）

白萝卜竹荪水鸭汤

降低血脂

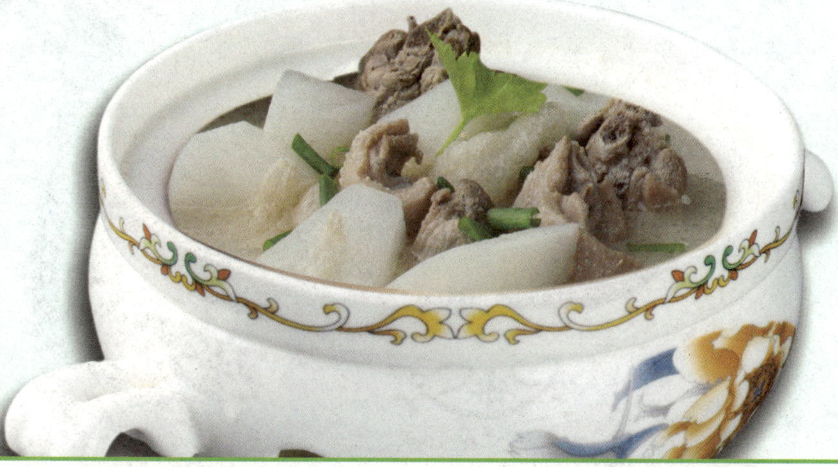

材料 cailiao

鸭肉500克，白萝卜300克，水发竹荪30克，葱结、姜片各少许

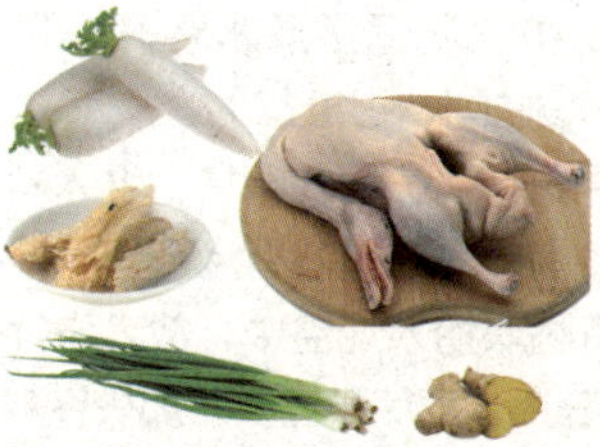

调料 tiaoliao

盐3克，味精、鸡粉、胡椒粉、料酒、食用油各适量

做法 zuofa

01.将白萝卜去皮切成块，竹荪择去蒂，鸭肉斩成块。

02.锅中注水烧开，倒入鸭块，汆煮约2分钟至断生，捞出。

03.用油起锅，放入葱结、姜片，爆香；倒入鸭块、料酒，炒香。

04.加入适量清水，加盖煮沸；揭盖，夹出葱结，倒入白萝卜和竹荪，煮沸。

05.将锅中食材倒入砂煲中，加盖，大火烧开后改小火炖40分钟至鸭肉熟软。

06.揭盖，加入盐、味精、鸡粉、胡椒粉，拌匀调味即可。

营养分析〉竹荪富含多种氨基酸、维生素、无机盐、多糖等营养成分，是低脂肪、高纤维食品，有助于控制体重和保持消化系统健康，具有清热利湿、滋补强壮、防癌抗癌、降低胆固醇等功效。

竹荪相宜〉鸡腿菇（提高营养素的吸收率）、百合（润肺止咳）

竹荪相克〉螃蟹（易引发腹泻）

黄芪党参水鸭汤

▶ 益气养血

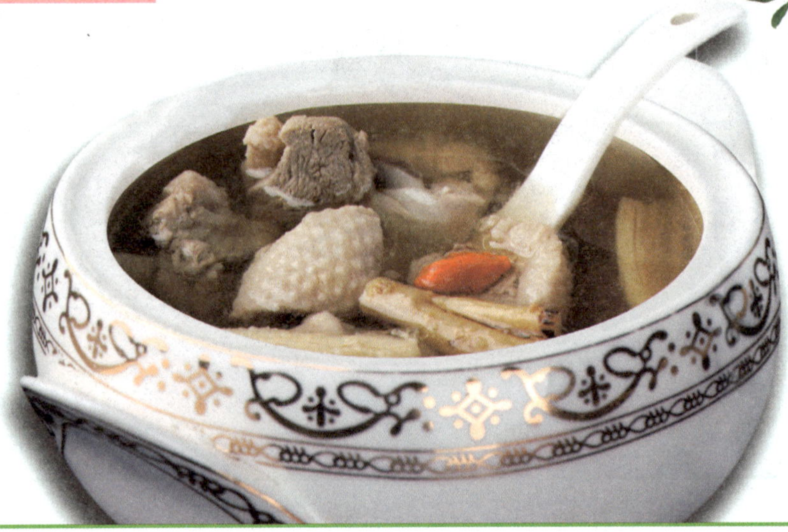

材料 cailiao

鸭肉300克，黄芪、党参各1克，姜片、枸杞各少许

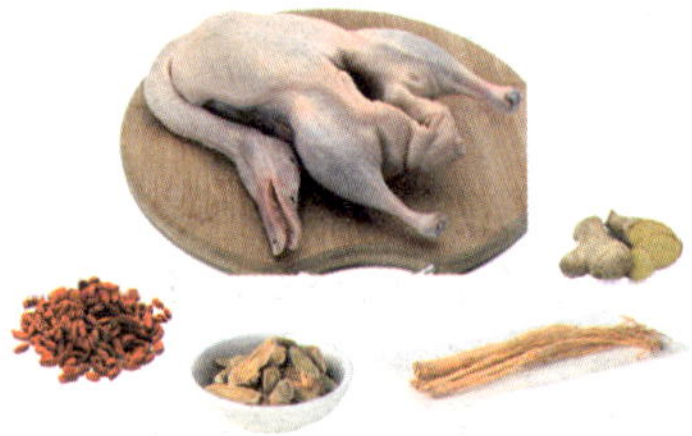

调料 tiaoliao

盐、鸡粉各3克，料酒、食用油各适量

做法 zuofa

01.将洗净的鸭肉斩成块。

02.锅中注入适量清水烧开，倒入鸭块，汆去血水，捞出。

03.用油起锅，倒入鸭块，淋入料酒，炒香；加入适量清水，烧开。

04.将鸭块捞入炖盅中，放入洗净的枸杞、姜片、黄芪和党参，加少许料酒，倒入适量汤汁。

05.炖锅中倒入适量清水，放入炖盅，加盖，用小火炖约90分钟。

06.揭盖，加入盐、鸡粉，拌匀调味即可。

营养分析〉黄芪性微温，富含蛋白质、锌、硒等营养元素，有补脾益气、保肝、降压、利水消肿的功效。

黄芪相宜〉猪肝（补气、养肝、通乳）、银耳（可作为白细胞减少症者的食疗方）

黄芪相克〉茶（破坏药材中的有效成分）、杏仁（引起身体不适）

冬瓜枸杞鸭腿汤

▶ 清热解毒

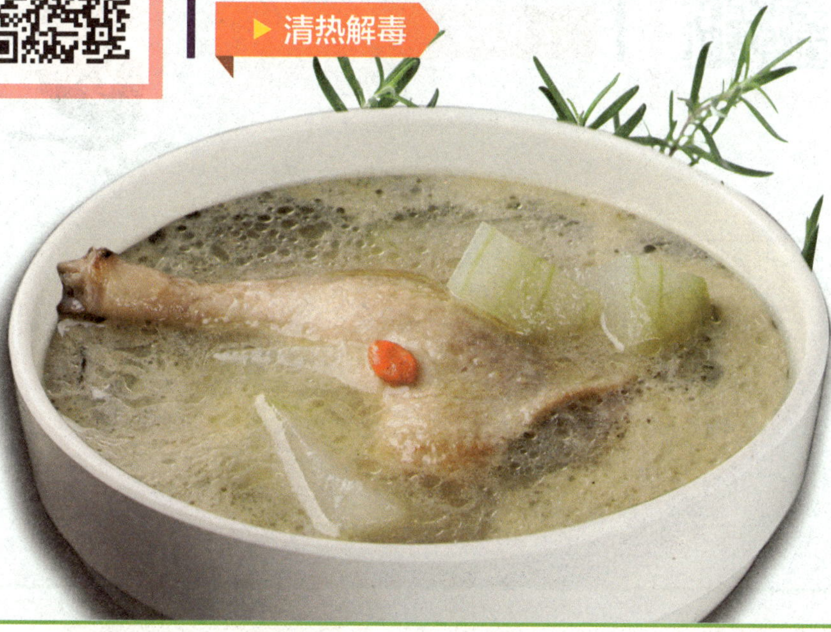

材料 cailiao

鸭腿250克，冬瓜500克，姜片25克，陈皮5克，枸杞10克

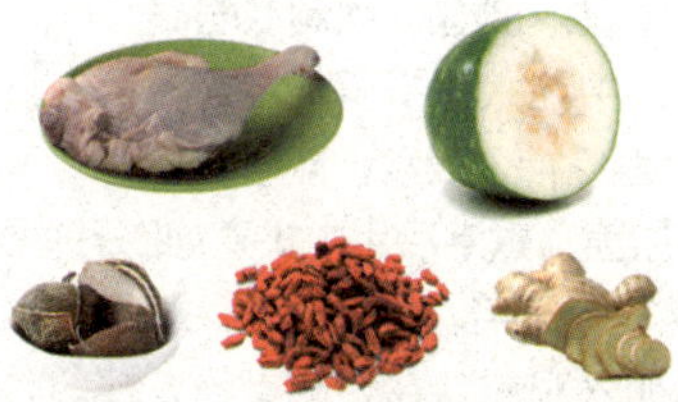

调料 tiaoliao

盐、鸡粉各4克，料酒5毫升，食用油适量

做法 zuofa

01.将去皮洗净的冬瓜切成小块。

02.锅中注油烧热，放入洗净的鸭腿，煸炒；放入姜片，炒香；淋入少许料酒，炒匀。

03.锅中倒入适量清水，放入洗净的陈皮、枸杞，盖上盖，大火烧开。

04.揭盖，放入冬瓜块，烧开后捞去浮沫。

05.将锅中食材倒入砂锅中，盖上盖，烧开后转小火炖40分钟。

06.揭盖，加入鸡粉、盐，拌入味即成。

营养分析〉陈皮具有消炎、疏通血管等作用，可缓解感冒、咳嗽、便秘等病症。陈皮含有的类柠檬苦素，能促进肠道蠕动，有助于食物的消化。陈皮中的挥发油可以刺激支气管分泌黏液，促进痰液排出，有助于缓解咳嗽和化痰。

陈皮相宜〉山楂（缓解腹胀、腹痛）、甘草（缓解脾胃气滞引起的呕吐）

西红柿鸭肝汤

▶ 保肝护肾

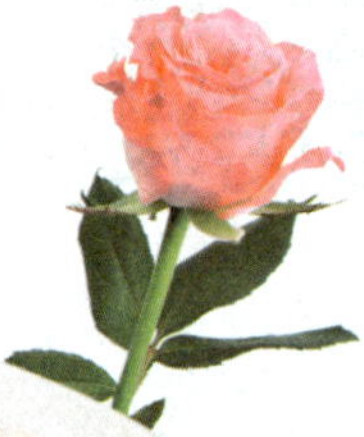

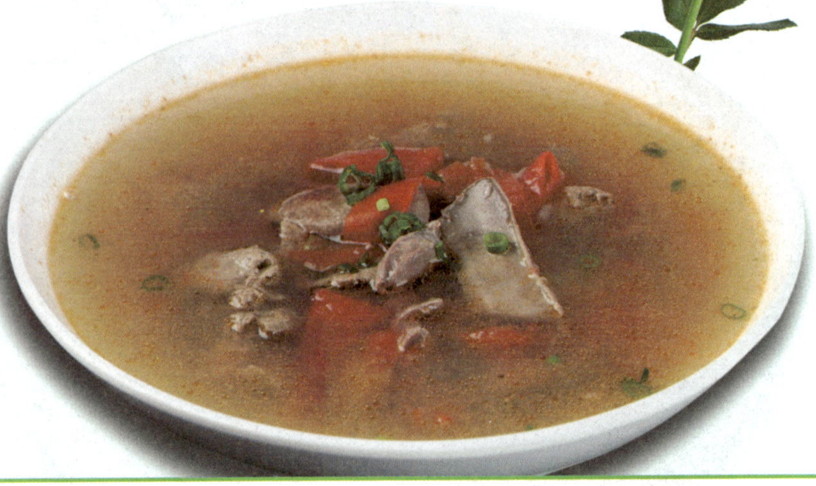

材料 cailiao

西红柿100克，鸭肝150克，姜丝、葱花各少许

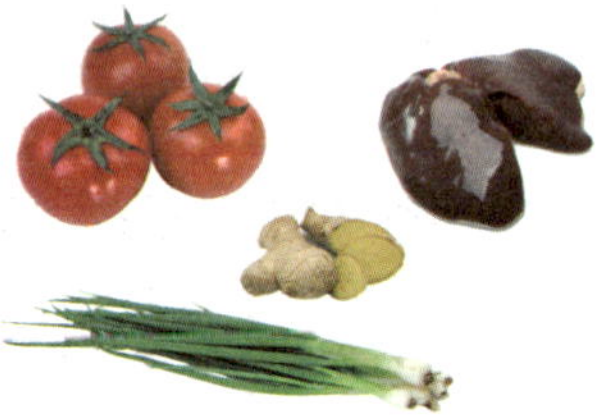

调料 tiaoliao

盐5克，鸡粉3克，胡椒粉2克，料酒、食用油各少许

做法 zuofa

01.将洗净的西红柿切成小瓣，处理干净的鸭肝切成片。

02.鸭肝片放入碗中，加入少许盐、鸡粉、料酒，拌匀，腌制10分钟。

03.锅中注入适量清水烧开，倒入食用油、西红柿、姜丝，拌匀。

04.加盖，煮沸后用中火煮约2分钟至食材熟软；开盖，倒入鸭肝，煮至断生。

05.加入鸡粉、盐、胡椒粉，拌匀，转大火煮约1分钟至鸭肝熟透。

06.捞去浮沫，盛出煮好的汤料，撒上葱花即成。

营养分析〉鸭肝含有蛋白质、多种矿物质及维生素，可以为人体补充辅酶，有利于体内有毒物质的分解，可以增强机体免疫力；含有的铁元素可以补充人体的血红蛋白，起到补血的功效。

鸭肝相宜〉绿豆芽（清热去火）

鸭肝相克〉钙片（引发肾结石）、维生素片（易形成结石）

竹笋鸭肠玉米汤

开胃消食

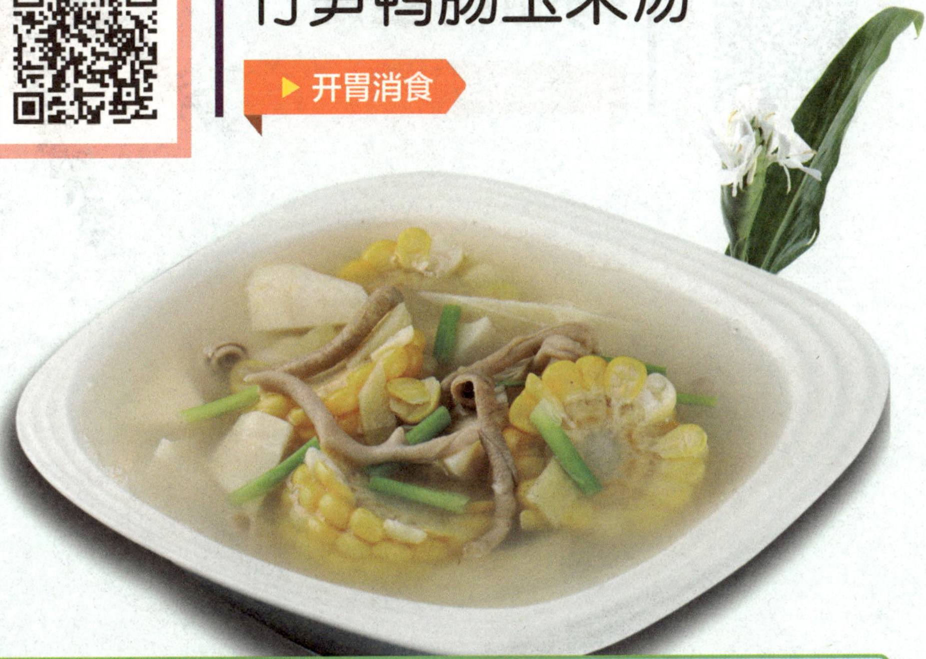

材料 cailiao

冬笋100克，玉米棒150克，熟鸭肠100克，姜片10克，葱段少许

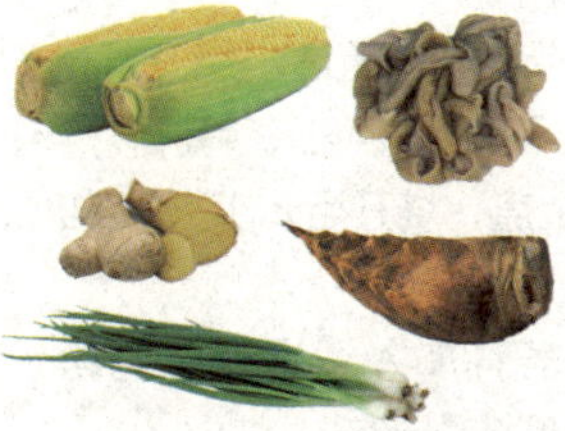

调料 tiaoliao

盐3克，鸡粉2克，料酒、胡椒粉各适量

做法 zuofa

01. 将洗净的冬笋切成小块，洗好的玉米棒切成段，熟鸭肠切成段。
02. 砂锅中注入适量清水烧开，放入姜片、玉米棒、冬笋块、鸭肠段，淋入少许料酒，拌匀。
03. 盖上盖，烧开后用小火煮20分钟至食材熟透。
04. 揭盖，加入适量盐、鸡粉、胡椒粉，拌匀调味。
05. 把煮好的汤料盛入碗中，撒上葱段即成。

营养分析〉 鸭肠富含蛋白质、脂肪、维生素、矿物质等营养成分，可以促进人体的新陈代谢，有助于提高身体的免疫力。鸭肠中还含有挥发油、有机酸等特殊成分，可以促进消化液的分泌，具有提高食欲的作用。

鸭肠相克〉 板栗（易引起中毒）、鳖（引起腹泻）、鸡蛋（伤元气）

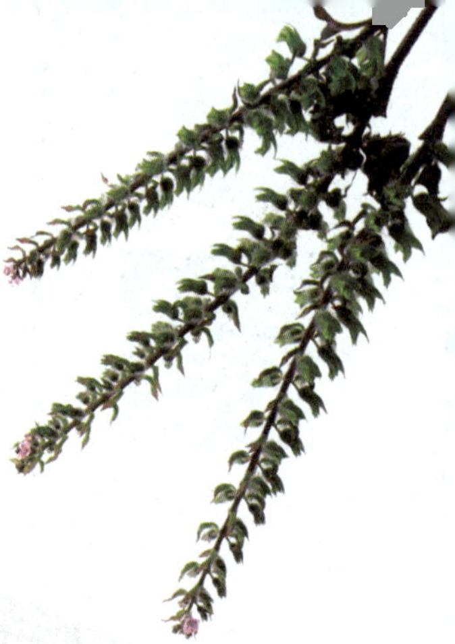

鸭血粉丝汤

清热解毒

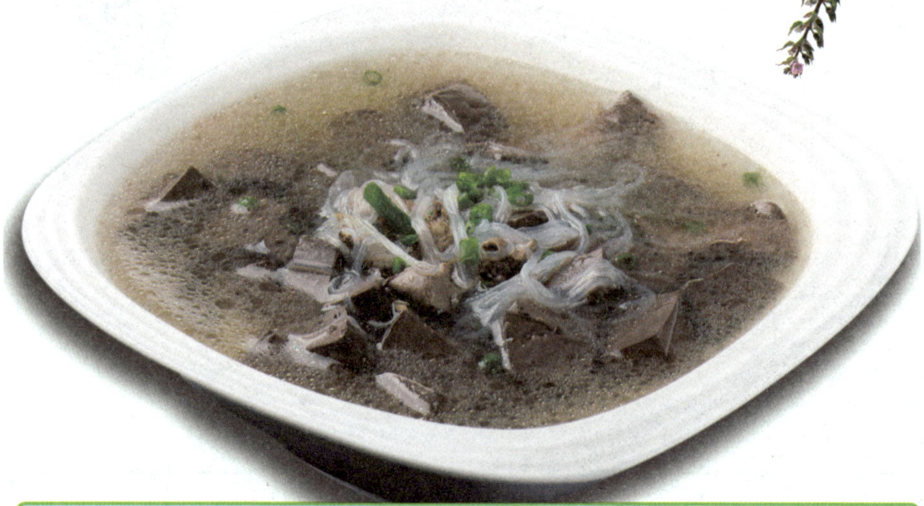

材料 cailiao

鸭肝180克，鸭血300克，水发粉丝300克，姜片、葱花各少许

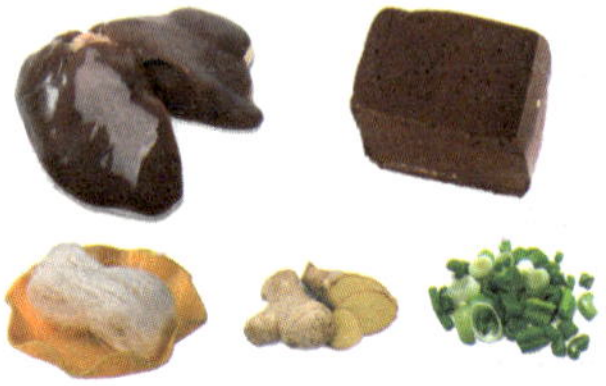

调料 tiaoliao

盐3克，鸡粉2克，芝麻油3毫升，胡椒粉、食用油各适量

做法 zuofa

01.将洗好的鸭血切成小块，洗净的鸭肝切成片。

02.锅中注入适量清水烧开，倒入食用油，放入姜片、鸭血、鸭肝，拌匀。

03.盖上盖，烧开后转小火煮约2分钟至食材熟透。

04.揭盖，加入适量盐、鸡粉、胡椒粉、芝麻油，拌匀。

05.放入粉丝，搅拌均匀，转大火煮沸。

06.把煮好的汤盛出，再撒上葱花即可。

营养分析〉鸭血含有丰富的蛋白质及多种人体不能合成的氨基酸，还含有铁等矿物质和多种维生素，有补血和清热解毒的作用。

鸭血豆腐汤

▶ 开胃消食

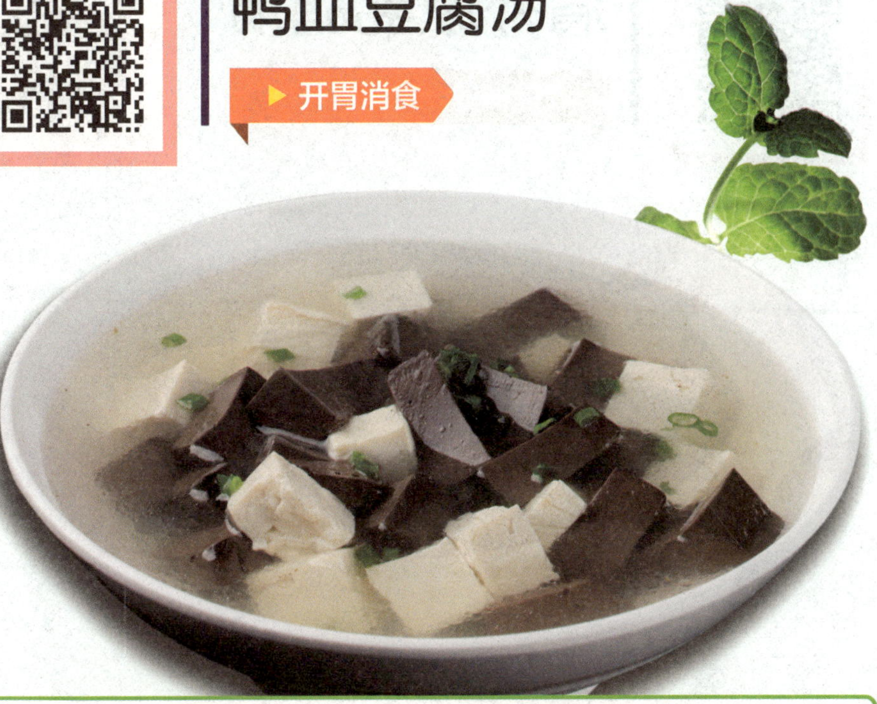

材料 cailiao

鸭血250克，豆腐180克，姜片、葱花各少许

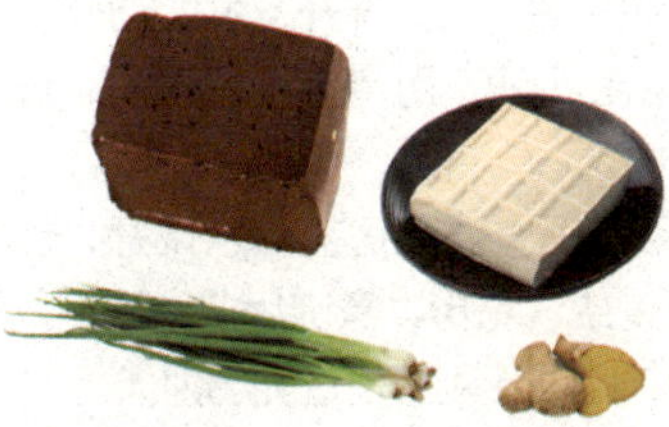

调料 tiaoliao

鸡粉2克，盐、胡椒粉、食用油各适量

做法 zuofa

01.将洗好的豆腐切成小方块，洗净的鸭血切成小方块。

02.锅中注水烧开，放入少许盐，倒入豆腐，煮约1分钟，捞出。

03.另起锅注入适量清水烧开，倒入食用油、姜片、盐、鸡粉，加入鸭血、胡椒粉、豆腐，加盖，烧开后转中火煮2分钟至食材熟透。

04.揭开盖子，搅拌匀。

05.把煮好的汤盛入汤碗中，撒上葱花即可。

鸭血相宜〉菠菜（养护肝脏）

鸭血相克〉板栗（易引起中毒）、鳖（易引起腹泻、水肿)、狗肉（易引起肠胃不适）、鸡蛋（对身体不利）

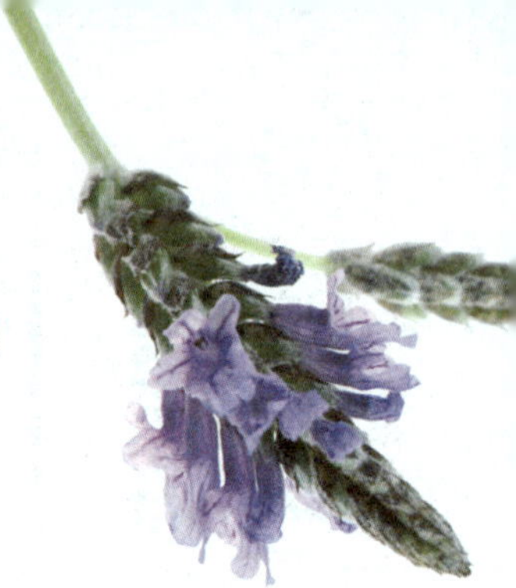

清补凉乳鸽汤

▶ 提神健脑

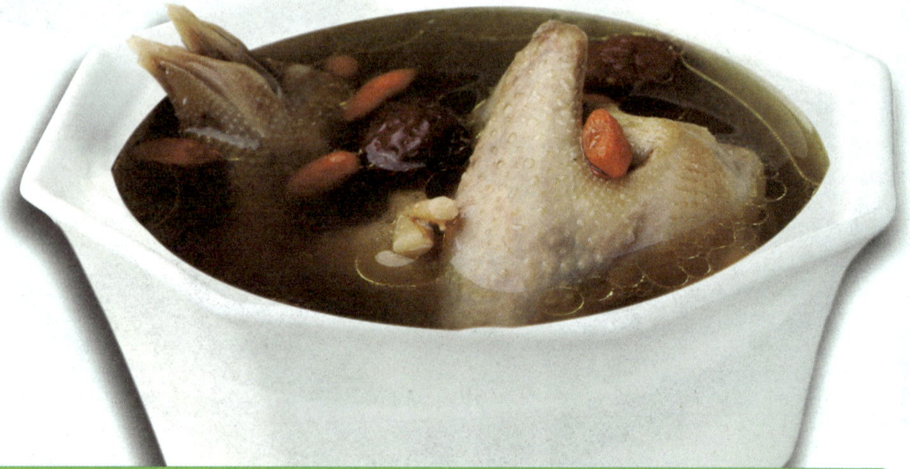

材料 cailiao

乳鸽200克，红枣2克，芡实2克，枸杞1克，党参2克，陈皮、姜片各少许

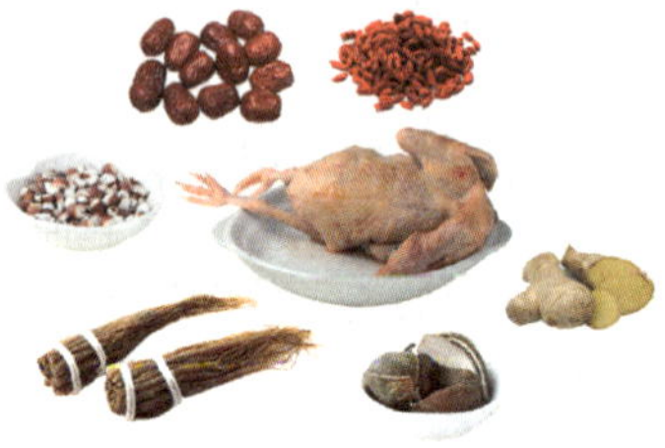

调料 tiaoliao

盐3克，鸡粉1克，料酒少许

做法 zuofa

01.将所有配料洗净，放入炖盅内。

02.锅中注入适量清水，放入宰杀处理干净的乳鸽，大火烧开，汆去血水。

03.捞出乳鸽，用清水洗去浮沫，放入炖盅中。

04.另起锅，注入适量清水烧开，加入料酒、盐、鸡粉，煮沸后把汤汁倒入炖盅中，以汤汁刚好没过乳鸽为佳。

05.取炖锅加入热水，将炖盅放入，盖上盖，炖约60分钟即成。

营养分析〉 乳鸽的蛋白质含量高于一般肉类食品，且富含各种氨基酸，易于人体吸收消化，具有补肝壮肾、益气补血、清热解毒的功效，常吃乳鸽能健脑补肾、强壮身体、延年益寿。

乳鸽相克〉 猪肝（易长黑斑）、香菇（可导致痔疮发作）

玉竹党参炖乳鸽

▶ 增强免疫力

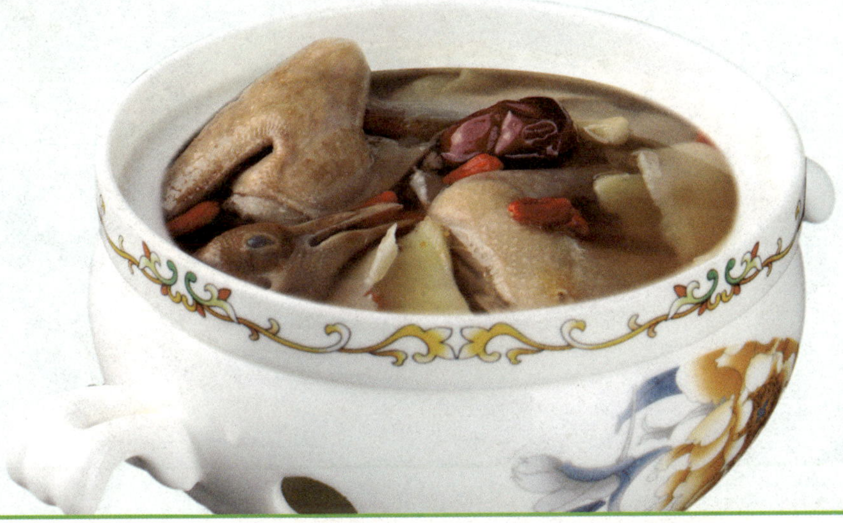

材料 cailiao

乳鸽120克，玉竹8克，党参6克，红枣5克，熟枸杞3克，生姜8克、上汤适量

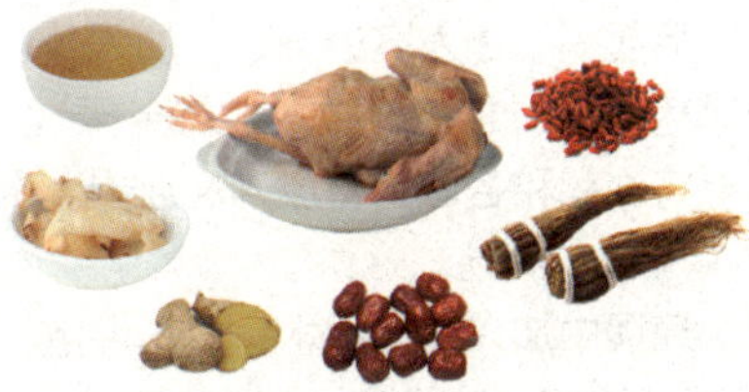

调料 tiaoliao

盐、料酒各适量

做法 zuofa

01.将洗净的乳鸽斩成块，各种药材用清水洗净。

02.锅中注入适量清水烧开，放入乳鸽，氽煮约2分钟至断生，捞出。

03.把乳鸽和所有药材一起放入汤盅。

04.另起锅，倒入上汤，加入盐、料酒，拌匀烧开，制成汤汁。

05.把汤汁舀入汤盅，汤盅放入蒸锅中，用慢火炖2小时至入味。

06.取出汤盅，撒入熟枸杞即成。

营养分析〉乳鸽富含蛋白质和少量无机盐等营养成分，具有滋补益气、祛风解毒等功效，对病后体弱、头昏神疲、记忆力衰退有很好的补益作用。党参可补中益气、健脾益肺，还具有增强免疫力、降压的作用，和鸽子一起炖汤甚好，尤其适宜女性、老年人食用。

天麻乳鸽汤

▶ 益气补血

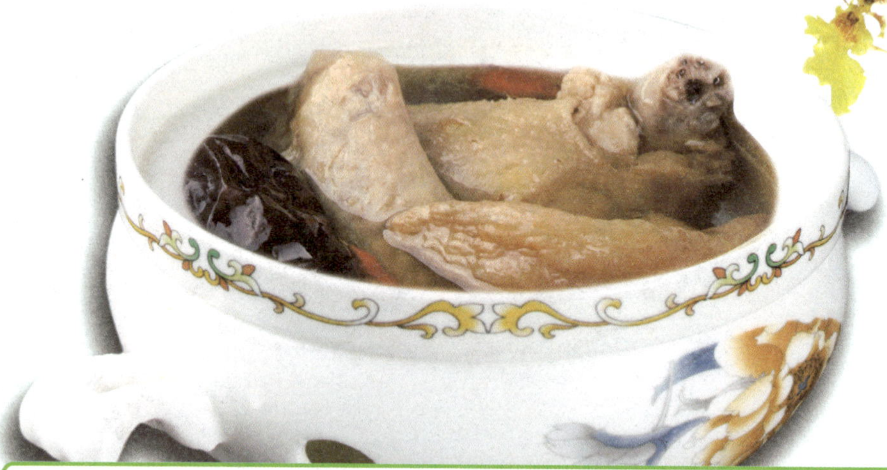

材料 cailiao

乳鸽1只，天麻15克，黄芪、桂圆、党参、人参、姜片、枸杞、红枣、陈皮各少许，高汤适量

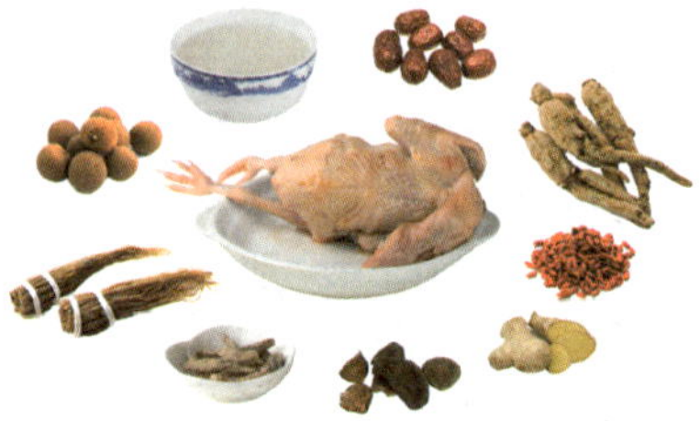

调料 tiaoliao

盐、鸡粉、料酒各适量

做法 zuofa

01.将乳鸽宰杀处理干净，斩成块。

02.锅中注入适量清水烧开，倒入乳鸽，汆煮约3分钟至断生；捞出乳鸽，用清水洗净。

03.另起锅，倒入高汤烧开，加入盐、鸡粉和料酒，拌匀调味，制成汤汁。

04.将乳鸽和各味药材放入炖盅内，倒入调好味的高汤。

05.炖锅中加入适量清水，放入炖盅，加盖，炖60分钟即成。

营养分析〉天麻具有补脑安神、降血压的功效。乳鸽营养丰富，富含蛋白质、钙、铁、铜等元素及维生素，具有益气补血、清热解毒、生津止渴等功效。两者搭配炖汤，可以调节人体大脑神经系统，能缓解压力、改善睡眠。

天麻相宜〉鹌鹑（改善贫血）

天麻相克〉御风草根（有令肠结的危险）、鸡肉（降低天麻的药效）

西红柿金针菇蛋花汤

▶ 开胃消食

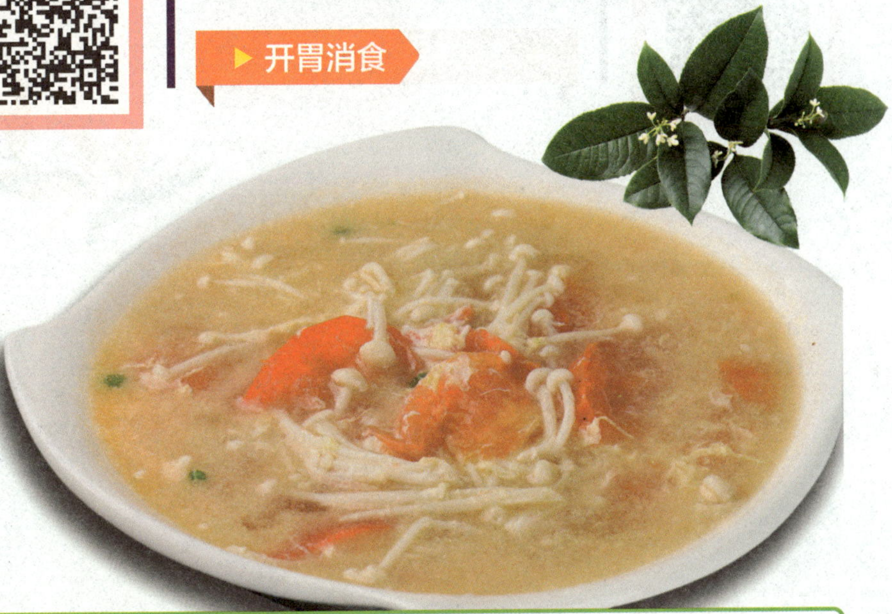

材料 cailiao

金针菇150克，西红柿150克，鸡蛋1个，蒜末、葱花各少许

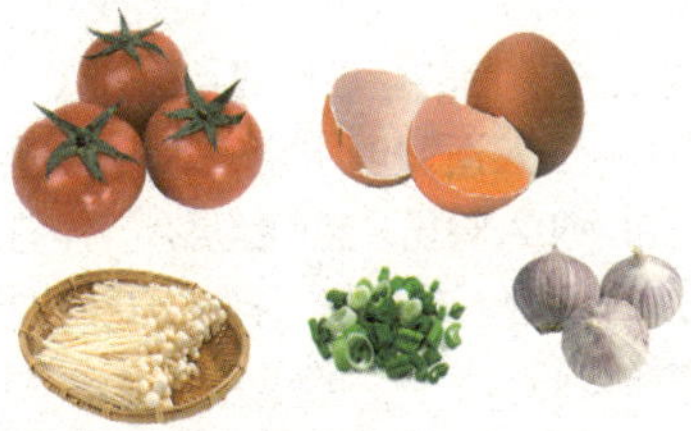

调料 tiaoliao

盐3克，鸡粉2克，食用油适量

做法 zuofa

01.将金针菇洗净，切去根部；洗好的西红柿对半切开，去蒂，切成小块。

02.将鸡蛋打入碗中，用筷子快速搅拌成蛋液。

03.锅中注油烧热，放入蒜末，爆香；倒入金针菇、西红柿，翻炒匀。

04.锅中注入适量清水，加入盐、鸡粉，加盖，煮沸。

05.揭盖，倒入蛋液拌匀，放入少许葱花即可。

营养分析〉鸡蛋含有丰富的蛋白质、脂肪、碳水化合物及钙、磷、铁等多种矿物质，为人体提供充足的营养物质，可以有效提高自身免疫力，具有滋阴润燥、养心补血的功效。

鸡蛋相宜〉牡蛎（促进骨骼生长）、香椿（润肤）、银鱼（增加蛋白质的吸收）、桂圆（补气养血）

鸡蛋相克〉柿子（易引发腹泻）、红薯（易引起腹痛）、菠萝（不利于消化）

丝瓜蛋花汤

美容养颜

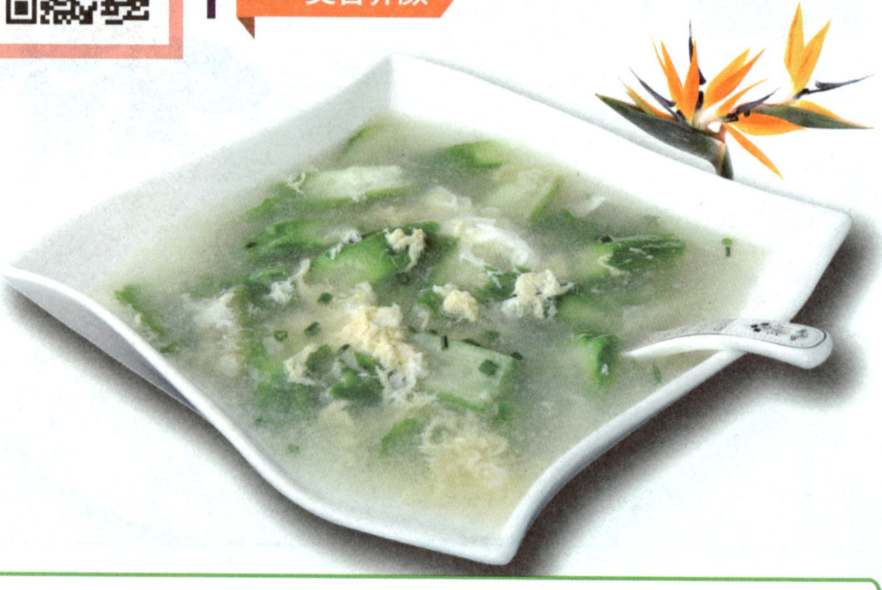

材料 cailiao

丝瓜200克，鸡蛋1个，葱花少许

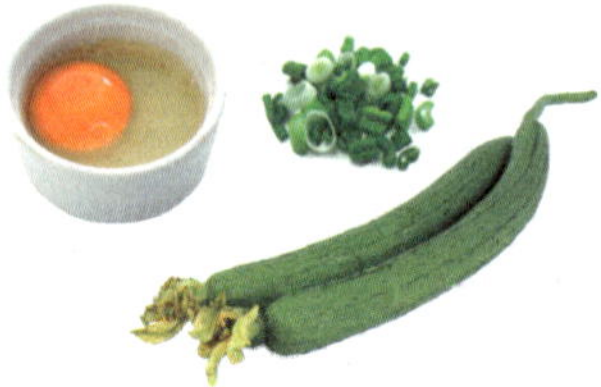

调料 tiaoliao

盐、鸡粉、胡椒粉、食用油各适量

做法 zuofa

01.将鸡蛋打入碗中，用筷子搅拌成蛋液。

02.将去皮洗净的丝瓜切成片。

03.锅中注入适量清水烧开，倒入适量食用油，加入鸡粉、盐、丝瓜片，拌匀。

04.烧开后撒入胡椒粉，拌煮约2分钟至食材熟软。

05.倒入蛋液，搅匀煮沸，撒入少许葱花即可。

营养分析〉丝瓜富含蛋白质、粗纤维、维生素等营养成分，其所含的维生素B_1和维生素C具有淡化雀斑、抗皱、增白的作用，尤其适合女性食用。

丝瓜相克〉白萝卜（伤元气）

咸蛋木耳菜汤

▶ 清热解毒

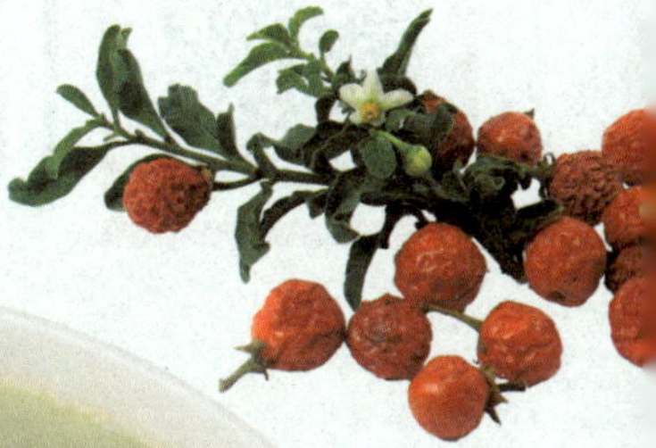

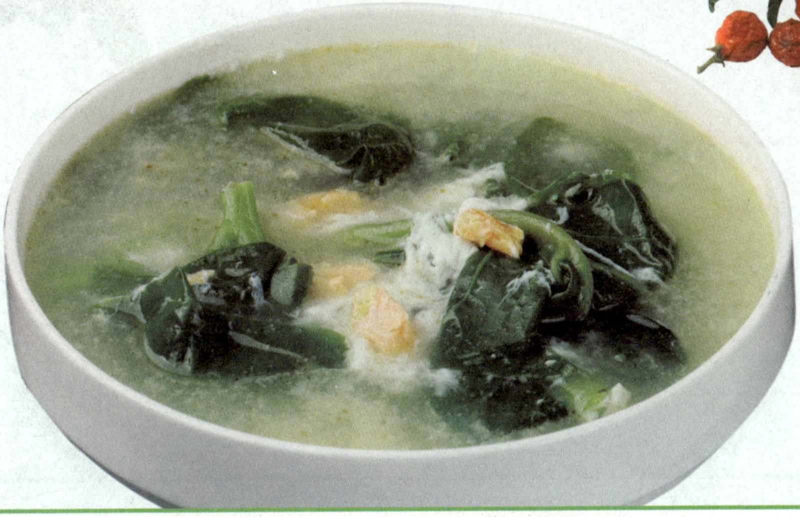

材料 cailiao

生咸蛋1个，木耳菜150克

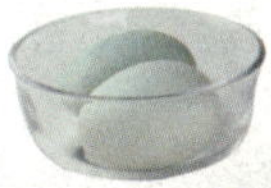

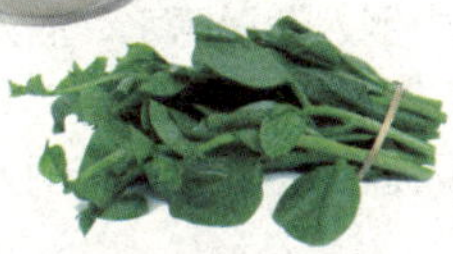

调料 tiaoliao

盐、鸡粉各2克，食用油适量

做法 zuofa

01.将木耳菜洗净，切去根部。

02.咸蛋打入碗中，取出蛋黄用刀压扁，剁成末。

03.用油起锅，放入木耳菜，翻炒至熟软。

04.倒入适量清水，放入咸蛋黄，盖上盖，用大火煮沸。

05.揭盖，加入适量盐、鸡粉，拌匀。

06.倒入蛋清，拌煮至沸。

07.将煮好的汤盛入碗中即成。

营养分析〉咸蛋富含脂肪、蛋白质和钙、磷、铁等矿物质，还含有人体所需的多种氨基酸，具有清肺热、降阴火的功效。

咸蛋相克〉李子（会引发中毒）、甲鱼（易引起肠胃不适）、桑葚（引发胃病）、牛奶（影响钙的吸收）

咸蛋芥菜汤

▶ 开胃消食

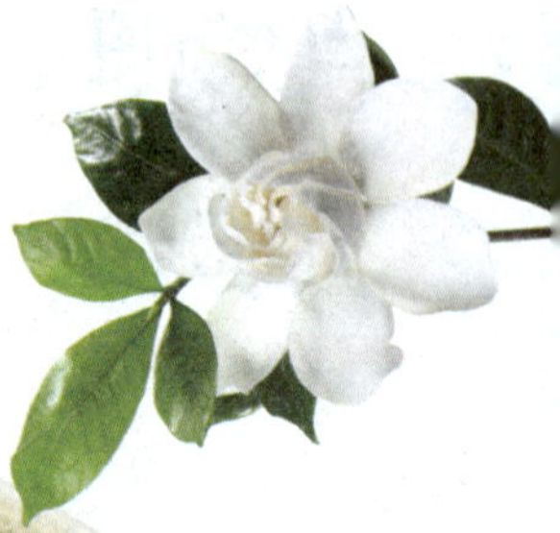

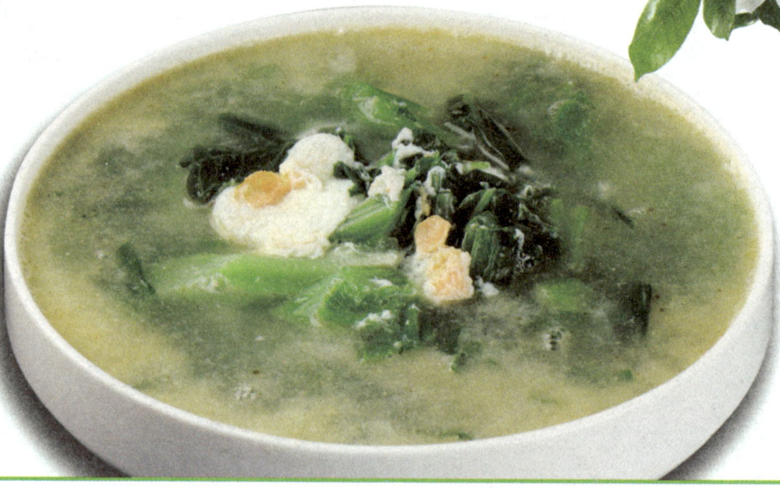

材料 cailiao

生咸蛋1个，芥菜250克，姜片少许

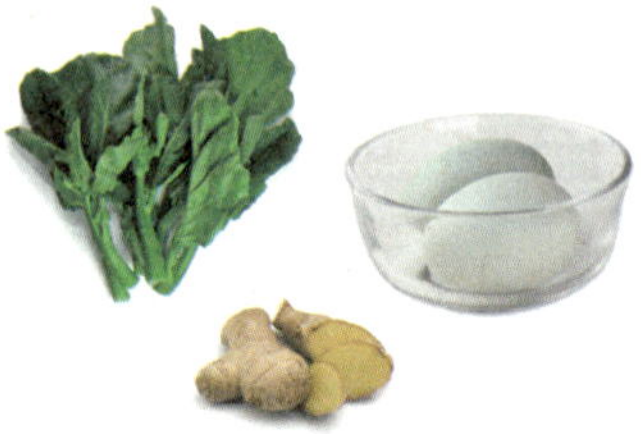

调料 tiaoliao

鸡粉2克，盐少许，食用油适量

做法 zuofa

01.将芥菜洗净，切成长段。

02.咸蛋打入碗中，取出蛋黄用刀压扁，剁成末。

03.用油起锅，放入姜片，爆香；倒入芥菜，拌炒片刻。

04.锅中倒入适量清水，放入咸蛋黄，拌匀煮沸。

05.加入适量盐、鸡粉，倒入咸蛋清，拌匀。

06.将煮好的汤盛入碗中即成。

营养分析〉芥菜含有大量的抗坏血酸，能参与机体重要的氧化还原过程，增加大脑的氧含量，有解除疲劳的作用。

芥菜相宜〉黄豆（健脾养胃）、黄骨鱼（利尿）、豆腐（清热降压）、鸭肉（滋阴润肺）

芥菜相克〉鲫鱼（易致水肿）、山竹（引发身体不适）、鸡肉（不利于消化）

油菜瘦肉皮蛋汤

益气补血

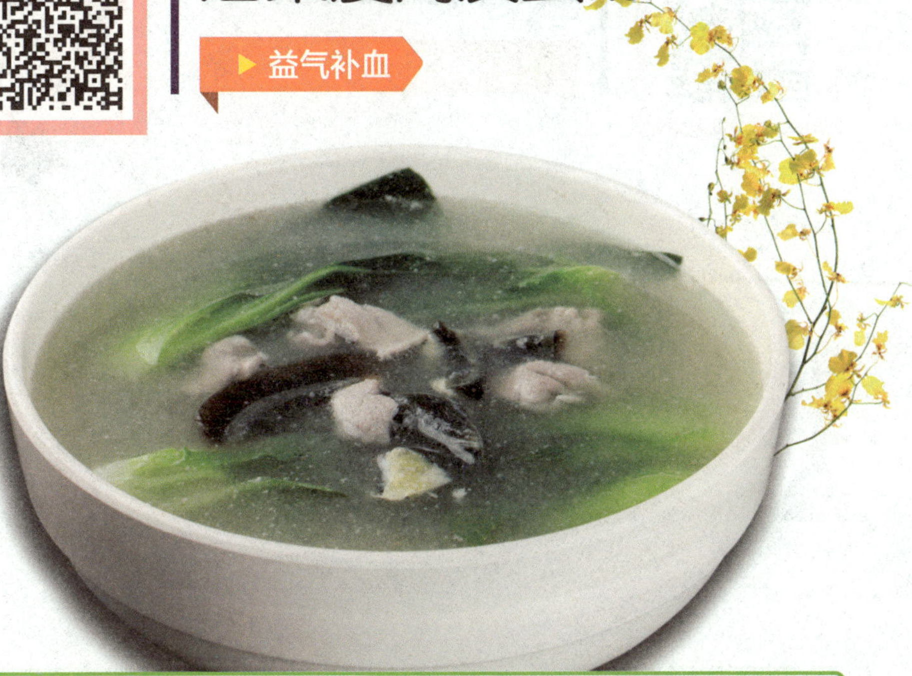

材料 cailiao

油菜120克，猪瘦肉80克，皮蛋1个，姜片少许

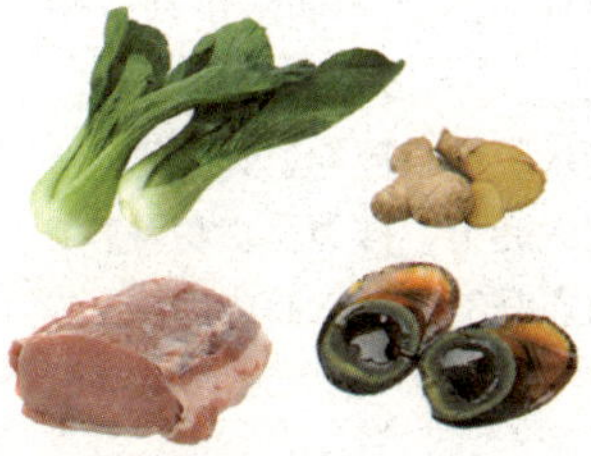

调料 tiaoliao

鸡粉、盐各2克，水淀粉、胡椒粉、食用油各适量

做法 zuofa

01.将洗净的油菜切成瓣，洗好的瘦肉切成片，皮蛋切成小瓣。

02.把瘦肉装入碗中，加入少许盐、鸡粉、水淀粉，抓匀，腌制5分钟。

03.锅中注入适量清水烧开，加入食用油、姜片、油菜、皮蛋，拌匀。

04.加入盐、鸡粉，煮沸；倒入肉片，搅散，煮约1分钟至食材熟透。

05.捞去浮沫，加入少许胡椒粉，拌匀即成。

营养分析〉猪瘦肉富含蛋白质、维生素B_1和多种营养元素，有滋养脏腑、滑润肌肤、补中益气、滋阴养胃之功效，还能为人体提供血红素和促进铁吸收的半胱氨酸，尤其适合病后体弱、产后血虚、面黄羸弱者食用。

菠菜皮蛋汤

▶ 开胃消食

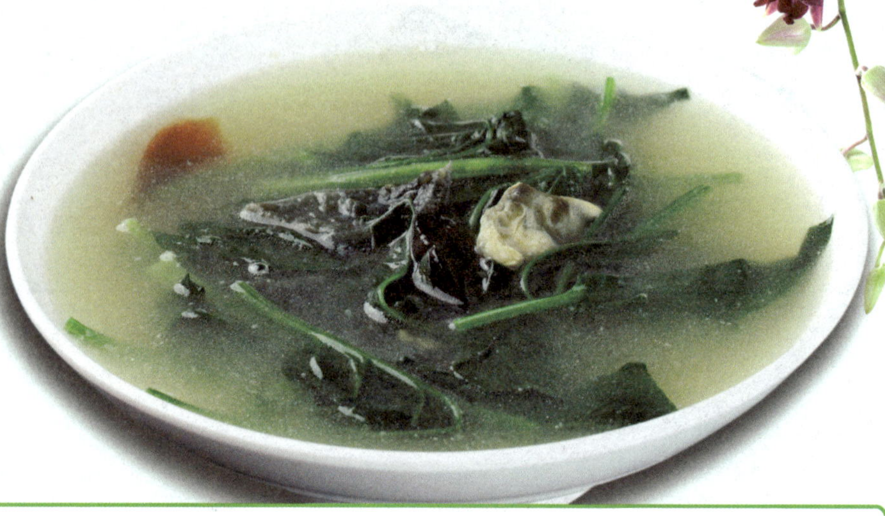

材料 cailiao

菠菜100克，皮蛋1个，姜片少许

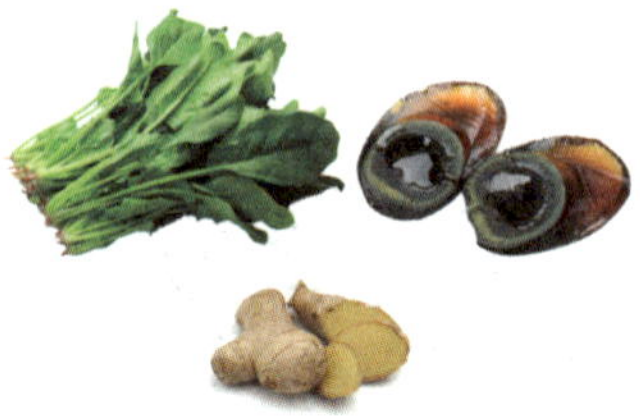

调料 tiaoliao

盐、鸡粉各2克，食用油适量

做法 zuofa

01.将菠菜洗净，切成段；皮蛋去壳，切成小块。

02.锅中注入适量清水烧开，倒入少许食用油，加入姜片、盐、鸡粉。

03.倒入皮蛋，拌匀，大火煮沸。

04.放入菠菜，拌煮至食材熟软。

05.将煮好的汤盛入碗中即成。

营养分析〉 皮蛋含有蛋白质、维生素、氨基酸和多种矿物质，其在腌制过程中经过了强碱的作用，使蛋白质及脂质分解，变得更容易消化吸收，具有增进食欲的作用。

皮蛋相克〉 甲鱼（降低营养价值）、黄鳝（导致腹泻）、李子（引起身体不适）、醋（不易消化）、桑葚（导致腹泻）

Part 5

暖心养胃好舒畅，鲜香美味 水产汤

现代人的生活压力大，饮食不规律，很容易导致身体内部产生毒素和积聚湿气，这会对肝脏造成一定的损害。鱼类和海鲜中的蛋白质和B族维生素可以帮助肝脏排毒和代谢湿气，促进身体健康。

水产汤是选取新鲜水产品，然后搭配其他食材而制成的一道鲜香美味汤。这类汤的营养相当丰富，非常暖胃，食疗功效特别好，对于老人、体弱病人及孕妈妈来说，是理想的滋补汤品。

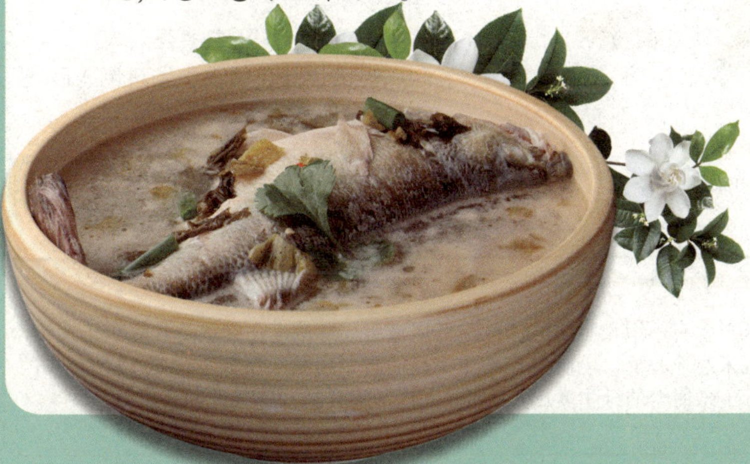

玉米煲鲫鱼汤

降压降糖

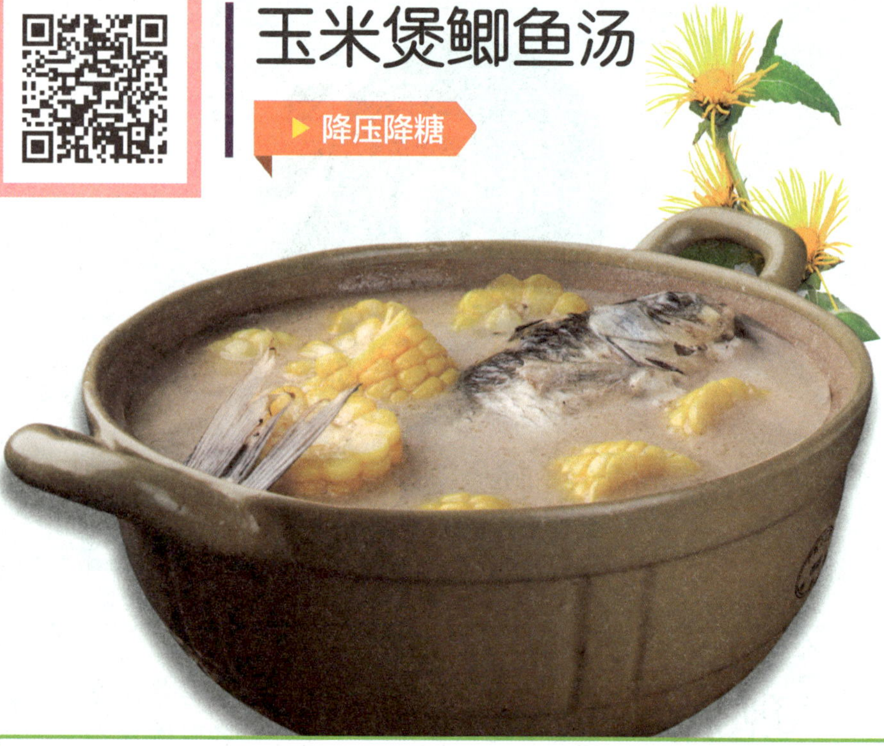

材料 cailiao

玉米1根，鲫鱼500克，姜片25克

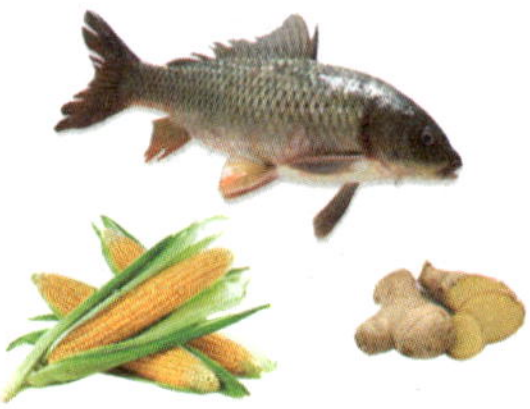

调料 tiaoliao

盐、鸡粉、食用油各适量

做法 zuofa

01.将玉米洗净，斩成小块；鲫鱼处理好，洗净。

02.炒锅中注油烧热，放入姜片，爆香；放入鲫鱼，煎至两面断生。

03.锅中加适量清水烧开，放入玉米，用中火煮至沸腾。

04.加入盐、鸡粉，拌煮至入味。

05.捞去浮沫，将锅中汤料倒入砂煲中，煲开后转小火煮20分钟即成。

营养分析〉玉米含有不饱和脂肪酸，可降低血液胆固醇浓度，并预防其沉积于血管壁。因此，玉米对冠心病、动脉粥样硬化、高血脂、高血压等病症都有一定的预防作用。此外，玉米所含的维生素E还有促进人体细胞分裂、延缓衰老的作用。

白汤鲫鱼

▶ 提神健脑

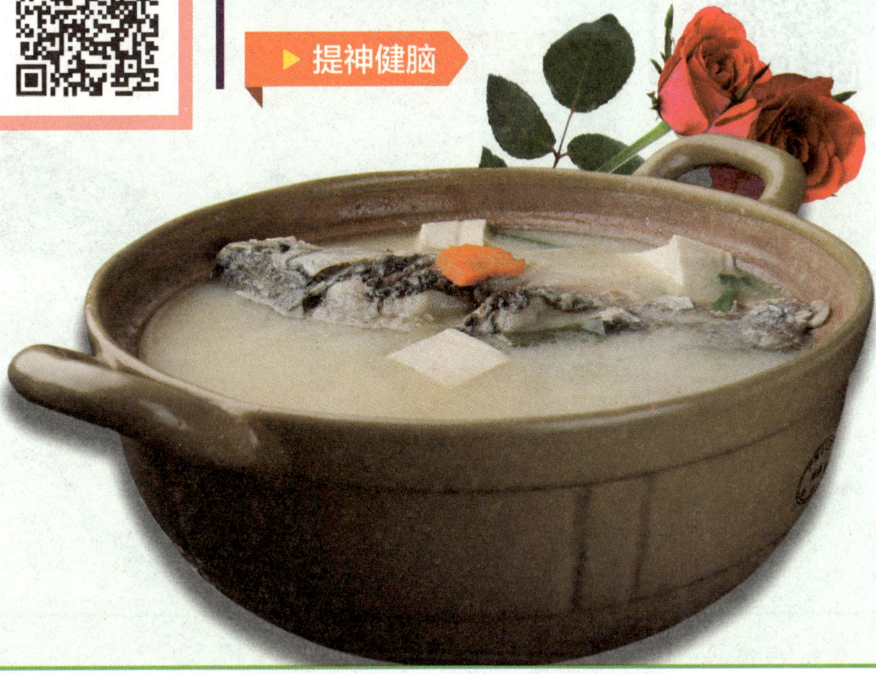

材料 cailiao

鲫鱼400克，豆腐300克，胡萝卜片、姜片、葱段各少许

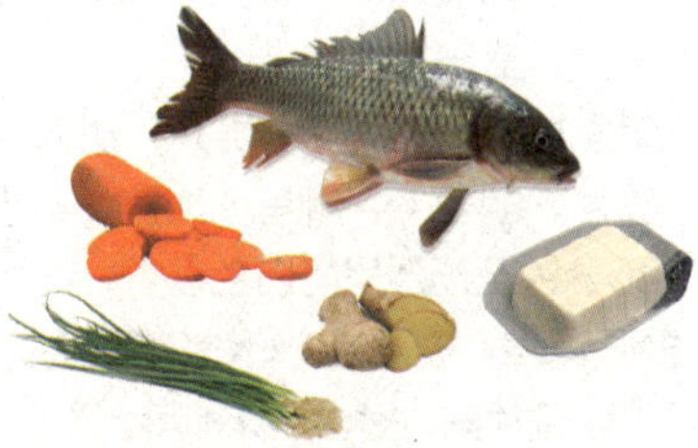

调料 tiaoliao

盐、味精、白糖、料酒、胡椒粉、食用油各适量

做法 zuofa

01. 将鲫鱼收拾干净，在两侧打上花刀；豆腐洗净，切成小块。
02. 热锅注油，放入鲫鱼，煎至两面金黄；放入姜片、葱白，淋入少许料酒，拌匀。
03. 倒入适量清水，焖煮3分钟至沸。
04. 将锅中材料倒入砂煲并置于旺火上，煮至汤汁呈奶白色。
05. 加入盐、味精、白糖调味，放入豆腐，煮约2分钟至入味。
06. 撒上胡椒粉，放入胡萝卜片、葱叶，煮熟即成。

豆腐相宜〉 韭菜（预防便秘）、西红柿（补脾健胃）、紫菜（清热解毒）、香菇（健脾补虚、增进食欲）

豆腐相克〉 蜂蜜（导致腹泻）、菠菜（影响钙的吸收）

胡萝卜淮山鲫鱼汤

▶ 益气补血

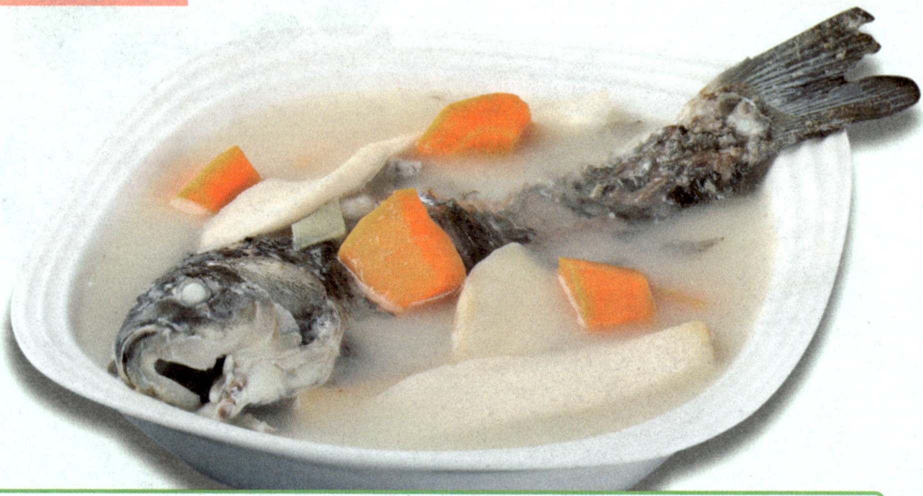

材料 cailiao

胡萝卜100克，鲫鱼320克，淮山30克，姜片少许

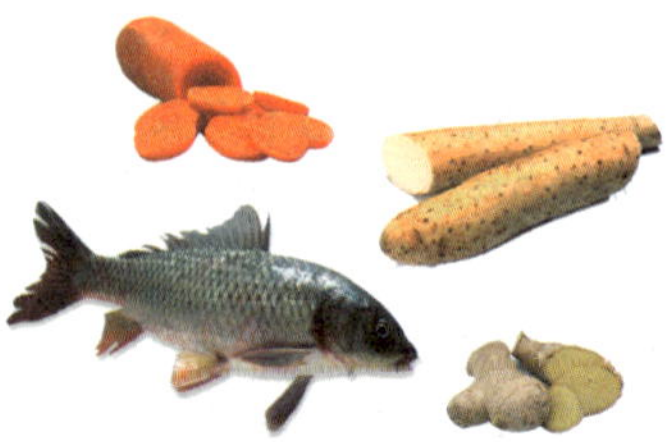

调料 tiaoliao

盐3克，鸡粉2克，料酒5毫升，胡椒粉、食用油各适量

做法 zuofa

01.将去皮洗净的胡萝卜切成小块，处理干净的鲫鱼切成两段。

02.锅中注入适量食用油烧热，放入鲫鱼块，两面都煎片刻；淋入料酒，继续煎半分钟，盛出。

03.砂锅中注入适量清水烧开，放入淮山、姜片、胡萝卜、鲫鱼，加盖，用小火煮30分钟至汤汁呈奶白色。

04.揭开锅盖，放入盐、鸡粉、胡椒粉，转大火续煮片刻，捞出浮沫即可。

营养分析〉鲫鱼含有优质蛋白质，氨基酸种类也较全面，易于消化吸收，对肌肤的弹力纤维构成有良好的强化作用。

鲫鱼相宜〉花生（健脾和胃）、西红柿（营养丰富）、芋头（辅助治疗脾胃虚弱）、绿豆芽（通乳汁）

鲫鱼相克〉芥菜（引起水肿）、山药（引起腹痛）、冬瓜（导致脱水）

鲫鱼花生木瓜汤

▶益气补血

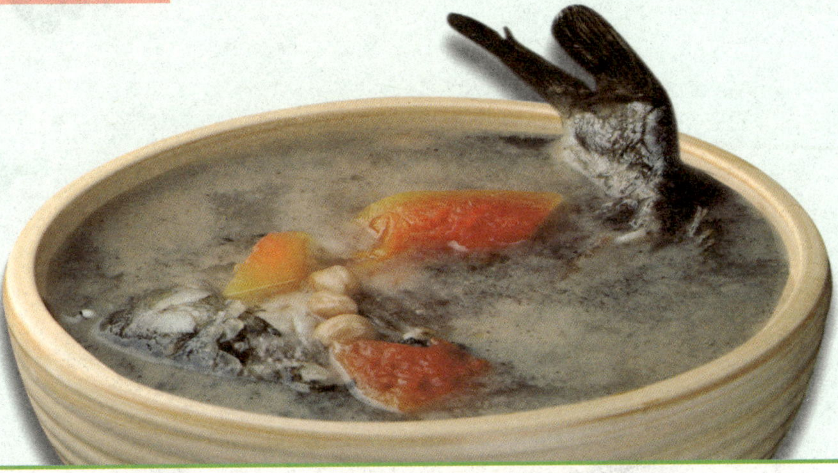

材料 cailiao

鲫鱼400克，木瓜150克，花生米70克，姜片15克

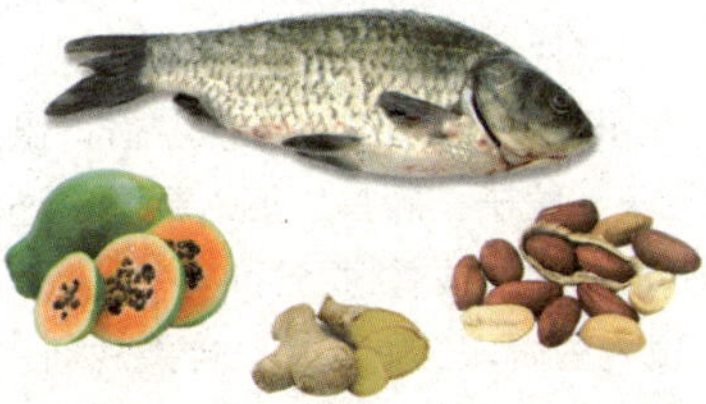

调料 tiaoliao

盐3克，鸡粉2克，胡椒粉少许，食用油适量

做法 zuofa

01.鲫鱼处理好，洗净；木瓜去籽、去皮，切长条，改切成小块。

02.锅中注油烧热，放入姜片，爆香；放入鲫鱼，煎出焦香味后翻面，再煎片刻，盛出备用。

03.砂锅中注入适量清水烧开，放入花生米、鲫鱼，盖上盖，烧开后用小火炖20分钟。

04.揭盖，放入木瓜，用小火炖10分钟至食材熟透。

05.放入鸡粉、盐、胡椒粉，搅匀调味即成。

营养分析〉 鲫鱼富含蛋白质和氨基酸，对促进智力发育、降低胆固醇和血液黏稠度、预防心脑血管疾病具有一定的作用，还能通血脉、补体虚、益气健脾、利水消肿、清热解毒、通络下乳。

鲫鱼相宜〉 黑木耳（润肤抗老）、蘑菇（利尿美容）、豆腐（预防更年期综合征）、红豆（利水消肿）

鲫鱼相克〉 蜂蜜（对身体不利）、鸡肉（不利于营养的吸收）、猪肝（有刺激作用）

豆腐香菇鲫鱼汤

保肝护肾

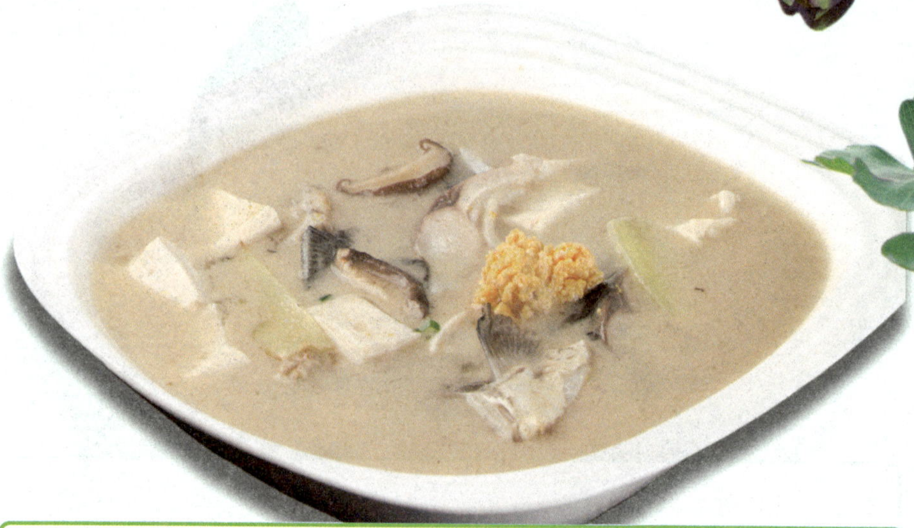

材料 cailiao

鲫鱼300克，鱼子20克，豆腐200克，水发香菇60克，姜片、葱花各少许

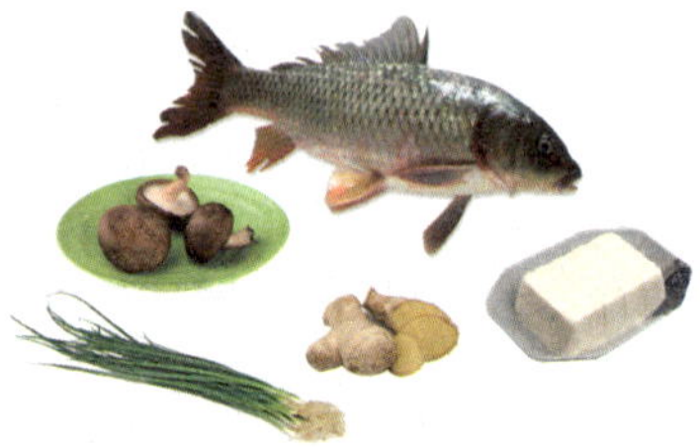

调料 tiaoliao

盐、鸡粉各2克，胡椒粉3克，料酒、食用油各适量

做法 zuofa

01.将洗净的豆腐切成小方块，洗净的香菇切成片，洗净的鲫鱼切成大块。

02.用油起锅，放入姜片，爆香；倒入鲫鱼块、鱼子，煎香；加入料酒、适量开水，煮沸后续煮约2分钟。

03.倒入豆腐块、香菇片，拌煮片刻。

04.调入盐、鸡粉、胡椒粉，拌匀。

05.掠去浮沫，转中火煮约1分钟至食材入味。

06.撒上葱花，拌煮至断生即成。

营养分析〉鱼子富含蛋白质、钙、磷、铁、多种维生素、核黄素等营养成分，具有促进生长发育、补脑益髓、美容养颜等功效，尤其含有的脂肪酸可以降低血液中的胆固醇水平，能减少动脉粥样硬化，降低心脏病风险。

冬瓜鲫鱼汤

美容养颜

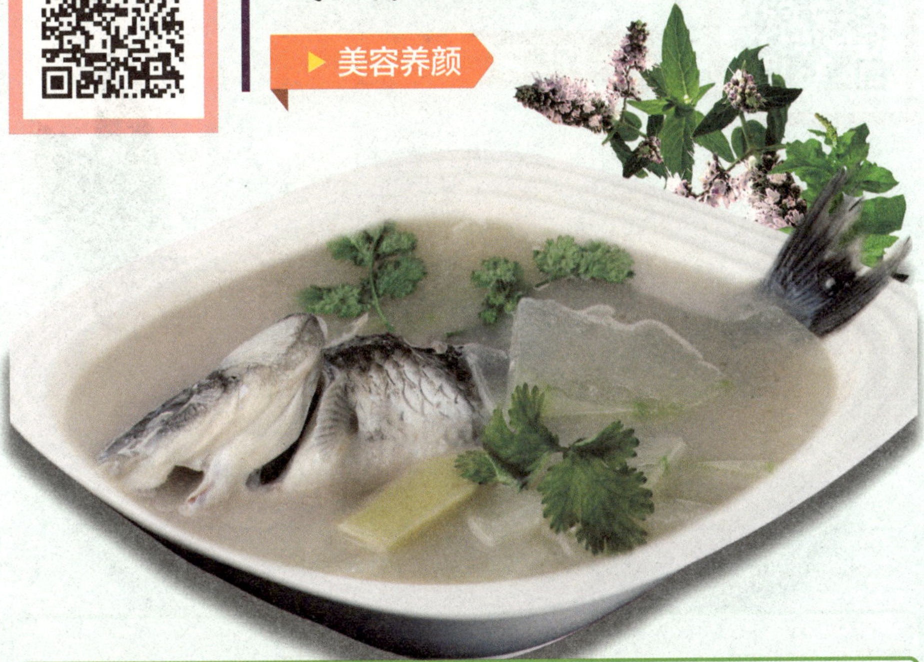

材料 cailiao

冬瓜200克，净鲫鱼400克，姜片、香菜各少许

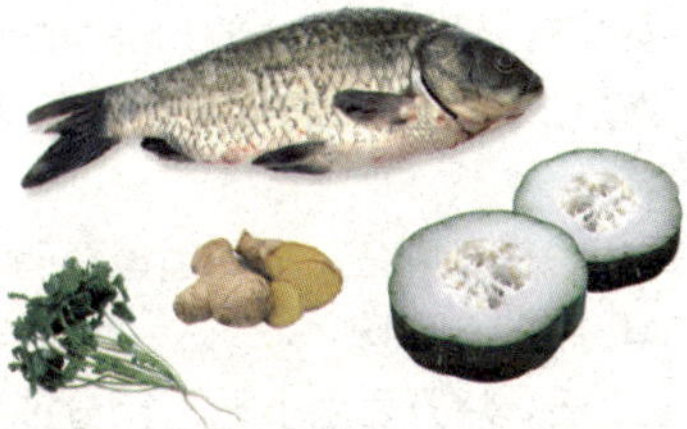

调料 tiaoliao

盐、鸡粉、胡椒粉、食用油各适量

做法 zuofa

01.把去皮洗净的冬瓜切成薄片。

02.锅中倒入适量清水烧开，加入盐、鸡粉，拌匀。

03.撒入姜片，放入冬瓜，拌匀。

04.放入鲫鱼，倒入少许食用油，盖上盖，用中火煮3分钟至鲫鱼熟透。

05.揭开盖，撒上胡椒粉，拌匀调味。

06.鱼汤盛入碗中，撒上香菜即可。

营养分析〉香菜富含铁、钙、钾、锌、维生素等营养元素，有健胃消食、发汗透疹、利尿通便、祛风解毒的功效。香菜中含有的特殊香气可以去腥解腻，增加食物香味。

香菜禁忌〉龋齿、胃溃疡、生疮者少吃香菜；孕妇不能吃香菜；气虚体弱者不宜多食。

当归白术鲤鱼汤

▶ 降压降糖

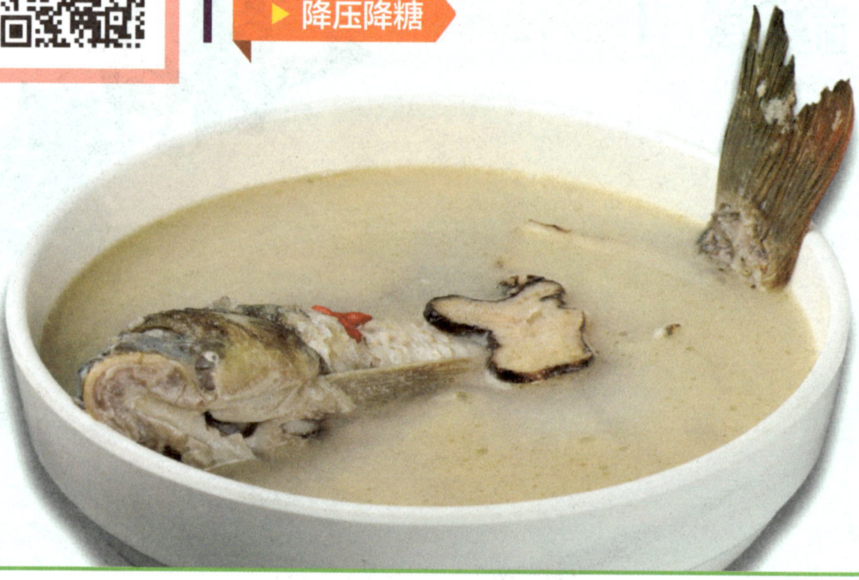

材料 cailiao

鲤鱼400克，当归3克，白术6克，姜片5克

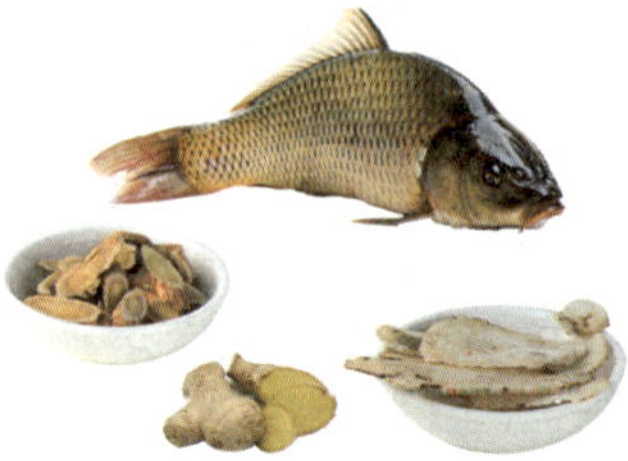

调料 tiaoliao

盐3克，鸡粉2克，料酒5毫升，食用油适量

做法 zuofa

01.热锅注油，下入适量姜片，爆香。

02.放入处理干净的鲤鱼，煎制一会儿，转动炒锅；将鲤鱼翻面，煎出焦香味，取出。

03.锅中注入适量清水，放入洗净的白术、当归，盖上盖，烧开后改小火煮10分钟。

04.揭盖，放入鲤鱼，加入适量料酒、盐、鸡粉，拌匀调味。

05.盖上盖，烧开后用小火炖15分钟至食材熟透，盛出装碗即可。

营养分析〉鲤鱼含有蛋白质、氨基酸、维生素、不饱和脂肪酸等成分，能益气健脾、通气下乳、维持正常血压，可以预防动脉硬化、高血压、冠心病，增强肝脏功能。

鲫鱼相宜〉豆腐（补钙）、冬瓜（清热除湿）、花生（利于营养吸收）、香菇（健脑益智）、红枣（强心补血）

鲫鱼相克〉山药（引发腹痛）、南瓜（引发中毒）、猪肝（影响消化）

酸汤鲈鱼

开胃消食

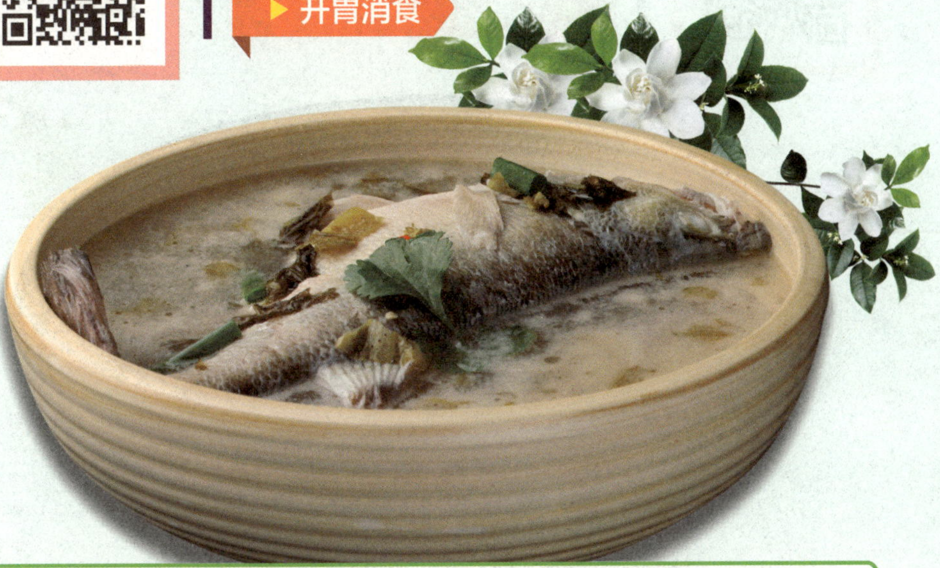

材料 cailiao

鲈鱼500克，酸菜200克，姜片25克，红椒圈少许

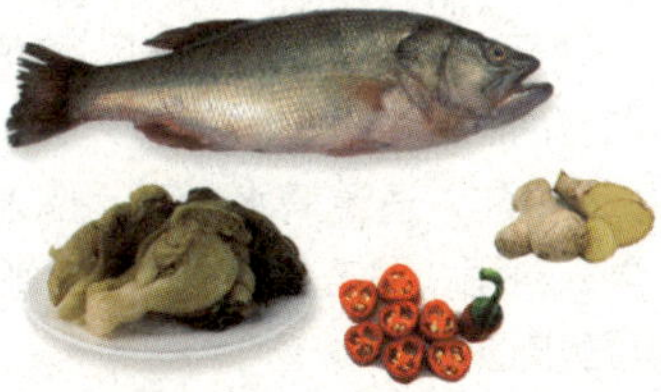

调料 tiaoliao

盐6克，料酒、醋、白糖、鸡粉、胡椒粉、食用油各适量

做法 zuofa

01.将酸菜洗净，切碎；处理好的鲈鱼撒上盐，涂抹匀，腌制10分钟。

02.锅中注油烧热，放入姜片，爆香；放入鲈鱼，用小火煎约1分钟。

03.淋入料酒，注入适量清水，加入盐，加盖，煮约5分钟至汤汁呈奶白色。

04.揭开盖子，倒入酸菜和红椒圈，拌煮约2分钟至沸腾。

05.加入醋、盐、白糖、鸡粉、胡椒粉，拌匀调味。

06.撇掉浮沫，盛入碗中即可。

营养分析〉鲈鱼含有多种维生素及微量元素，对人体十分有益。此外，鲈鱼的蛋白质含量也很丰富，有补益五脏、益筋骨、调和肠胃的作用。鲈鱼的含铁量也很丰富，对缺铁性贫血有食疗作用。

木瓜鲈鱼汤

开胃消食

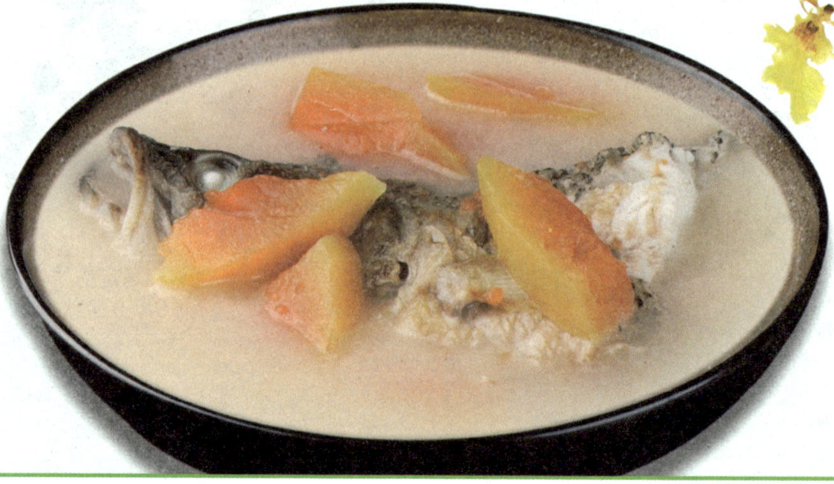

材料 cailiao

鲈鱼350克，木瓜300克，姜片少许

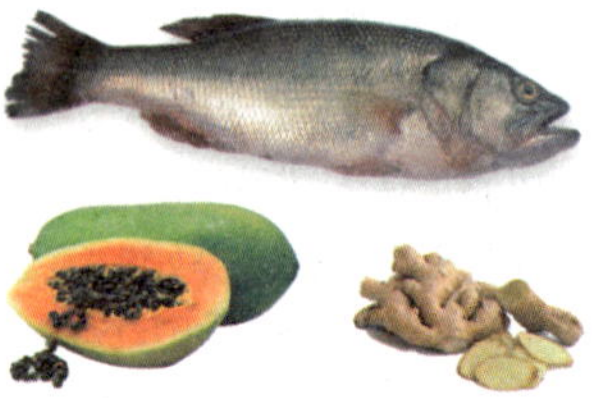

调料 tiaoliao

盐4克，鸡粉2克，胡椒粉、料酒、食用油各适量

做法 zuofa

01.将去皮洗净的木瓜切开，去瓤，再切成小块。

02.锅中注油烧热，放入姜片，爆香；放入处理干净的鲈鱼，煎片刻；将鱼翻面，煎至两面断生。

03.砂锅中注入适量清水烧开，倒入鲈鱼，淋入料酒，加盖，煮沸转小火煮15分钟至鱼肉熟透。

04.揭盖，放入木瓜、姜片；加盖，煮约10分钟至食材熟软。

05.揭盖，加入盐、鸡粉、胡椒粉，拌匀调味即成。

营养分析〉木瓜富含氨基酸、钙、铁等营养物质，所含的番木瓜碱具有抗肿瘤的功效，能抑制亚硝胺的合成。此外，木瓜含有的酵素会帮助分解肉类食物，降低胃肠的工作量，帮助消化，防治便秘，并可预防消化系统癌变。

枸杞鲈鱼汤

保肝护肾

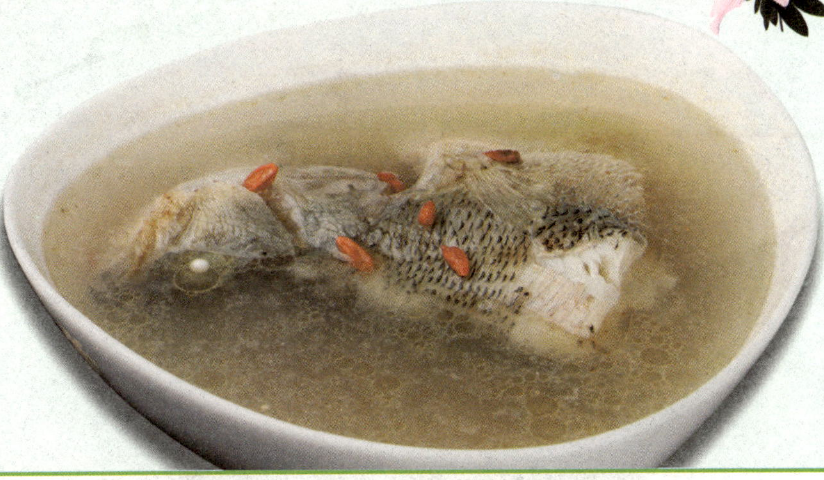

材料 cailiao

鲈鱼300克，枸杞5克，姜片10克

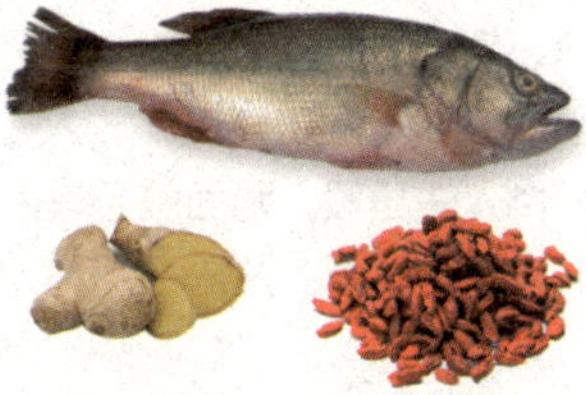

调料 tiaoliao

盐、鸡粉各3克，料酒5毫升，胡椒粉少许，食用油适量

做法 zuofa

01.锅中注油烧热，放入处理干净的鲈鱼，煎出焦香味；将鱼翻面，煎至鲈鱼呈焦黄色，盛出。

02.锅中注入适量清水烧开，加入适量料酒、盐、鸡粉，煮沸制成汤汁。

03.在装有鲈鱼的汤碗中放入姜片、枸杞，再倒入适量汤汁。

04.将汤碗放入蒸锅中，盖上锅盖，用小火炖30分钟至熟。

05.取出汤碗，撒上少许胡椒粉即可。

营养分析〉鲈鱼含有蛋白质、脂肪、维生素、钙、磷、铁等营养成分，具有补肝肾、益脾胃、止咳的功效。

鲈鱼相宜〉姜（健脾开胃）、豆腐（增加蛋白质的吸收）、胡萝卜（增加免疫力）、南瓜（预防感冒）

鲈鱼相克〉蛤蜊（会导致铁元素流失）、奶酪（会影响钙吸收）

木瓜红枣生鱼汤

降低血脂

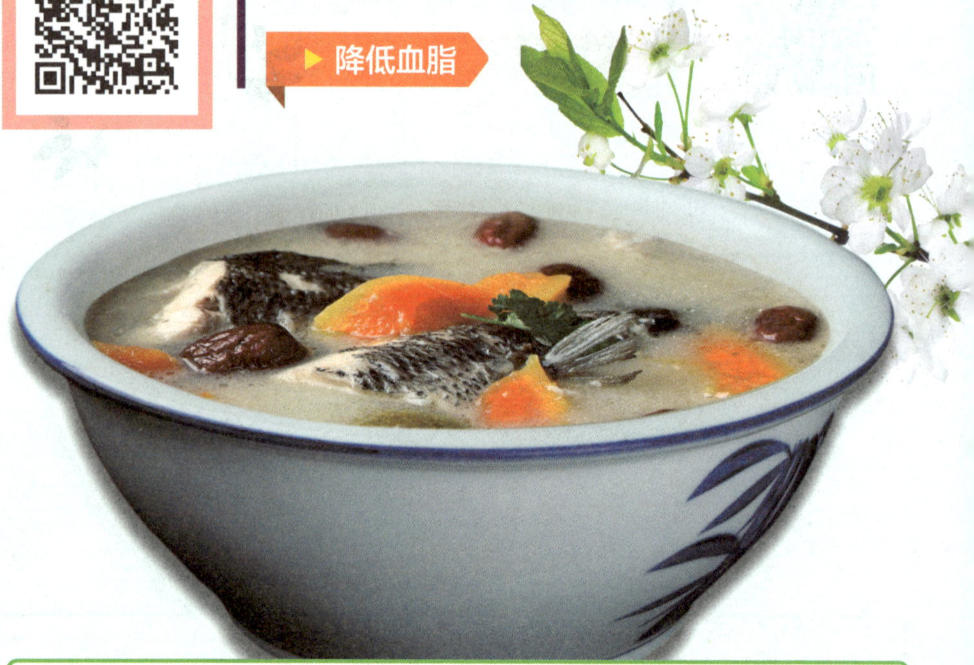

材料 cailiao

生鱼（黑鱼）1条，红枣6克，陈皮3克，木瓜100克，生姜片少许

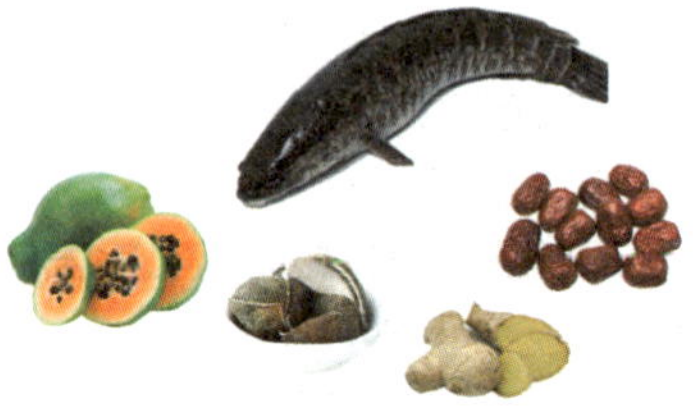

调料 tiaoliao

盐、鸡粉、味精、料酒、大豆油各适量

做法 zuofa

01.将木瓜去皮洗净，切成块；生鱼宰杀洗净，切成段。

02.锅中倒入大豆油烧热，放入姜片，爆香；倒入生鱼段，两面煎至焦香。

03.淋入少许料酒，注入适量清水，加入盐，煮沸。

04.放入红枣、陈皮、生姜片、木瓜，拌匀烧开。

05.将锅中汤料倒入砂煲中，用小火炖40分钟至汤汁呈奶白色。

06.加入盐、鸡粉、味精，拌匀，捞去浮沫即成。

营养分析〉生鱼富含蛋白质、脂肪、多种氨基酸、维生素以及人体所需的钙、磷、铁等矿物质，可以增强人体免疫力，改善气血亏虚的状态，适宜身体虚弱、脾胃气虚、营养不良、贫血之人食用。

生鱼相克〉牛奶（易引起中毒）、茄子（损伤肠胃）

生鱼骨汤

▶ 增强免疫力

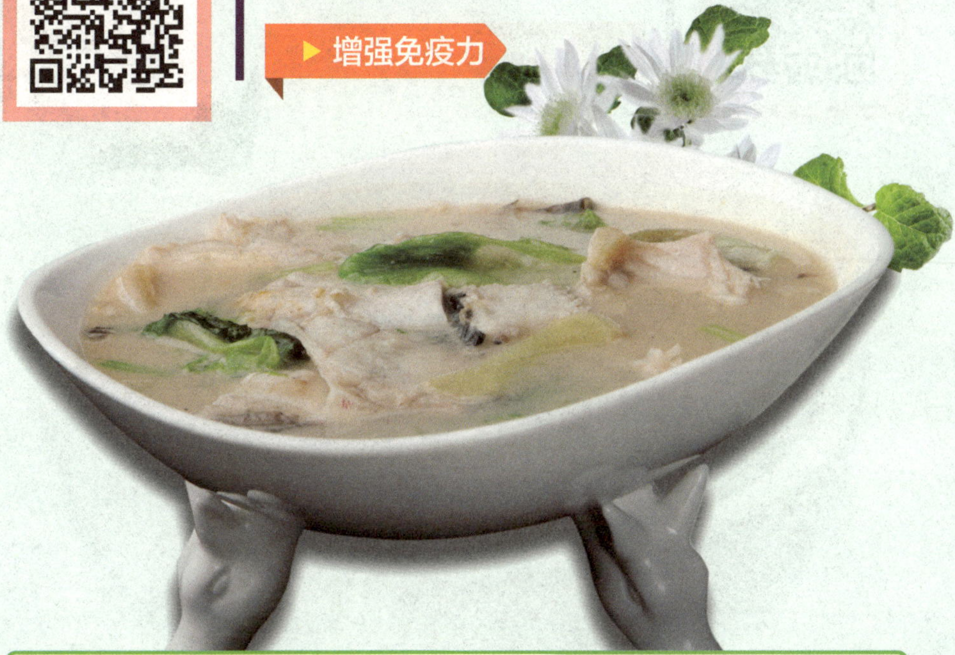

材料 cailiao

生鱼骨400克，生菜50克，生姜片、芹菜各少许

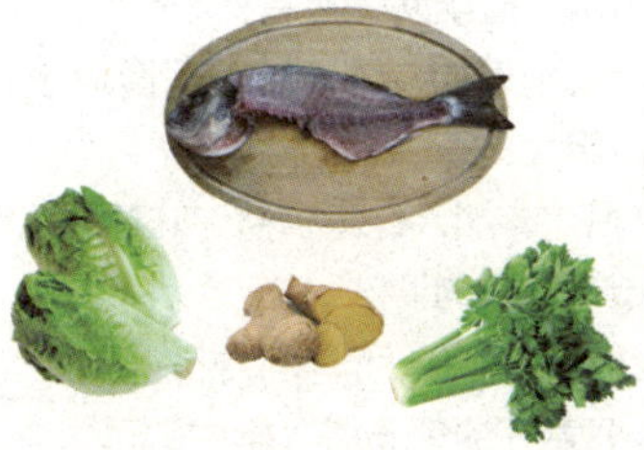

调料 tiaoliao

盐、鸡粉、味精、胡椒粉、食用油各适量

做法 zuofa

01.将洗净的生鱼骨斩成块，洗好的芹菜切成段，生菜洗净。

02.锅中注水烧开，倒入碗中备用。

03.热锅注油，放入姜片，爆香；倒入鱼骨，撒入少许盐，小火煎约2分钟至呈金黄色。

04.倒入开水，加盖，煮约10分钟。

05.揭盖，加入盐、鸡粉、味精、胡椒粉，拌匀调味。

06.放入生菜、芹菜，煮片刻至熟即可。

营养分析〉生鱼骨含有丰富的钙和微量元素，经常食用可以预防骨质疏松，对处于生长发育期的青少年和骨骼开始衰老的中老年人都非常有益处。用生鱼骨熬煮鱼汤，鱼骨的营养成分成为水溶性物质，很容易被人体吸收，多吃鱼骨汤对身体非常有益。

西洋菜生鱼汤

▶ 提神健脑

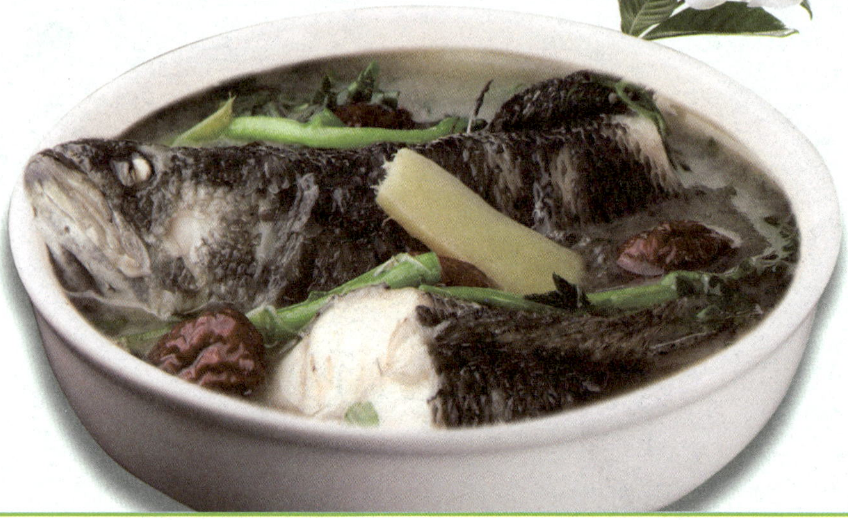

材料 cailiao

西洋菜150克，生鱼1条，红枣15克，姜片8克

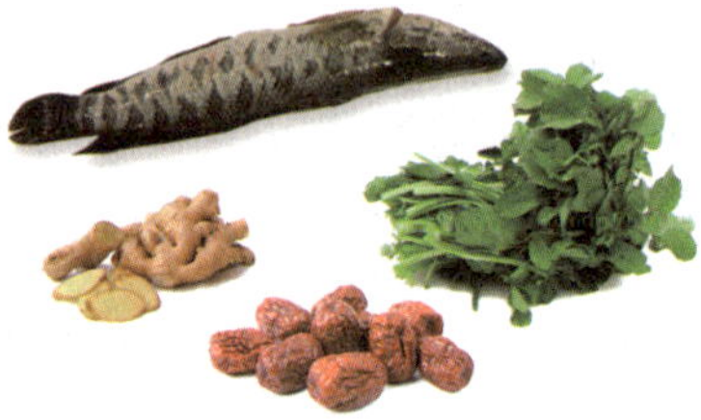

调料 tiaoliao

盐、味精、鸡粉、胡椒粉、料酒各适量

做法 zuofa

01. 将处理干净的生鱼切成两段。
02. 热锅注油，倒入姜片，爆香；再放入生鱼，煎至两面焦香。
03. 倒入少许料酒，加入适量清水，加盖，用大火煮沸。
04. 揭盖，加入红枣、盐、味精、鸡粉、胡椒粉，拌匀调味。
05. 放入洗好的西洋菜，拌煮至熟。
06. 把煮好的鱼汤盛入碗中即可。

营养分析〉 西洋菜富含维生素C、蛋白质、纤维素、钙、磷、铁以及多种氨基酸、维生素，具有清燥润肺、化痰止咳、利尿等功效。

西洋菜相宜〉 大蒜（增进食欲、促进消化）、山药（清热止咳）、蜜枣（清热、润肺、止咳）、猪骨（有效缓解口干、咽痛）

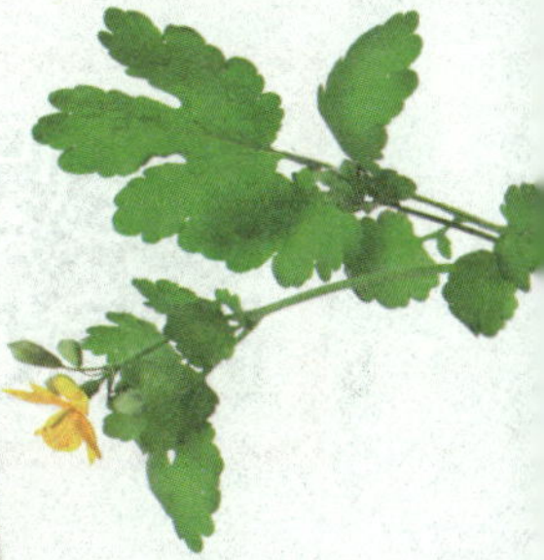

虫草花黄鱼汤

▶ 防癌抗癌

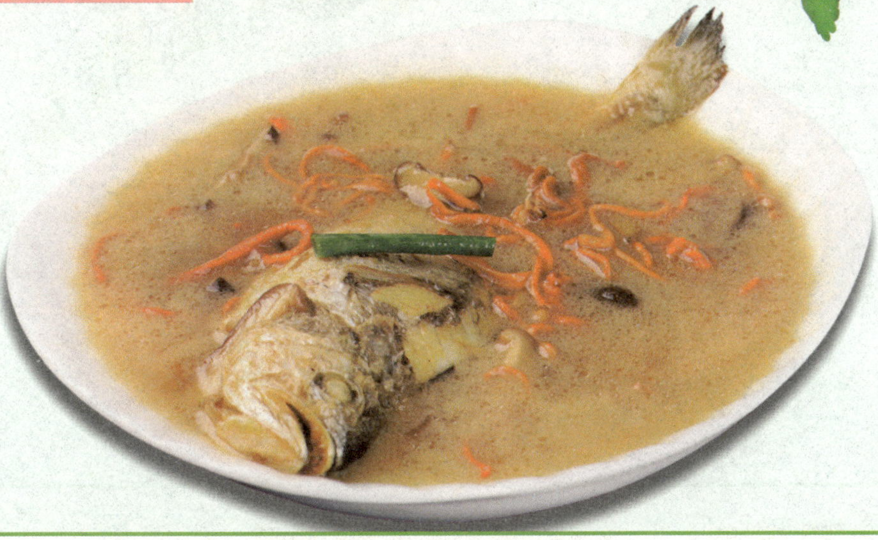

材料 cailiao

水发虫草花50克，水发香菇30克，黄鱼200克，姜片少许

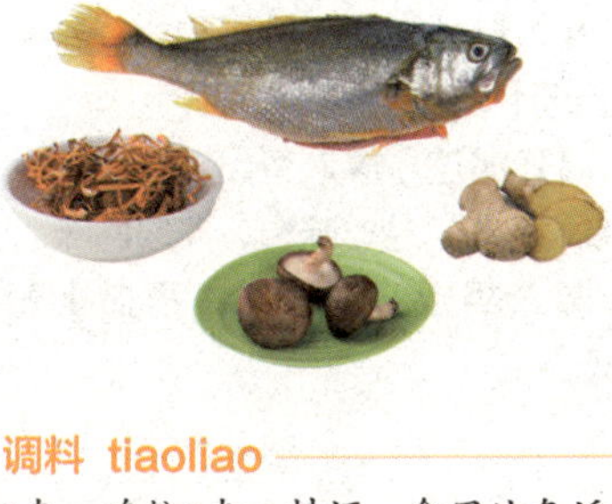

调料 tiaoliao

盐3克，鸡粉2克，料酒、食用油各适量

做法 zuofa

01.将洗净的香菇去蒂，切成丝；黄鱼处理好，洗净。

02.锅中注油烧热，放入姜片，爆香；倒入黄鱼，煎出焦香味后翻面，略煎片刻。

03.淋入料酒，加入适量清水，放入虫草花、香菇，加入盐、鸡粉。

04.盖上盖，大火煮沸后改小火煮约3分钟至食材熟透。

05.揭盖，鱼汤盛出装碗即成。

营养分析〉黄鱼富含蛋白质、脂肪、磷、铁、维生素，具有开胃益气、明目安神的功效，可辅助治疗久病体虚、少气乏力、头昏神倦、肢体浮肿等病症。此外，黄鱼还含有多种氨基酸，具有防癌、抗癌的作用。

黄花鱼豆腐汤

清热解毒

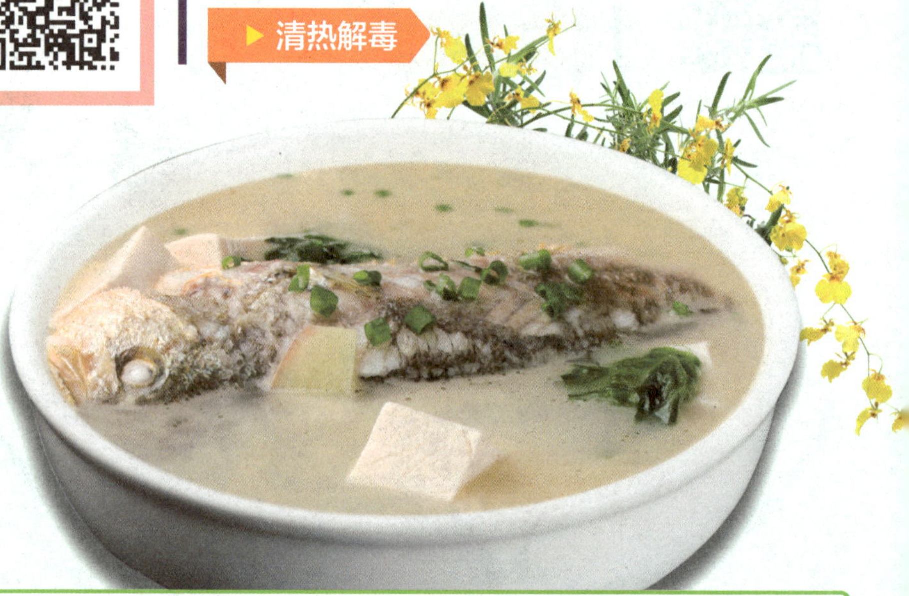

材料 cailiao

黄花鱼150克，豆腐80克，生姜片、葱花各少许

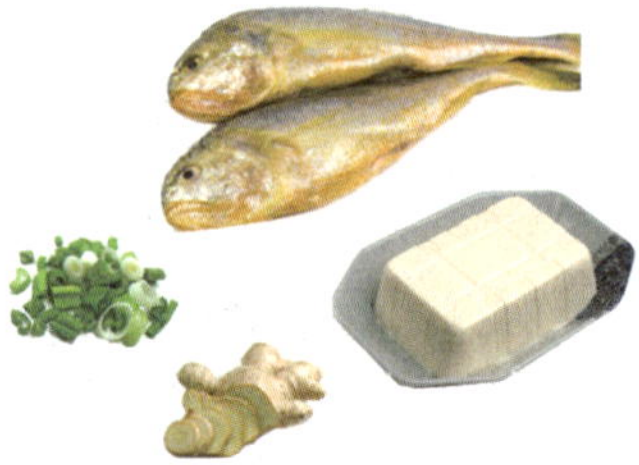

调料 tiaoliao

料酒、鸡粉、盐、味精、胡椒粉、食用油各适量

做法 zuofa

01.将黄花鱼处理干净，洗净的豆腐切成小方块。

02.锅中注油烧热，放入黄花鱼，煎至两面焦黄。

03.淋入料酒，加入适量清水，加盖，煮至汤汁呈奶白色。

04.揭开锅盖，放入豆腐，加入姜片，再加入鸡粉、盐、味精，拌匀调味。

05.撒入胡椒粉，拌匀，再撒上葱花即成。

营养分析〉黄花鱼有抗癌、补气血、安神等作用。孕妇食用黄花鱼也有很好的补血效果。

黄花鱼相宜〉荠菜（补铁）、苔菜（补充营养物质）

黄花鱼相克〉鸡肉（不利于吸收营养）、冬瓜（会导致身体脱水）、蜂蜜（会产生毒素）、猪肉（会产生气滞）

雪菜黄鱼汤

▶ 增强免疫力

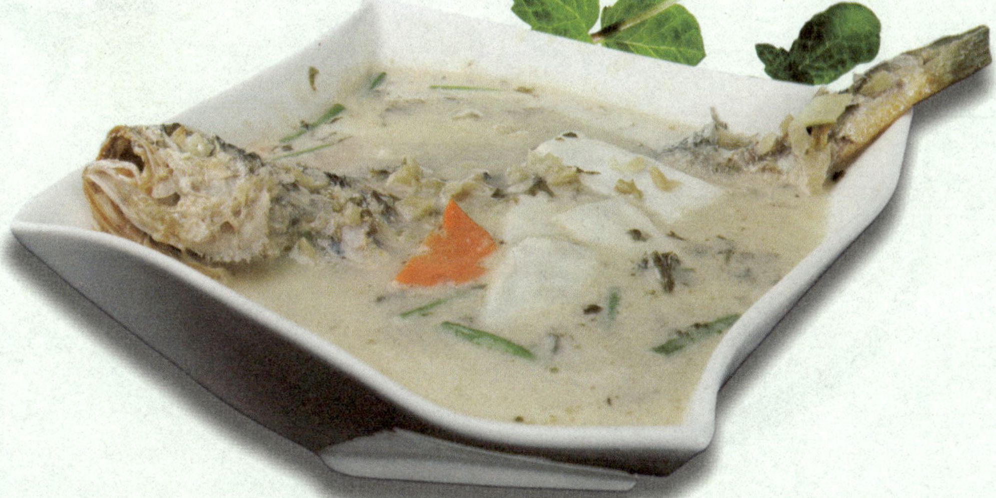

材料 cailiao

黄鱼450克，雪菜150克，冬笋片50克，胡萝卜片25克，姜片、葱段各适量

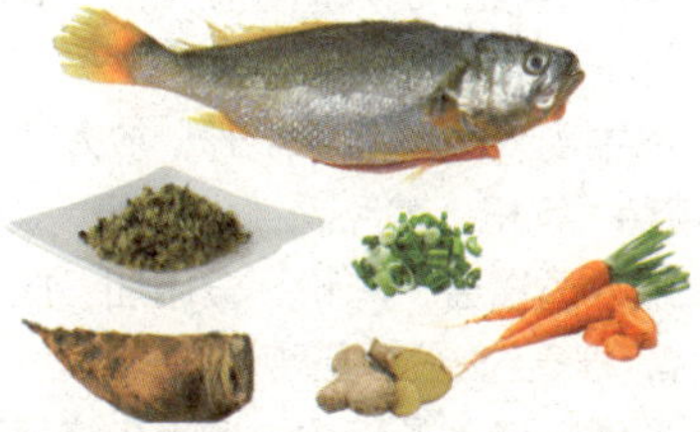

调料 tiaoliao

盐3克，味精2克，白糖4克，料酒6毫升，胡椒粉、食用油各适量

做法 zuofa

01.将黄鱼处理干净，打上一字花刀。

02.锅中注油烧热，放入黄鱼，煎半分钟后翻面，继续煎半分钟至鱼身呈金黄色。

03.放入姜片、葱白，煎香；倒入适量清水，烧开后转小火煮8分钟至汤汁呈奶白色。

04.放入冬笋片、胡萝卜片、雪菜，加入盐、味精、白糖、料酒，拌匀调味。

05.撒入少许胡椒粉，再放入葱叶，盛入碗中即可。

营养分析〉黄鱼含有丰富的蛋白质、微量元素和维生素，对人体有很好的补益作用，体质虚弱者和中老年人常食黄鱼有很好的食疗效果。

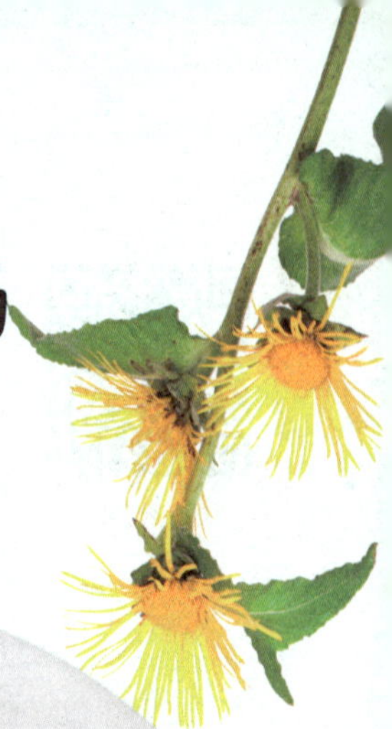

枸杞黄芪草鱼汤

▶ 养心润肺

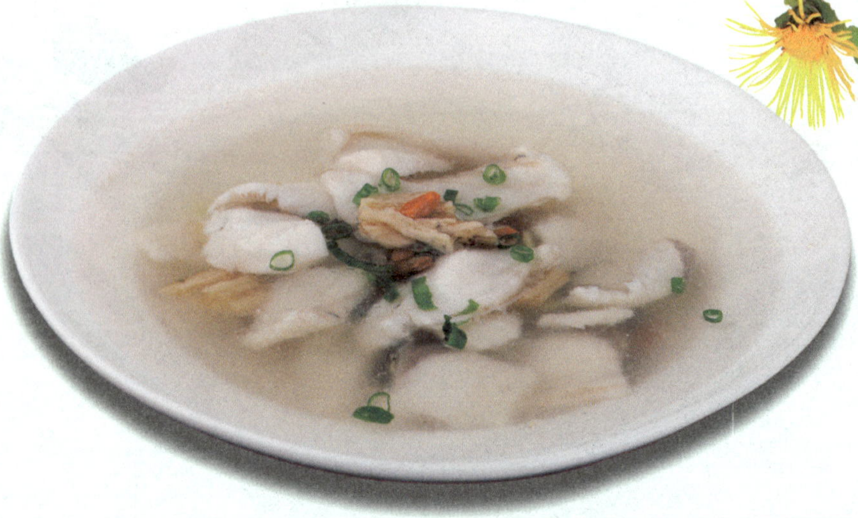

材料 cailiao

草鱼肉200克，枸杞7克，黄芪10克，姜片、葱花各少许

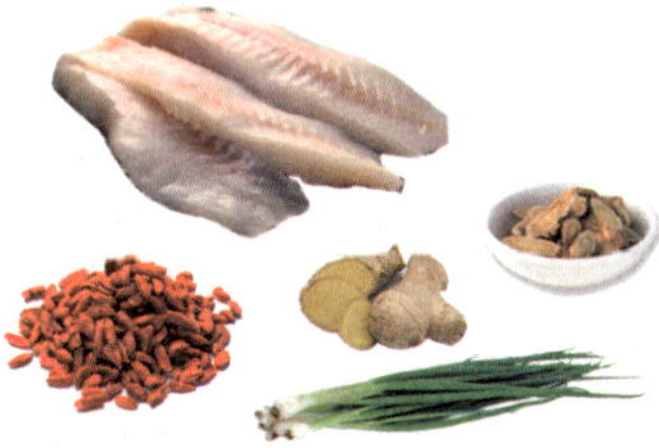

调料 tiaoliao

盐、鸡粉各4克，水淀粉4毫升，食用油适量

做法 zuofa

01.将洗净的草鱼肉用斜刀切成片。

02.鱼片装入碗中，加入适量盐、鸡粉、水淀粉，拌匀；倒入适量食用油，腌制5分钟至入味。

03.锅中倒入适量清水烧开，放入洗净的黄芪、枸杞、姜片。

04.加入适量盐、鸡粉、食用油，放入鱼片，拌煮约2分钟至熟。

05.把汤料盛入汤碗中，撒上少许葱花即可。

营养分析〉草鱼中的蛋白质不但含量高，而且质量佳，消化吸收率可达96%，并能供给人体必需的氨基酸、矿物质、维生素。草鱼所含的脂肪多为不饱和脂肪酸，能很好地帮助降低胆固醇，可以预防动脉硬化、冠心病等病症。

山药黄骨鱼汤

益气补血

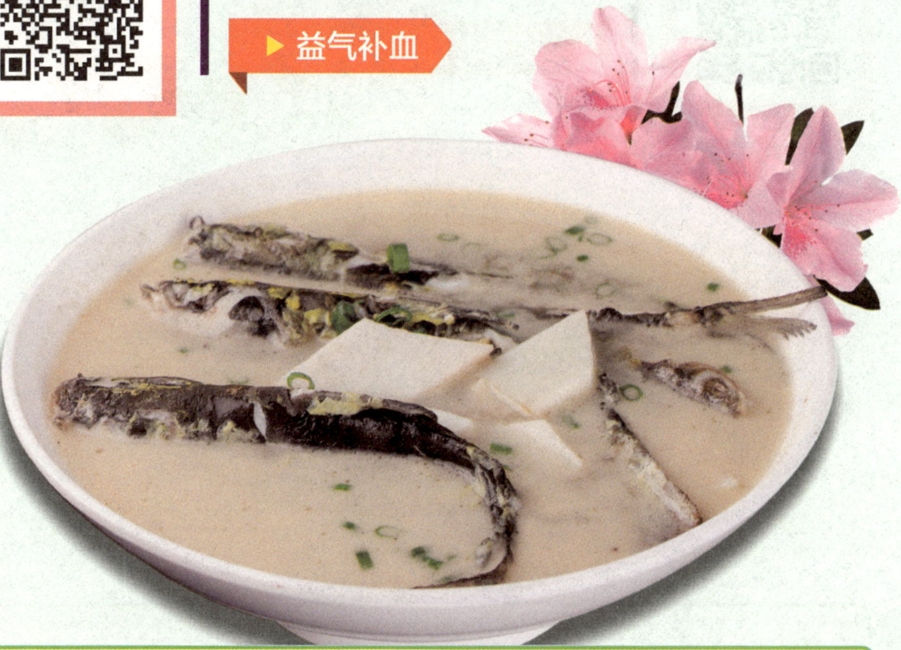

材料 cailiao

黄骨鱼300克，山药150克，姜片、葱花各少许

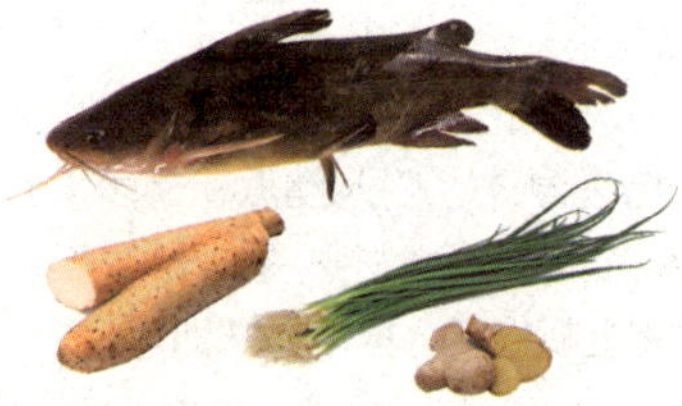

调料 tiaoliao

盐3克，鸡粉2克，胡椒粉少许，料酒5毫升，食用油适量

做法 zuofa

01.将去皮洗净的山药对半切开，用斜刀切段，改切成片，放入装有清水的碗中。

02.炒锅中注油烧热，下入姜片，爆香；放入处理干净的黄骨鱼，煎香；将鱼翻面，续煎。

03.淋入适量料酒，倒入适量清水，放入山药片，盖上盖，烧开后转小火焖4分钟至熟。

04.揭盖，调入适量盐、鸡粉，拌匀；掠去浮沫，撒上少许胡椒粉。

05.把鱼汤盛入汤碗中，撒上葱花即可。

营养分析〉黄骨鱼富含蛋白质、维生素以及钙、铁、钠等营养元素，具有维持钾钠平衡、消除水肿、增强免疫力、补气血、清热除火等功效。

黄骨鱼相克〉柿子（易导致消化不良）、浓茶（导致身体不适）

丝瓜煮泥鳅

美容养颜

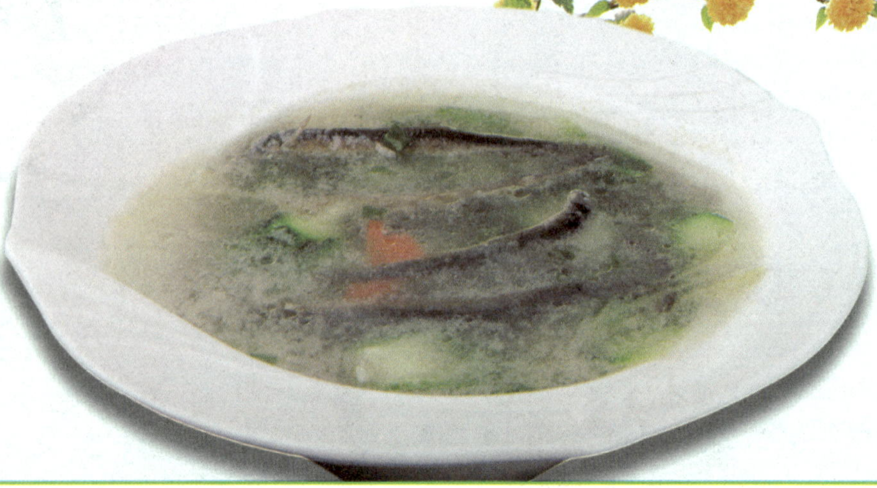

材料 cailiao

丝瓜250克，净泥鳅200克，姜丝20克，胡萝卜片少许

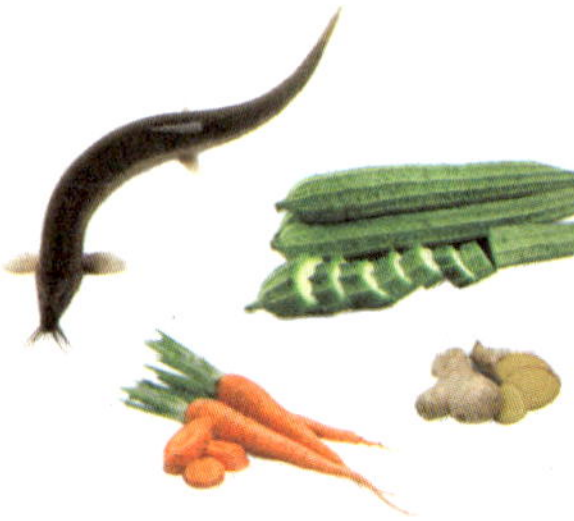

调料 tiaoliao

盐3克，白糖、胡椒粉、食用油各适量

做法 zuofa

01.将去皮洗净的丝瓜切成片，泥鳅洗净。

02.锅中注油烧热，放入姜丝，炒香。

03.注入适量清水烧开，放入泥鳅，煮至断生。

04.加入适量盐、白糖，拌煮至沸。

05.捞去浮沫，倒入丝瓜、胡萝卜片，拌煮约2分钟至食材熟透。

06.撒上胡椒粉，拌匀入味即可。

营养分析〉泥鳅富含优质蛋白、多种维生素以及钙、铁、锌、硒等营养成分，有高蛋白、低脂肪的特点，具有补中益气、养肾生精、祛毒化滞、消渴利尿、保护肝功能等功效。

泥鳅相宜〉豆腐（增强机体免疫力）、木耳（补气养血）

泥鳅相克〉茼蒿（降低营养）、河蟹（易引起中毒）

宋嫂鱼羹

▶ 益气补血

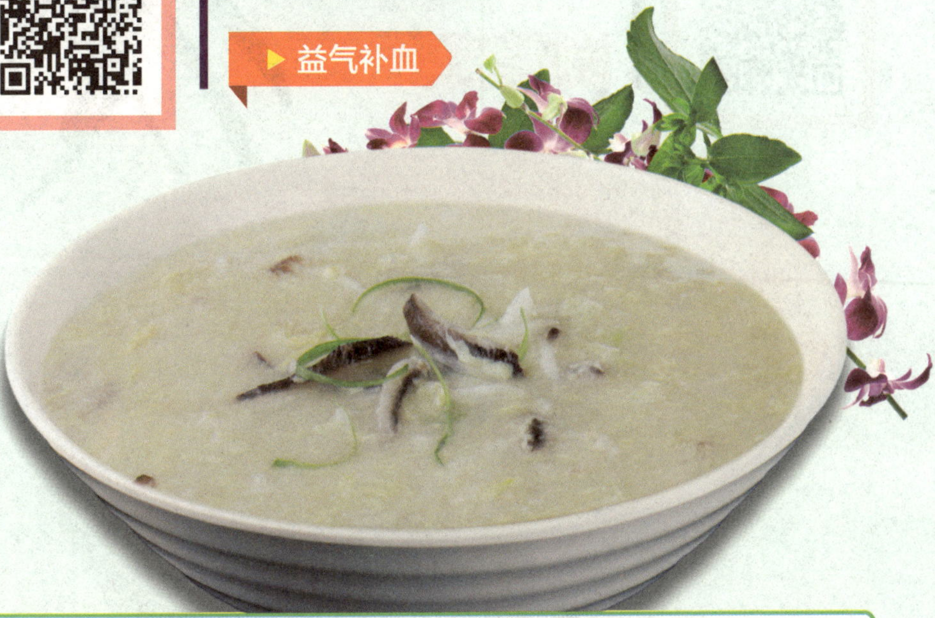

材料 cailiao

鳜鱼600克，鸡蛋黄2个，熟竹笋45克，生姜15克，葱结、水发香菇各少许，高汤适量

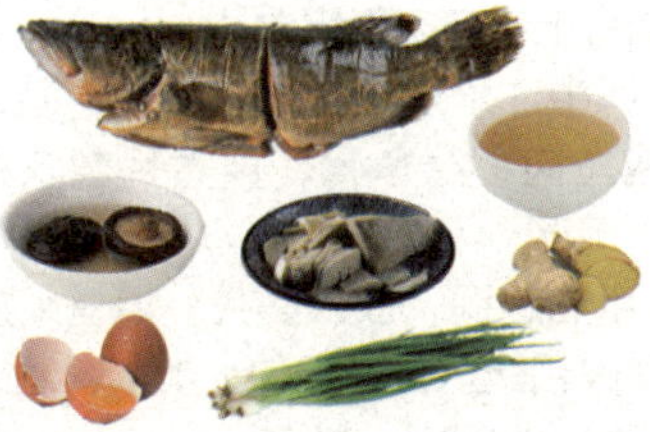

调料 tiaoliao

盐4克，料酒3毫升，鸡粉、味精、香醋、水淀粉、食用油各适量

做法 zuofa

01.将宰杀洗净的鳜鱼切去头、剔除脊骨；竹笋、香菇、生姜、葱洗净，切丝。

02.鱼肉放入垫有葱结的盘中，加料酒、盐，放入蒸锅蒸5分钟至熟；取出鱼肉，去鱼皮，鱼肉压成泥。

03.锅中倒水烧开，放入竹笋丝、盐，再放入香菇丝，焯煮片刻至熟，捞出。

04.用油起锅，放入姜丝、竹笋、香菇、料酒，炒匀；倒入适量高汤、清水，加入盐、鸡粉、味精，拌匀调味；倒入鱼肉泥，煮约1分钟。

05.转小火，加水淀粉，调匀；转大火，倒入蛋黄，搅匀；撒入葱丝，再淋入香醋，搅匀即可。

营养分析〉鳜鱼肉质细嫩、厚实、少刺，营养丰富，含有丰富的蛋白质、脂肪、钙、磷、铁等营养物质，具有补气血、健脾胃的功效，可强身健体、延缓衰老，尤其适合淋巴结核后期气血不足、体质虚弱者食用。孕妇妊娠中期常吃鳜鱼，可预防蛋白质的缺乏。

山药鳝鱼汤

▶ 益气补血

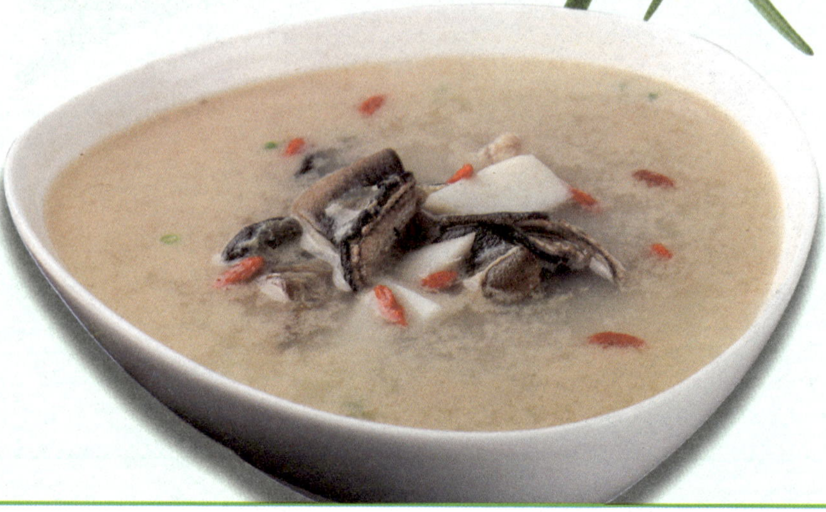

材料 cailiao

净鳝鱼300克，山药200克，姜片、枸杞、葱花各少许

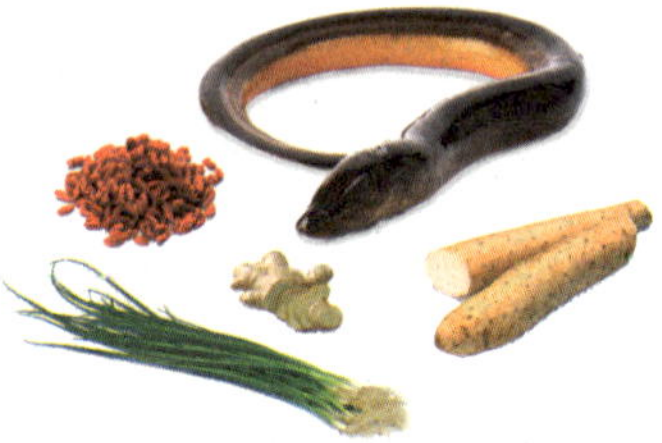

调料 tiaoliao

盐3克，鸡粉2克，胡椒粉、料酒、食用油各适量

做法 zuofa

01.把去皮洗净的山药切开，斜切成段，再改切成薄片；鳝鱼骨斩成小件，鱼肉打上花刀，再切成片。

02.锅中注水烧开，淋入少许料酒，放入鳝鱼肉、鳝鱼骨，拌煮片刻汆去血渍，捞出。

03.用油起锅，放入姜片，爆香；放入鳝鱼肉和鳝鱼骨，炒匀；加入料酒、适量清水、山药片，拌匀。

04.撒上枸杞，煮沸后改用中火煲煮约5分钟至食材熟透。

05.掠去浮沫，加入盐、鸡粉、胡椒粉，拌匀入味即可。

鳝鱼相宜〉藕（可以保持体内酸碱平衡）、青椒（降低血糖）

鳝鱼相克〉南瓜（会影响营养的吸收）、狗肉（温热助火）、菠菜（易致腹泻）、葡萄（降低营养价值）

黄芪鳝鱼汤

▶ 提神醒脑

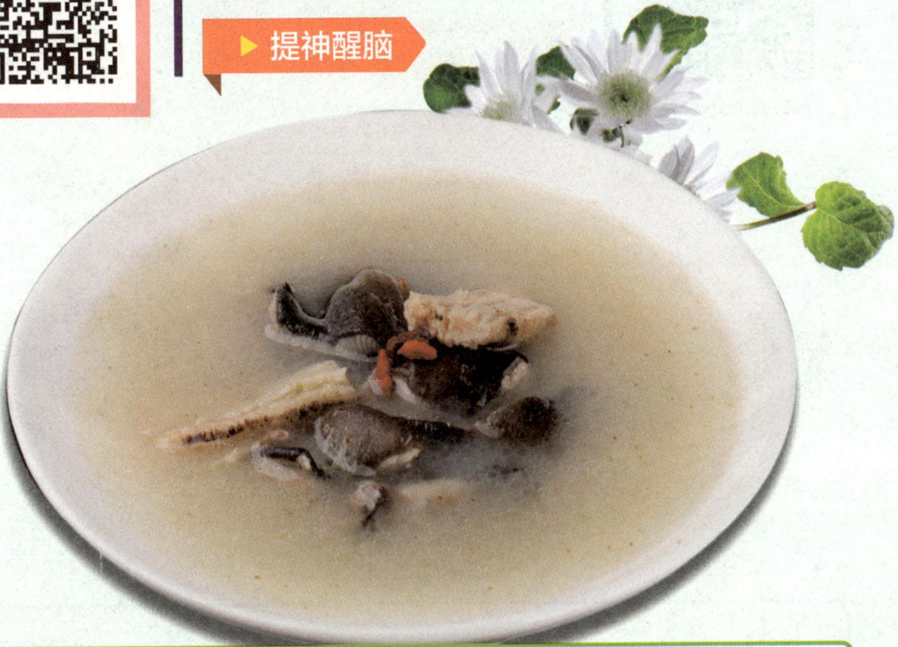

材料 cailiao

鳝鱼肉300克，黄芪25克，姜片、葱段各少许

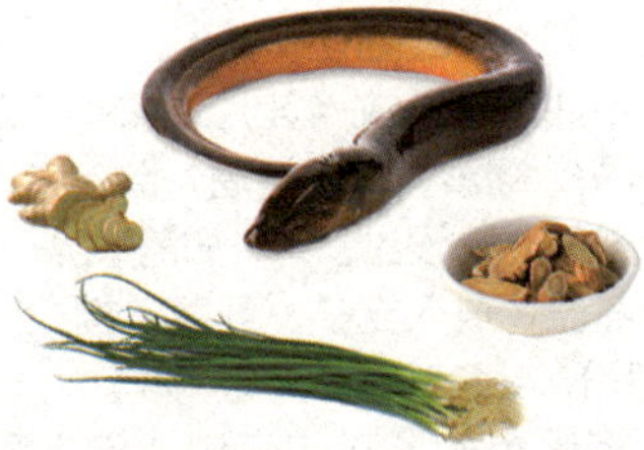

调料 tiaoliao

盐、鸡粉各2克，胡椒粉、料酒、食用油各少许

做法 zuofa

01.把洗净的鳝鱼肉切上花刀，再切成片。

02.锅中注水烧开，淋入少许料酒，放入鳝鱼，拌煮汆去血渍，捞出。

03.用油起锅，倒入姜片、葱段，大火爆香；放入鳝鱼，炒匀。

04.淋入少许料酒，注入适量清水，下入黄芪，加入盐、鸡粉，煮沸后改用中小火煮约6分钟至食材熟透。

04.掠去浮沫，撒上少许胡椒粉，拌匀入味即成。

营养分析〉鳝鱼含有丰富的维生素A、维生素B_1、维生素B_2、烟酸等成分，可以预防夜盲症和视力减退，辅助治疗糖尿病患者并发的眼部疾病；还能抵抗呼吸系统感染、促进发育、强壮骨骼。

乌鸡甲鱼汤

▶ 增强免疫力

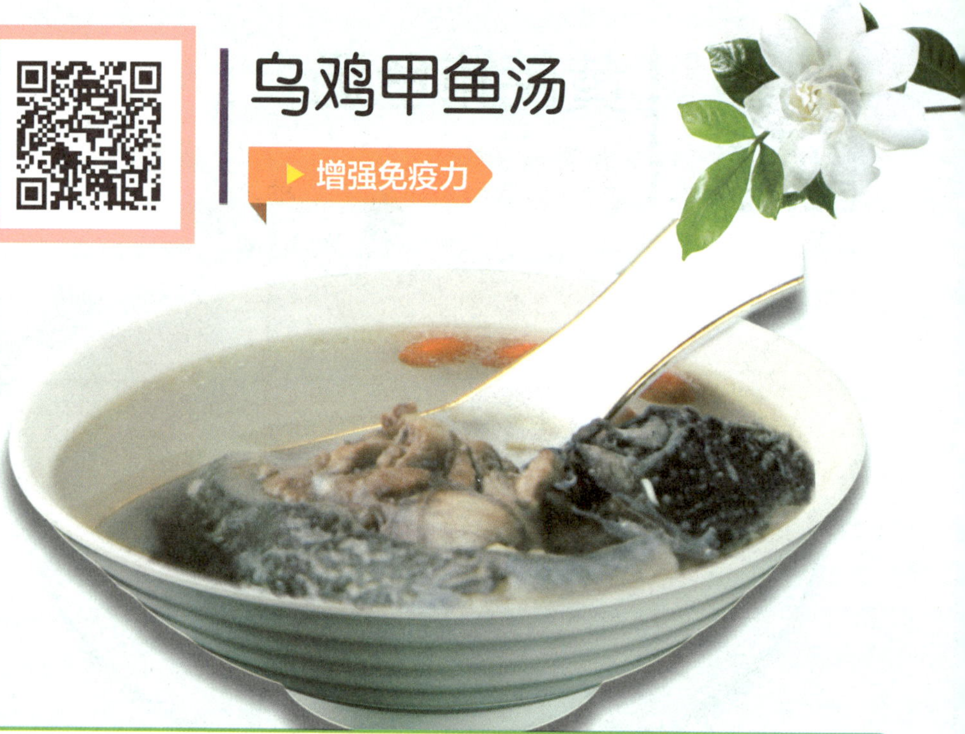

材料 cailiao

甲鱼1只，乌鸡500克，猪瘦肉丁50克，党参5克，红枣6克，枸杞3克，姜片8克

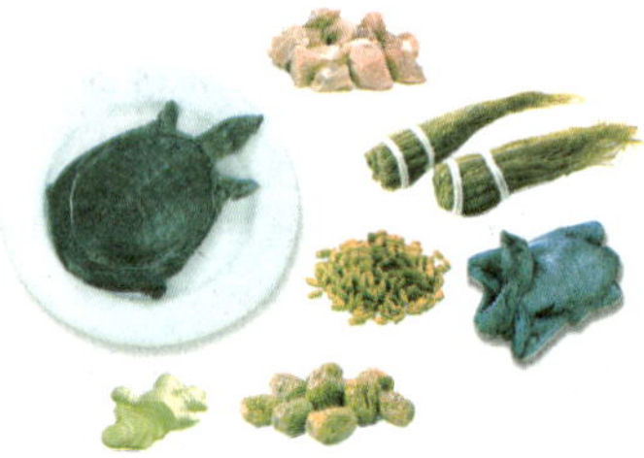

调料 tiaoliao

盐、鸡粉、料酒、味精、食用油各适量

做法 zuofa

01.将甲鱼宰杀洗净，切去爪尖，改刀斩块。

02.锅中倒入清水烧开，倒入甲鱼块，汆至断生，捞出；倒入乌鸡块，煮沸后捞去浮沫，汆至断生，捞出。

03.用油起锅，放入姜片，煸香；倒入甲鱼块，翻炒；淋入料酒，倒入猪瘦肉丁，注入清水没过食材，加盖煮沸。

04.揭盖，放入党参、红枣、枸杞，加入鸡粉、盐、味精，拌匀调味。

05.将锅中的汤料和乌鸡块倒入砂煲中，放入甲鱼壳，加盖，用小火慢60分钟即可。

营养分析〉乌鸡富含蛋白质、B族维生素及多种氨基酸和微量元素，能帮助强筋健骨、延缓衰老；甲鱼具有极高的药用价值，是滋阴补肾的佳品，有滋阴壮阳、补血补肝、化瘀和延年益寿的功能，中老年和体质虚弱者食用尤其适合。

乌鸡相宜〉三七（增强免疫力）、核桃仁（提升补锌功效）、粳米（养阴、祛热、补中气）、红枣（补血养颜）

淮山枸杞甲鱼汤

▶ 保肝护肾

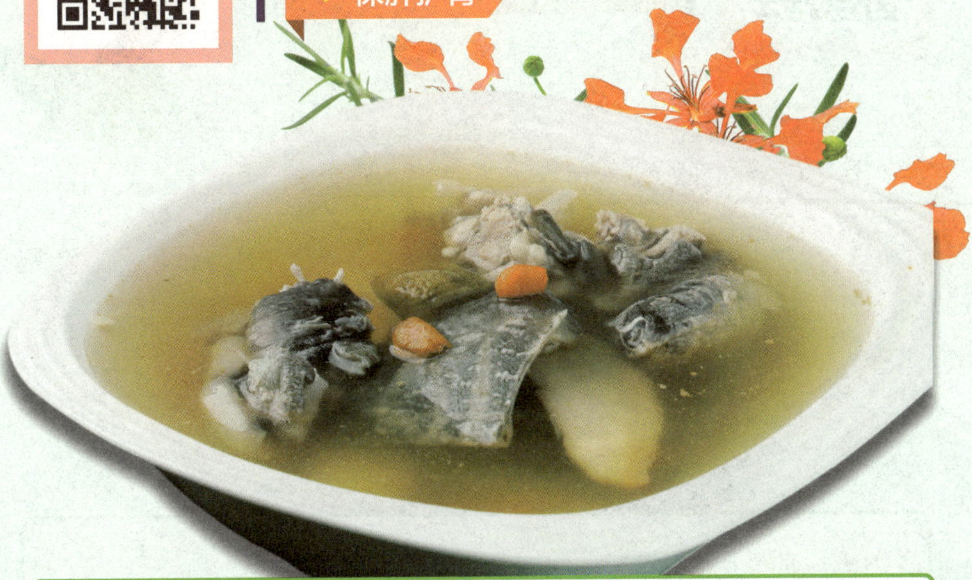

材料 cailiao

甲鱼肉350克，淮山30克，枸杞10克，陈皮5克，姜片少许

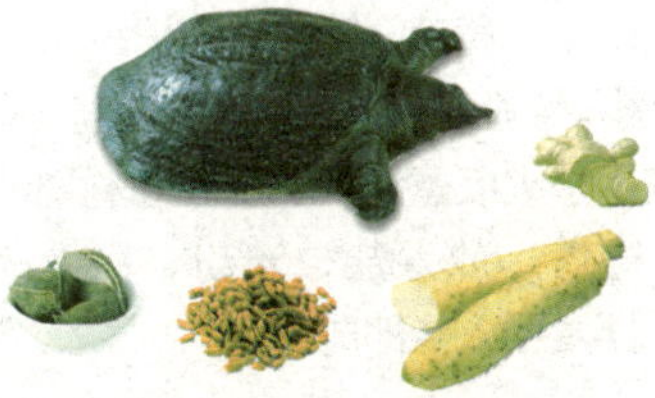

调料 tiaoliao

盐3克，鸡粉2克，胡椒粉少许，料酒15毫升

做法 zuofa

01.甲鱼肉洗净，斩成小块；淮山去皮洗净，切成片。

02.锅中加适量清水烧热，放入甲鱼肉，淋入少许料酒，煮沸后掠去浮沫，捞出。

03.砂锅中加适量清水烧开，放入陈皮、淮山、枸杞、甲鱼肉、姜片，搅匀。

04.淋入料酒，煮沸后改小火煮约40分钟至食材熟透。

05.加入盐、鸡粉，撒上胡椒粉，拌煮入味即成。

营养分析〉甲鱼富含动物胶、铜、维生素D等成分，具有清热养阴、平肝熄风、软坚散结的食疗作用，对身虚体弱、肝脾肿大等症有很好的辅助治疗效果。

甲鱼相克〉鸡蛋（导致身体不适）、苋菜（不消化）、鸭肉（导致水肿、腹泻）、冬笋（伤元气）、桃（引发心痛）

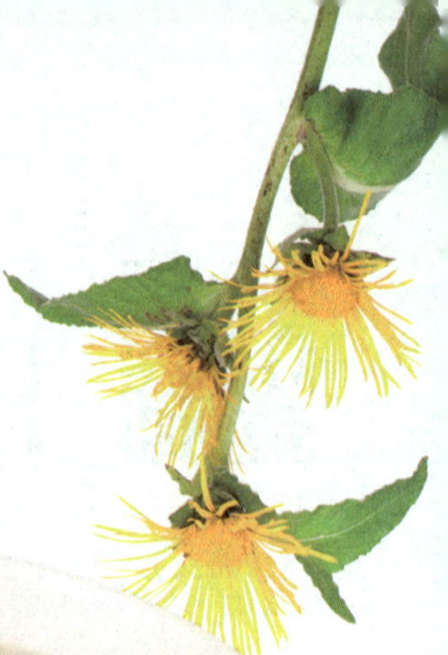

茯苓甲鱼汤

▶ 益气补血

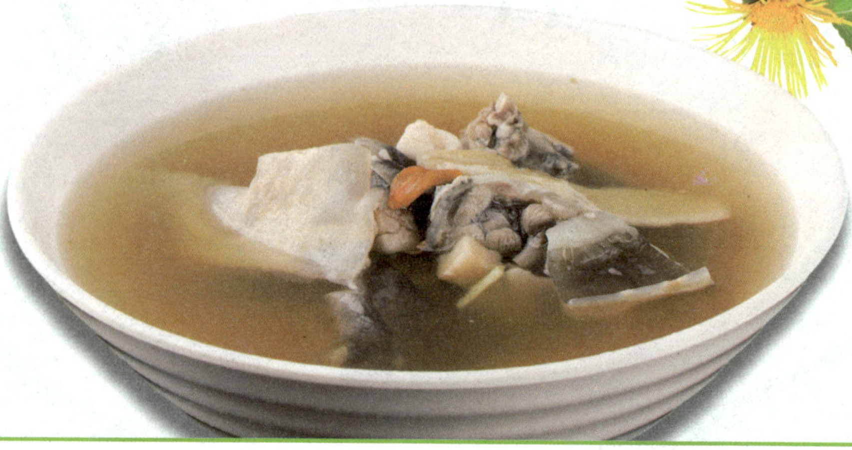

材料 cailiao

甲鱼肉300克，茯苓15克，枸杞、黄芪各8克，陈皮4克，姜片少许

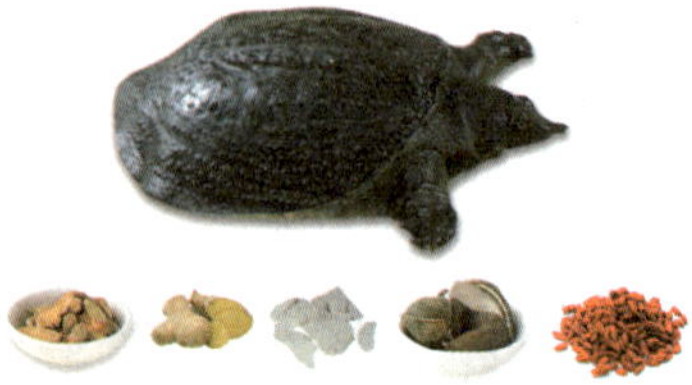

调料 tiaoliao

盐、鸡粉各2克，胡椒粉少许，料酒8毫升

做法 zuofa

01.将甲鱼肉洗净，斩成小块。

02.锅中加适量清水烧热，倒入甲鱼肉，煮沸后掠去浮沫，捞出。

03.砂锅中注入适量清水烧开，放入姜片、茯苓、黄芪、陈皮、枸杞。

04.倒入甲鱼肉，淋入料酒，加盖，煮沸后改用小火续煮约40分钟至食材熟透。

05.揭盖，放入盐、鸡粉，撒上胡椒粉，拌煮至入味即成。

营养分析〉茯苓含有脂肪酸、卵磷脂、蛋白酶以及钾、钙、镁、磷、铁等矿物质，具有渗湿利水、健脾和胃、宁心安神、降血压等功效，适宜脾胃虚弱、大便稀溏、心悸失眠、小便不利患者食用。

茯苓相宜〉益母草（利尿消肿）、腰果（安神）

茯苓相克〉浓茶（破坏茯苓的营养成分）、西瓜（伤脾胃）、螃蟹（降低营养价值）

香露河鳗

▶ 提神健脑

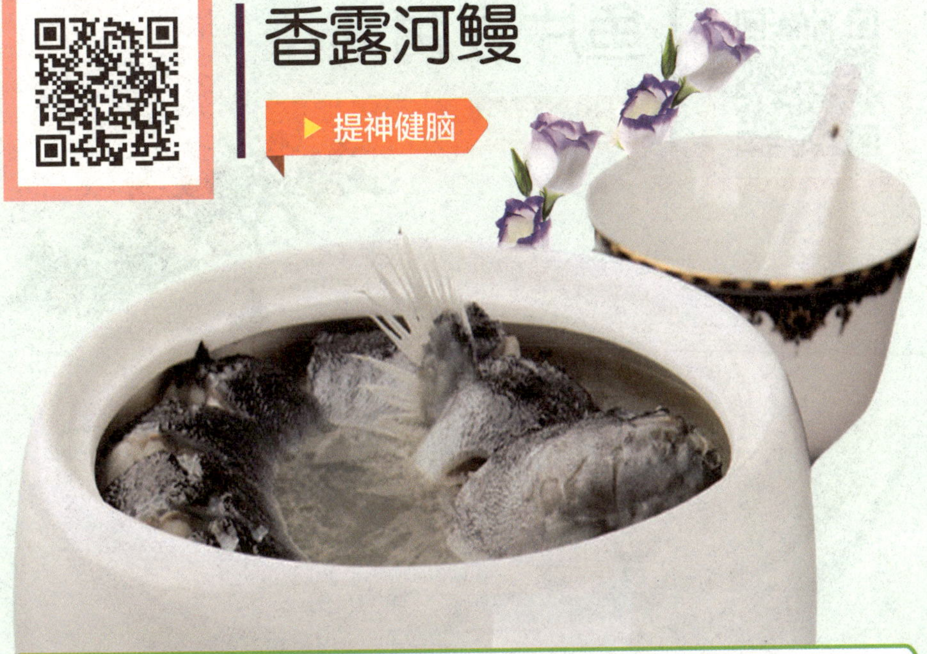

材料 cailiao

河鳗150克，大蒜、姜片、葱结各少许，高汤适量

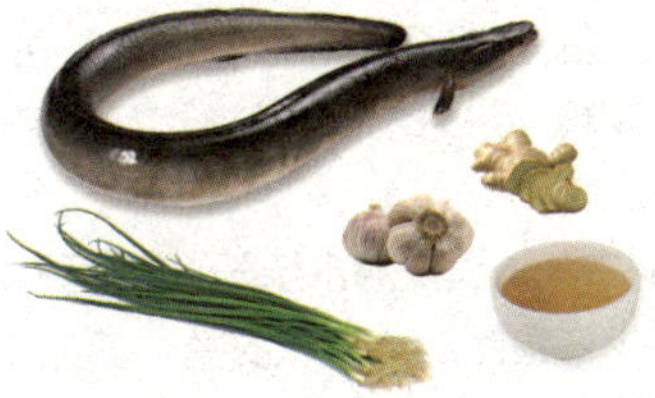

调料 tiaoliao

盐3克，料酒3毫升，食用油适量

做法 zuofa

01.锅中注水烧热，放入河鳗，汆烫片刻；捞出河鳗，刮去表面黏液，掏去内脏，切等长小段，不要切断鱼脊骨。

02.锅中注油烧热，放入大蒜，炸片刻后捞出。

03.将河鳗、姜片、大蒜、葱结放入蒸碗中。

04.锅中倒入适量高汤，加入盐、料酒，煮开；将汤汁倒入蒸碗中，用保鲜膜包裹后放入蒸锅中，加盖，蒸30分钟。

05.揭盖，将蒸碗取出，除去保鲜膜即可。

营养分析〉河鳗富含磷脂，对人体组织器官的生长发育、神经系统功能的维持具有重大作用。磷脂作为滋补强壮剂，对儿童的智力发育、成人的脑功能尤为重要，有补虚损、祛风明目、活血通络、解毒消炎的功效。

河鳗相宜〉山药（辅助治疗虚劳体弱）、豆腐（增加蛋白质的吸收）、茄子（降低胆固醇）

河鳗相克〉羊肝（减少营养素的吸收）、白果（导致身体不适）

鱼片豆腐汤

▶ 提神健脑

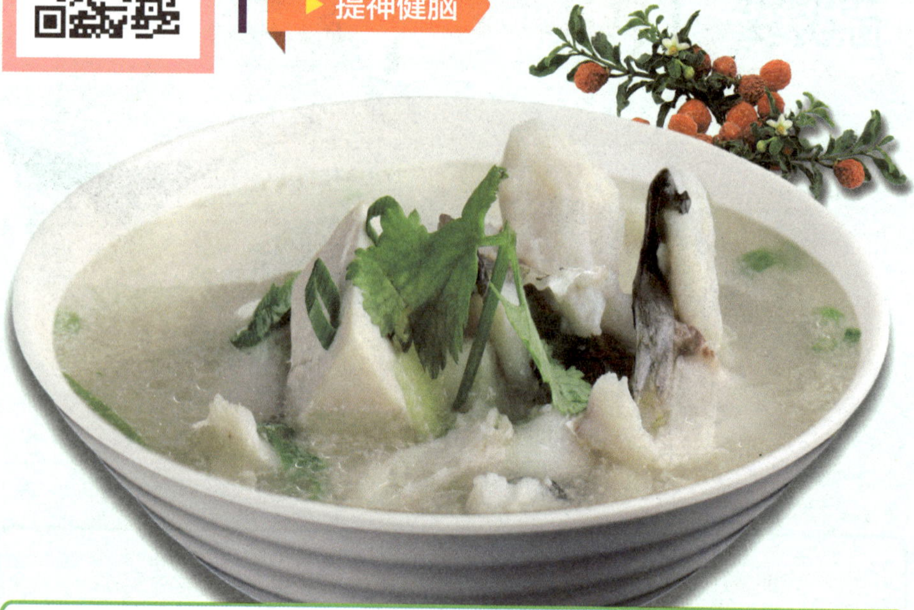

材料 cailiao

净草鱼400克，豆腐300克，葱花、姜片、香菜段、淡奶各适量

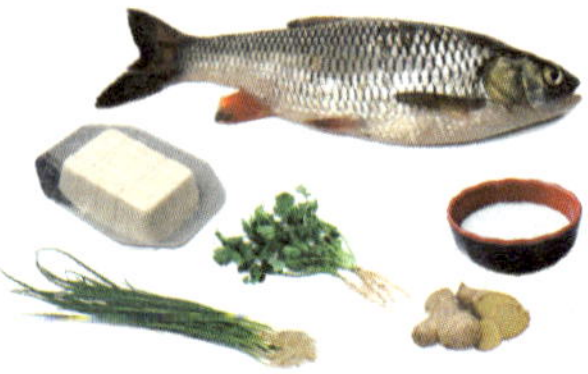

调料 tiaoliao

盐、味精、鸡粉、胡椒粉、水淀粉、食用油各适量

做法 zuofa

01. 将豆腐洗净，切成小方块。

02. 草鱼肉斜切成薄片，装碗，加入盐、味精，淋入水淀粉，抓匀，腌制片刻至入味。

03. 锅中注入适量清水烧开，放入豆腐，倒入少许食用油，放入姜片，加盐、鸡粉，拌匀。

04. 倒入适量淡奶，放入鱼肉片，拌煮至熟。

05. 撒上胡椒粉，将汤料盛出装碗，撒上香菜段、葱花即成。

营养分析〉 草鱼富含不饱和脂肪酸，能促进血液循环，是心血管病人的良好食物。草鱼还含有蛋白质，易吸收，对于身体瘦弱、食欲缺乏的人来说，草鱼肉嫩而不腻，起到开胃、滋补的作用。

草鱼相宜〉 木耳（促进血液循环）、香菇（健胃消食）、胡萝卜（延缓衰老）

草鱼相克〉 西红柿（会导致铜元素析放）

金针菇鱼片汤

▶ 提神健脑

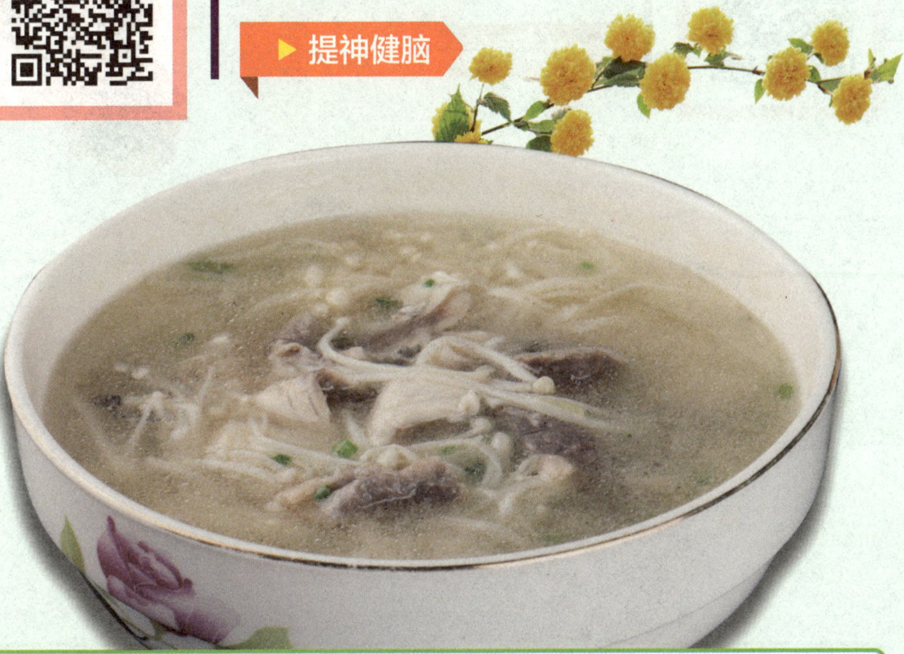

材料 cailiao

金针菇100克，草鱼肉200克，姜片、葱花各少许

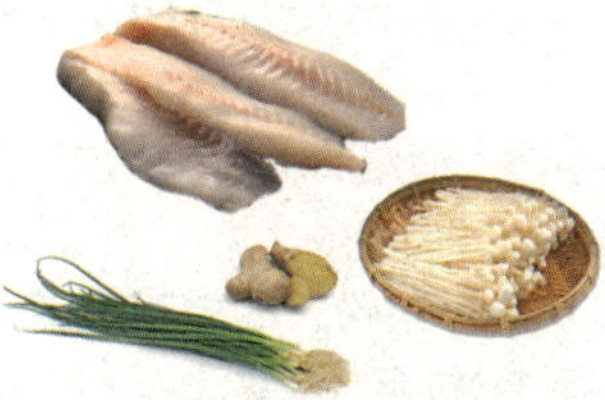

调料 tiaoliao

盐5克，鸡粉4克，胡椒粉1克，料酒7毫升，水淀粉4毫升，食用油适量

做法 zuofa

01.将金针菇洗净，切去老茎。

02.将草鱼肉用斜刀切成片，装碗，放入适量盐、鸡粉、料酒、水淀粉，拌匀，再淋入少许食用油，腌制5分钟。

03.用油起锅，放入姜片，爆香；放入金针菇，炒匀；淋入料酒，炒香。

04.倒入适量清水，加入盐、鸡粉、胡椒粉，拌匀煮沸。

05.放入鱼片，拌煮约1分钟至熟，撒上葱花即成。

营养分析〉金针菇能有效增强机体的生物活性，促进体内的新陈代谢，有利于食物中各种营养素的吸收和利用，对生长发育大有益处。

苋菜鱼片汤

▶ 增强免疫力

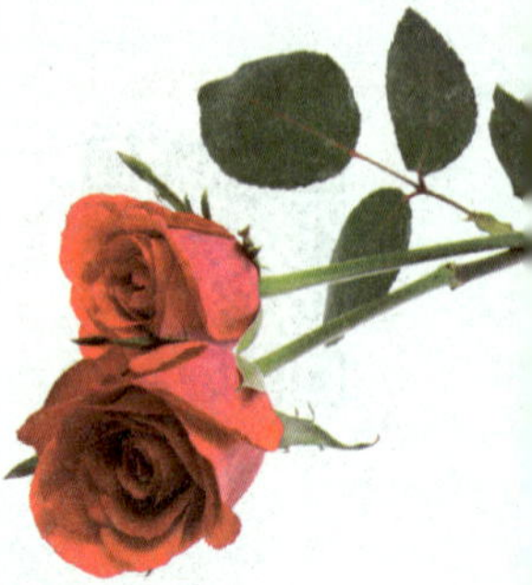

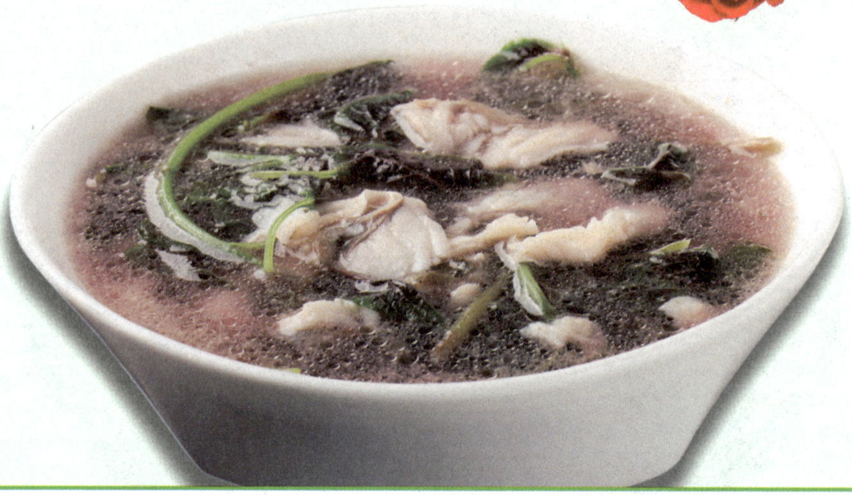

材料 cailiao

苋菜100克，草鱼肉120克，姜片少许

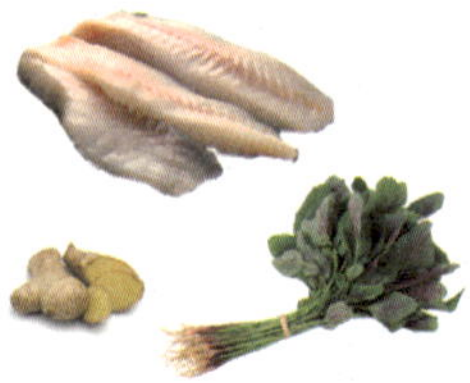

调料 tiaoliao

盐4克，鸡粉3克，胡椒粉2克，水淀粉4毫升，食用油适量

做法 zuofa

01.将洗净的草鱼肉斜刀切成片，装入碗中，加入适量盐、鸡粉、胡椒粉、水淀粉，拌匀，再倒入少许食用油，腌制10分钟。

02.锅中注入适量清水烧开，加入食用油、姜片，拌匀略煮。

03.加入盐、鸡粉、胡椒粉，下入觅菜，拌煮1分钟至八成熟。

04.倒入鱼片，拌匀，用中火煮沸。

05.撇去汤中浮沫，盛入汤碗中即可。

营养分析〉 草鱼含有丰富的硒元素，经常食用有抗衰老、养颜的功效，而且对肿瘤也有一定的预防作用。

草鱼相宜〉 豆腐（增强免疫力）、冬瓜（清热、平肝）

草鱼相克〉 驴肉（引发心脑血管疾病）

鱼头豆腐汤

▶ 增强免疫力

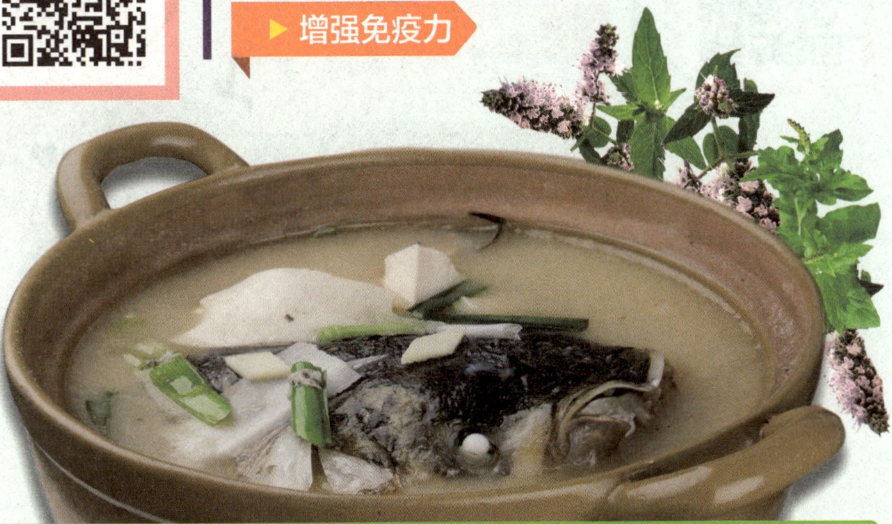

材料 cailiao

鳙鱼头600克，豆腐400克，冬笋片35克，姜片20克，蒜苗段25克，水发香菇片少许，高汤适量

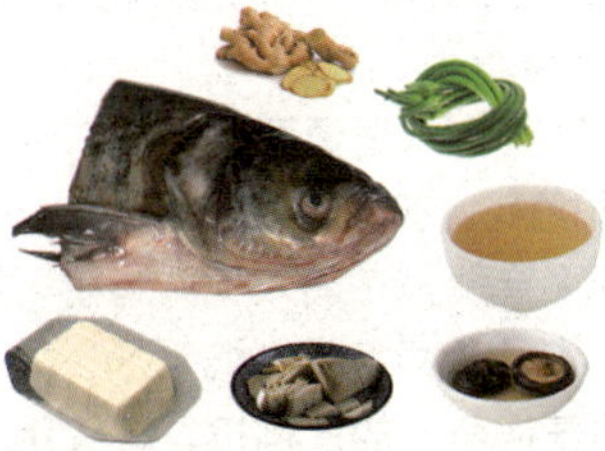

调料 tiaoliao

盐、白糖各3克，料酒5毫升，生抽、胡椒粉、熟猪油、食用油各适量

做法 zuofa

01.把鱼头斩成相连的两半，两面打上一字花刀；豆腐洗净，切成片。

02.锅中注入清水烧开，放入豆腐片、冬笋片、香菇片，焯煮去除酸味和杂质，捞出。

03.锅中注油烧至七成热，放入鱼头，煎至焦香；将鱼头翻面煎片刻，放入姜片，续煎至鱼头呈焦黄色；加入料酒、高汤，煮沸。

04.将锅中汤料倒入砂煲中，煮开后改小火再炖25分钟至汤汁呈奶白色。

05.捞去浮沫，加入盐、白糖、豆腐片、冬笋片、香菇片，加盖煮至沸。

06.揭盖，加入蒜苗段、生抽、熟猪油、胡椒粉，拌煮入味即成。

营养分析〉鱼头的营养价值高、口味好，对降低血脂、健脑及延缓衰老有一定作用，但不宜过多食用。

鱼头相宜〉豆腐（提高营养价值）、剁椒（健脾开胃）、西葫芦（健脑）、苹果（缓解腹泻）、白萝卜（健脾胃）、黄豆芽（软化血管）、虾仁（有安神功效）

鱼头相克〉西红柿（抑制营养成分的吸收）

天麻鱼头汤

▶ 提神健脑

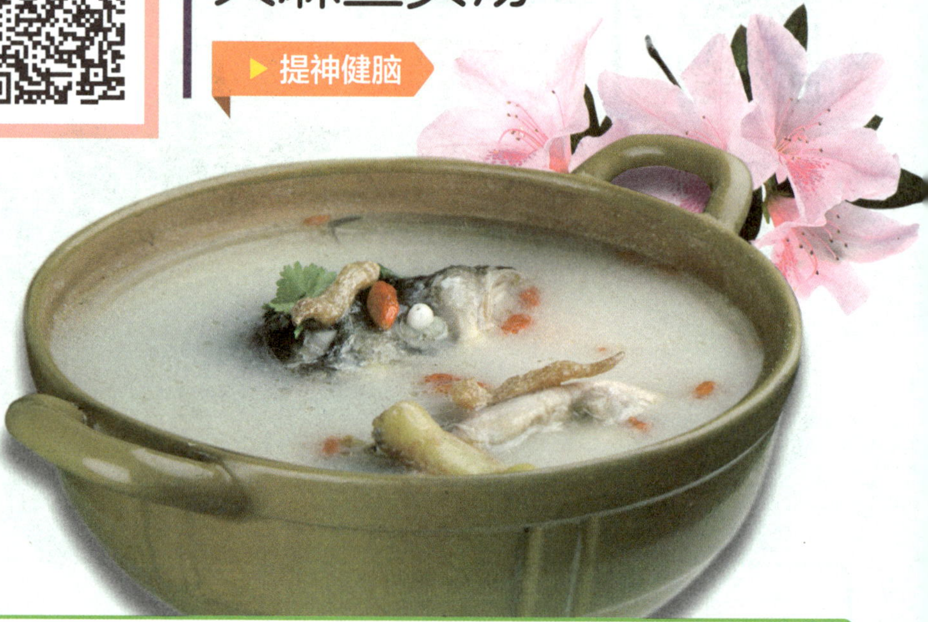

材料 cailiao

鳙鱼头450克，姜片50克，天麻5克，枸杞2克

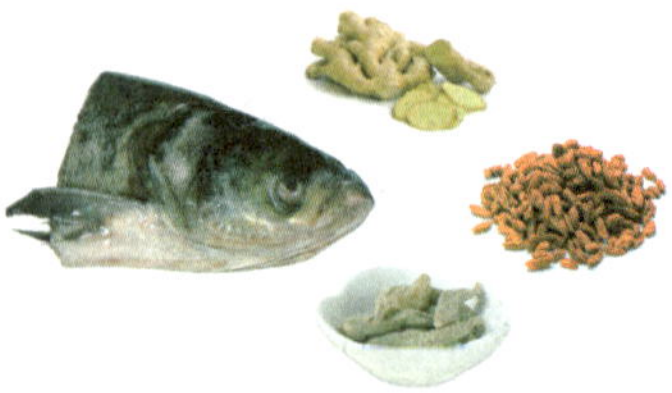

调料 tiaoliao

盐、鸡粉各适量

做法 zuofa

01.锅中注油烧热，放入姜片，爆香。

02.放入洗净并切开的鱼头，煎至焦黄，盛盘备用。

03.砂煲中倒入适量开水，放入天麻、姜片和鱼头，加入少许盐。

04.用大火煲开，加入少许鸡粉，盖上锅盖，转中火再炖8分钟。

05.揭开锅盖，放入枸杞，继续用中火炖煮片刻即成。

营养分析〉天麻富含蛋白质、氨基酸、碳水化合物、糖类、铁等营养物质，具有增强记忆力、保护视力、延年益寿等功效，可以降低血压、通络止痛。

天麻相宜〉鹌鹑（可改善贫血）

西红柿鱼丸汤

▶ 防癌抗癌

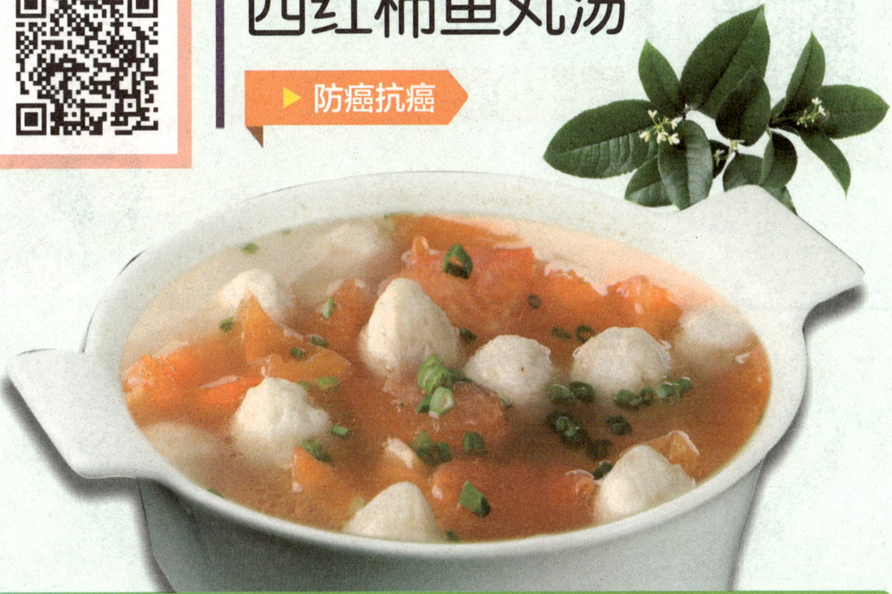

材料 cailiao

西红柿120克，鱼丸170克，姜片、葱花各适量

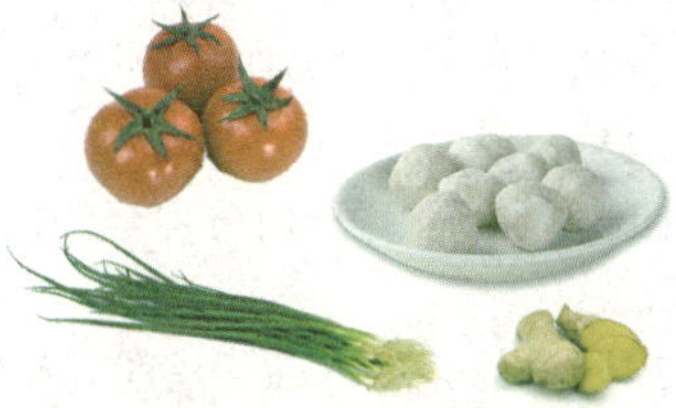

调料 tiaoliao

盐、鸡粉各2克，芝麻油3毫升，食用油适量

做法 zuofa

01.将洗净的西红柿切成块。

02.锅中注入适量清水烧开，倒入适量食用油，放入盐、鸡粉、鱼丸，略煮。

03.放入姜片，拌煮至沸腾。

04.加入西红柿块，煮约3分钟至食材熟透。

05.淋入适量芝麻油，拌匀。

06.把煮好的汤料盛入汤碗中，放入葱花即可。

营养分析〉鱼丸以各种鱼肉和猪瘦肉或虾肉混合成馅，加淀粉拌匀制成的丸状食物，含有蛋白质、微量元素等营养物质，具有补脾益胃、利水通淋、清热解毒的功效，可以保护心血管系统。

鱼丸相宜〉西兰花（降压降脂）、香菇（有利于对营养物质的消化和吸收）、香菜（预防流行性感冒）

鱼丸相克〉黄豆（影响蛋白质的消化吸收）、南瓜（营养价值下降）、啤酒（不利于身体健康）

鱼丸苋菜汤

▶ 增强免疫力

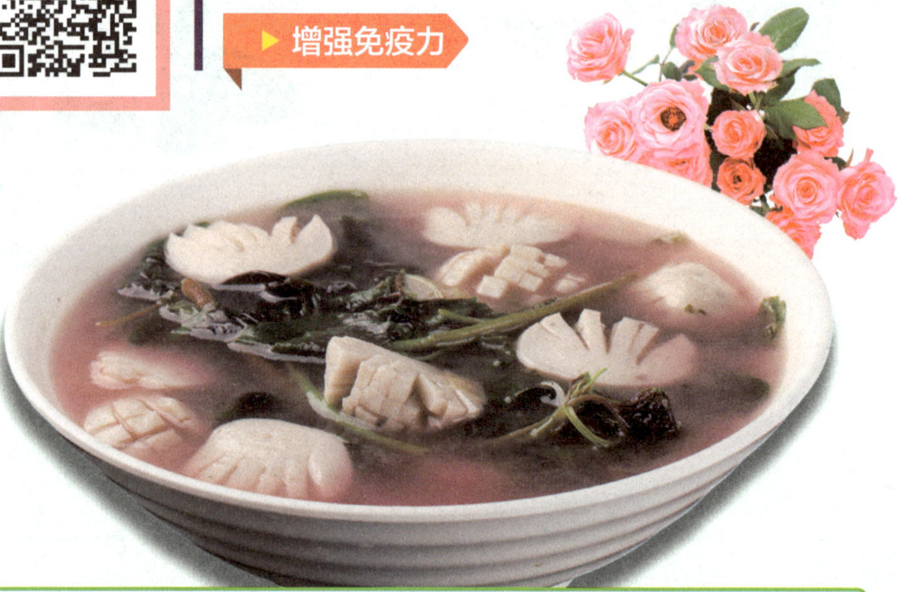

材料 cailiao

鱼丸150克，苋菜100克，姜片少许

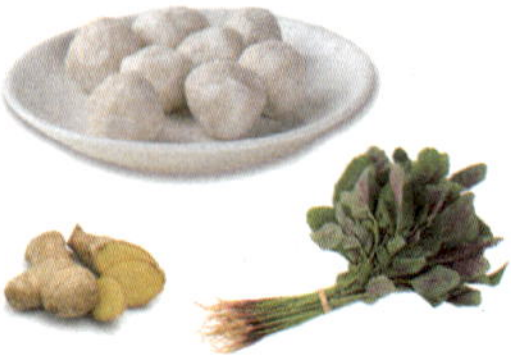

调料 tiaoliao

盐、鸡粉各3克，芝麻油3毫升，胡椒粉、食用油各适量

做法 zuofa

01.鱼丸切上网格花刀，再切成两半。

02.锅中倒入适量食用油烧热，放入姜片，爆香；倒入800毫升清水，烧开后倒入鱼丸。

03.加盖，烧开后再煮1分钟至鱼丸煮开花。

04.揭开锅盖，放入盐、鸡粉、胡椒粉，拌匀调味；放入洗好的苋菜，拌煮1分30秒至熟。

05.淋入适量芝麻油，拌匀即可。

营养分析〉苋菜富含易被人体吸收的铁和钙，而且不含草酸，夏季常食红苋菜，具有清热解毒、消除咽喉红肿和辅助治疗肠炎的效果。

苋菜相宜〉鸡蛋（滋阴润燥）、猪肝（增强免疫力）

苋菜相克〉菠菜（降低营养价值）、牛奶（影响钙的吸收）、甲鱼（不易消化）

清肺鱼骨汤

▶ 养心润肺

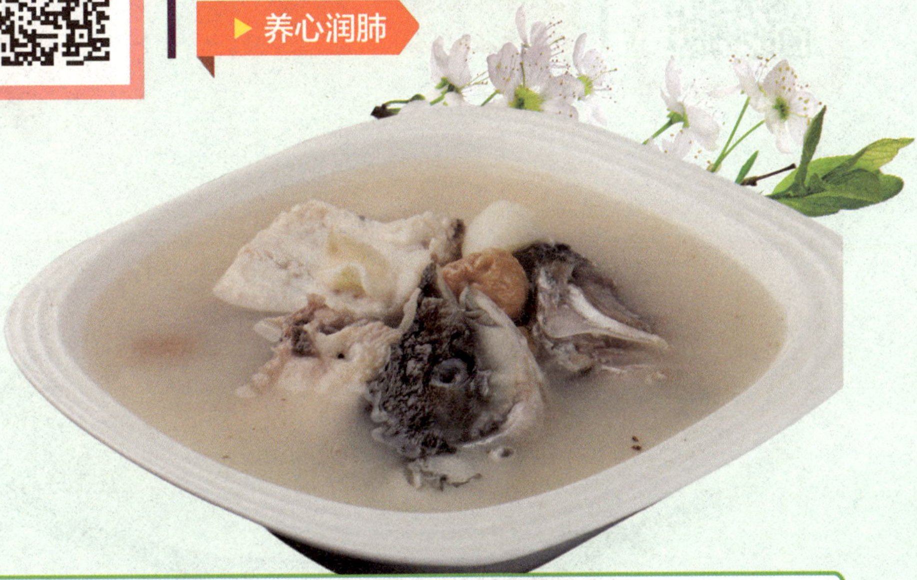

材料 cailiao

鱼骨400克，马蹄肉80克，无花果30克，百合20克，姜片10克

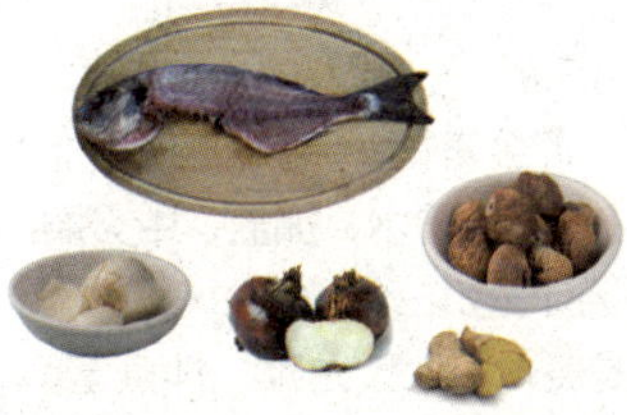

调料 tiaoliao

盐3克，鸡粉2克，料酒5毫升，胡椒粉少许，食用油适量

做法 zuofa

01.将马蹄去皮洗净，切成小块；把鱼骨洗净，斩成块。

02.锅中注油烧热，下入姜片，爆香；倒入鱼骨，煎约1分钟至出焦香味；鱼骨翻面，续煎至焦黄色。

03.砂锅中注入适量清水烧开，加入百合、无花果、马蹄，大火煮15分钟；倒入鱼骨，淋入料酒，盖上盖，转小火再煮15分钟至食材熟透。

04.揭盖，加入盐、鸡粉，拌煮约1分钟至入味。

05.撒上少许胡椒粉，拌匀，盛入碗中即可。

营养分析〉无花果含有丰富的氨基酸、维生素、矿物质等营养成分，能增强胃肠消化功能；还富含钾元素，有助于调节血压平衡；其含有花青素、维生素C等强效的抗氧化剂，能延缓细胞的衰老，起到防癌、抗癌的作用。

无花果相宜〉梨（润肺止咳）、板栗（强筋健骨、消除疲劳）

无花果相克〉螃蟹（引起腹泻）

鱼骨白菜汤

▶ 增强免疫力

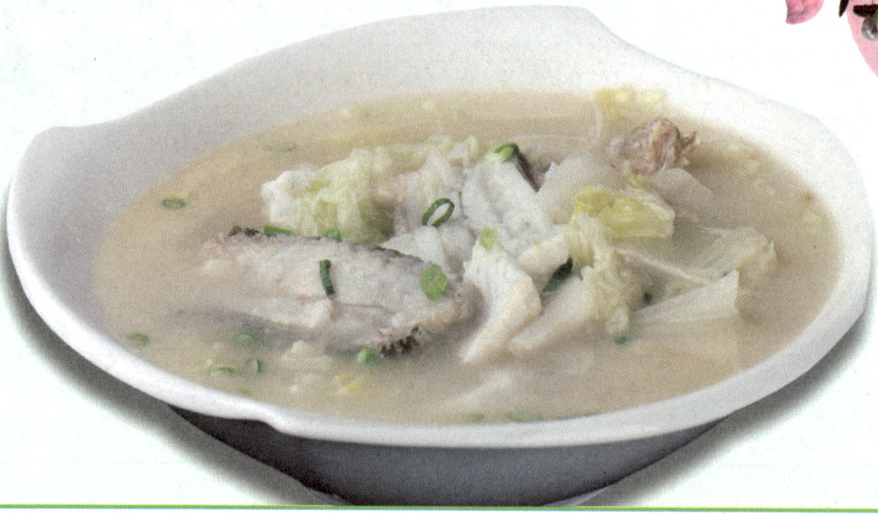

材料 cailiao

鱼骨300克，大白菜200克，姜片、葱花各少许

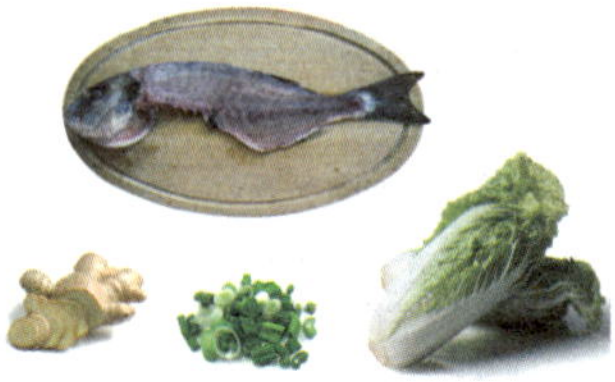

调料 tiaoliao

盐3克，鸡粉2克，料酒、胡椒粉、食用油各适量

做法 zuofa

01.将洗净的大白菜去心，切成段；洗好的鱼骨切成段，装盘备用。

02.用油起锅，倒入姜片，爆香；倒入鱼骨，煎至焦香；加少许料酒，炒匀。

03.注入适量清水，加盖，中火焖约5分钟至汤汁呈奶白色。

04.揭盖，倒入大白菜，拌煮至熟；加入盐、鸡粉、胡椒粉，小火略煮片刻至入味。

05.将煮好的汤盛入碗中，撒上葱花即可。

营养分析〉鱼骨里含有丰富的钙质和微量元素，经常食用可以预防骨质疏松。

鱼骨相宜〉白菜（提供丰富的蛋白质、碳水化合物、维生素C等多种营养成分）、茼蒿（健脾消肿、清热解毒）、火腿（益气养血、养肝明目）

鱿鱼冬笋汤

▶ 降低血脂

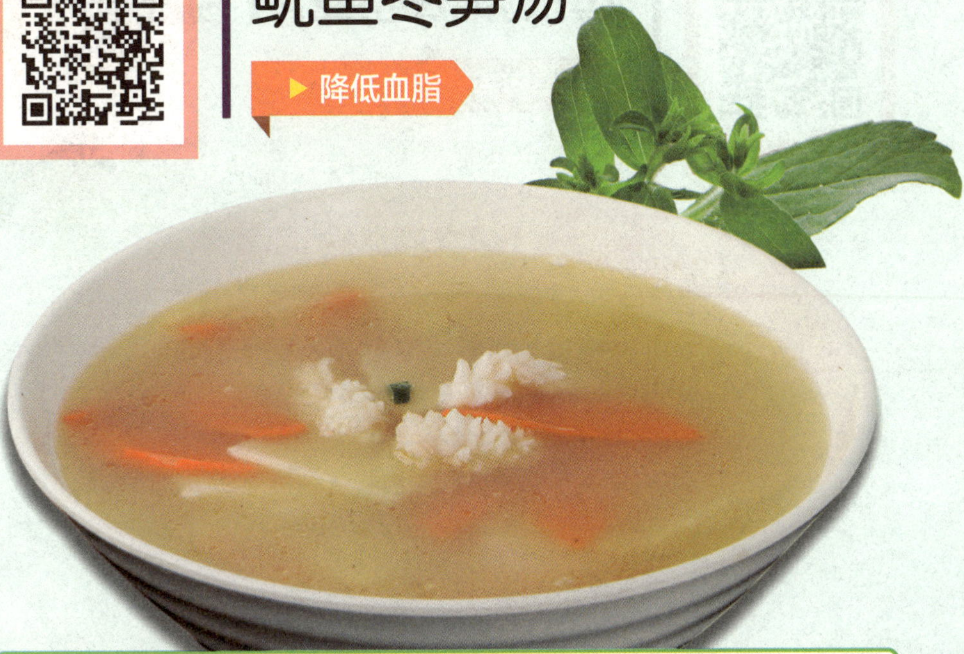

材料 cailiao

鱿鱼150克，冬笋150克，胡萝卜80克，姜片、葱花各少许

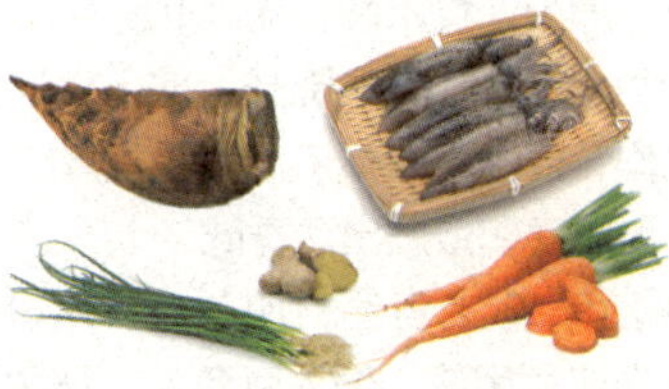

调料 tiaoliao

盐、鸡粉各3克，胡椒粉少许，水淀粉4毫升，料酒9毫升，食用油适量

做法 zuofa

01.将冬笋、胡萝卜均洗净，切成片；洗好的鱿鱼内侧打上网格花刀，改切成片；鱿鱼须切开。

02.鱿鱼装入碗中，加入少许盐、料酒、鸡粉、胡椒粉、水淀粉，拌匀，腌制5分钟至入味。

03.锅中注水烧开，放入笋片煮半分钟，下入胡萝卜片煮片刻，捞出。

04.锅中注油烧热，下入姜片，爆香；倒入鱿鱼，炒匀；淋入料酒，炒香。

05.加入适量清水，倒入冬笋片、胡萝卜片，烧开后转小火煮5分钟至熟。

06.加入适量盐、鸡粉，放入葱花，拌匀即可。

营养分析〉鱿鱼富含不饱和脂肪酸、牛磺酸，可有效减少血管壁内所累积的胆固醇，对于预防血管硬化、胆结石的形成都有很好的辅助食疗作用。

鱿鱼相宜〉猪蹄（补气养血）、黄瓜（营养丰富）、木耳（补铁、提高免疫力）、鸡腿菇（降低胆固醇）

鱿鱼相克〉茄子（对人体有害）、番茄酱（加重肾脏负担）

海底椰鱿鱼汤

▶ 美容养颜

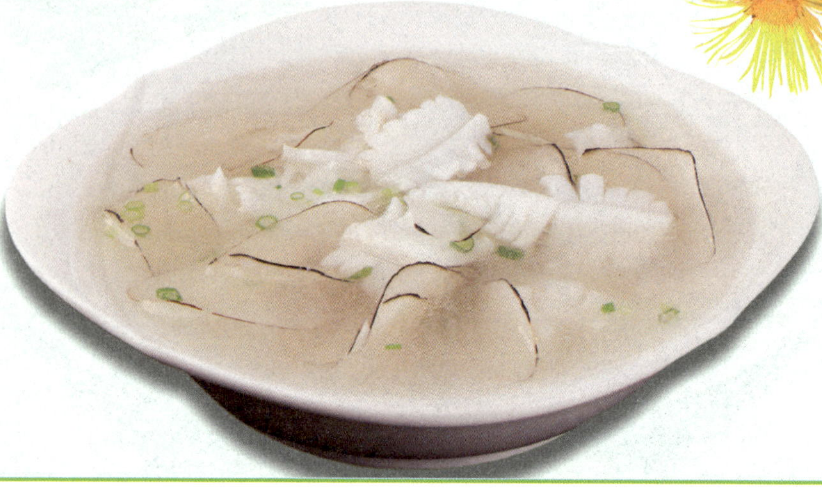

材料 cailiao

鱿鱼肉120克，海底椰30克，姜丝、葱花各少许

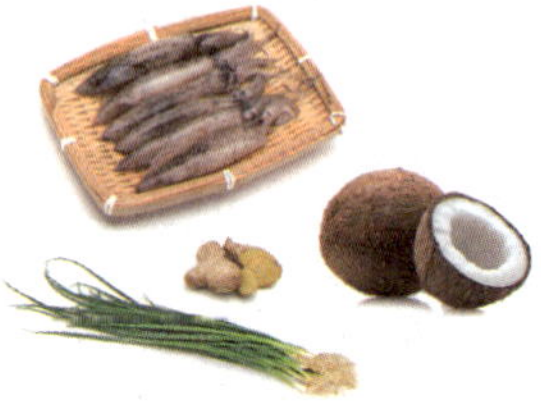

调料 tiaoliao

盐、鸡粉各4克，胡椒粉、水淀粉、食用油各适量

做法 zuofa

01.将鱿鱼洗净后打上花刀，切成片装碗，加入少许盐、鸡粉、水淀粉，拌至入味，加少许食用油，腌制10分钟。

02.砂锅加适量清水烧开，放入洗净的海底椰，盖上盖，煮沸后用小火煮约15分钟至海底椰散发出清香味。

03.揭盖，撒上姜丝，加入盐、鸡粉，淋入少许食用油，倒入鱿鱼片，拌匀，用大火煮至鱿鱼片卷起。

04.撒上胡椒粉，拌煮至食材入味。

05.汤料盛入碗中，撒上葱花即成。

营养分析〉鱿鱼含有丰富的钙、磷、铁等营养元素，对骨骼发育和造血十分有益，可预防贫血。此外，鱿鱼还含有十分丰富的硒、碘、锰、铜等微量元素，可降低血中的胆固醇含量、缓解疲劳、恢复视力，还有改善肝脏功能的作用。

墨鱼猪骨汤

▶ 益气补血

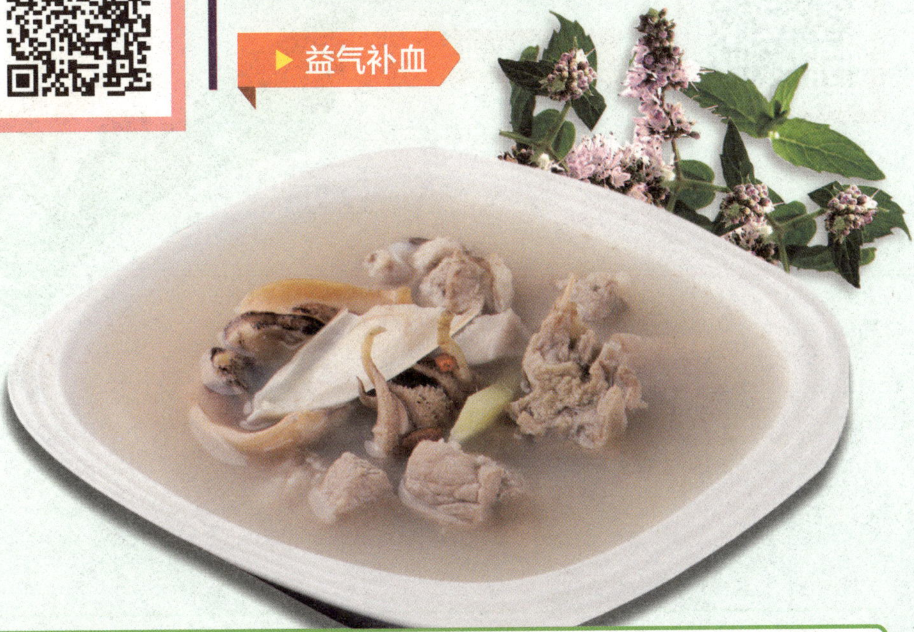

材料 cailiao

墨鱼干50克，猪骨500克，姜片10克

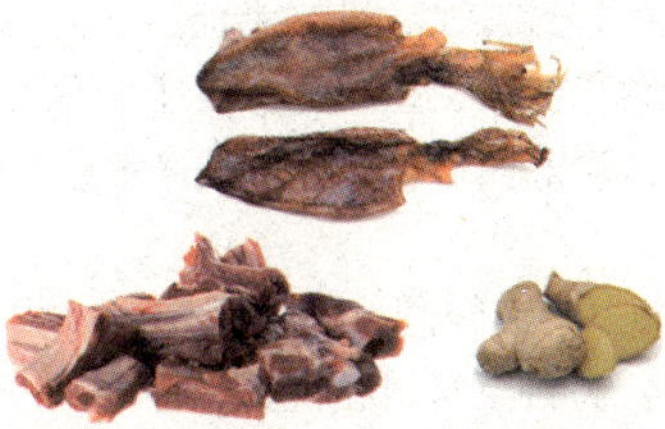

调料 tiaoliao

盐3克，鸡粉2克，胡椒粉少许，料酒5毫升

做法 zuofa

01.把墨鱼干泡发，洗净；猪骨洗净，斩成小块。

02.锅中注水烧开，倒入猪骨，拌煮汆去血水，捞出。

03.砂锅注入适量清水烧开，倒入猪骨，放入姜片、墨鱼，淋入适量料酒。

04.加盖，煮沸后转小火煮60分钟至食材熟软。

05.加入适量盐、鸡粉，撒入胡椒粉，拌匀调味即可。

营养分析〉墨鱼含有蛋白质、碳水化合物、多种维生素和钙、磷、铁等矿物质，具有壮阳健身、益血补肾、健胃理气、安胎、利产、催乳的功效，尤其适宜女性在经、孕、产、哺乳各期食用。

墨鱼猪肚汤

▶ 开胃消食

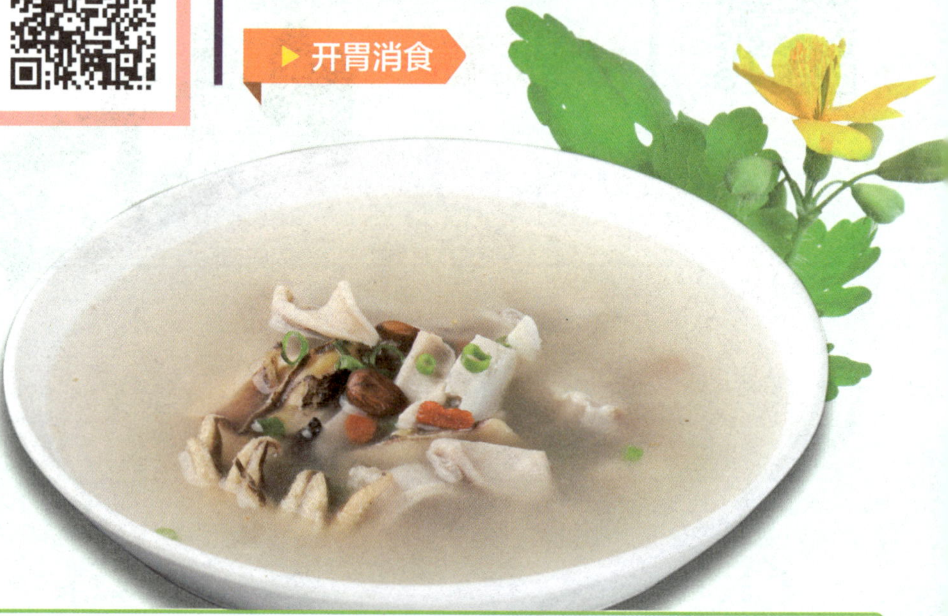

材料 cailiao

水发墨鱼200克，猪肚100克，杏仁、姜片、葱花各少许

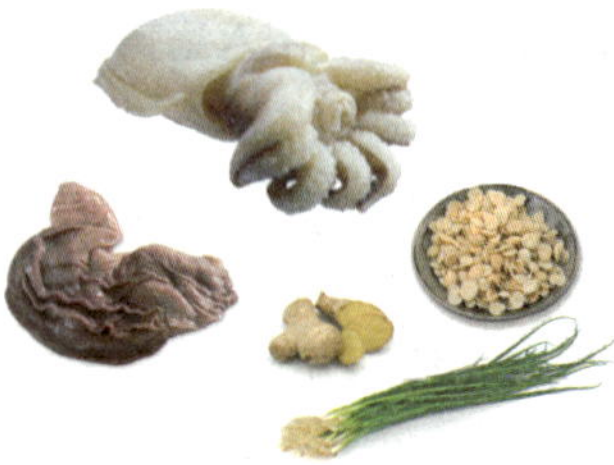

调料 tiaoliao

盐3克，鸡粉2克，胡椒粉、料酒各少许

做法 zuofa

01.把洗净的猪肚切开，改切成小块。

02.锅中注入适量清水烧开，倒入猪肚，拌煮约1分钟去除异味，捞出。

03.砂煲中倒入适量清水烧开，下入姜片和洗净的杏仁，再放入洗净的墨鱼和猪肚。

04.淋上少许料酒，煮沸后用中小火煲煮约40分钟至食材熟软。

05.加入盐、鸡粉、胡椒粉，拌匀调味，撒上葱花即成。

营养分析〉墨鱼是一种高蛋白、低脂肪的滋补佳品，也是女性塑造体形和保养肌肤的理想食品。

墨鱼相宜〉木瓜（补肝肾）、芹菜（强化心脏）、西兰花（促进消化）、南瓜（保护眼睛）

墨鱼相克〉茄子（引起身体不适）、碱（不利于营养吸收）

八爪鱼猪肚汤

▶ 益气补血

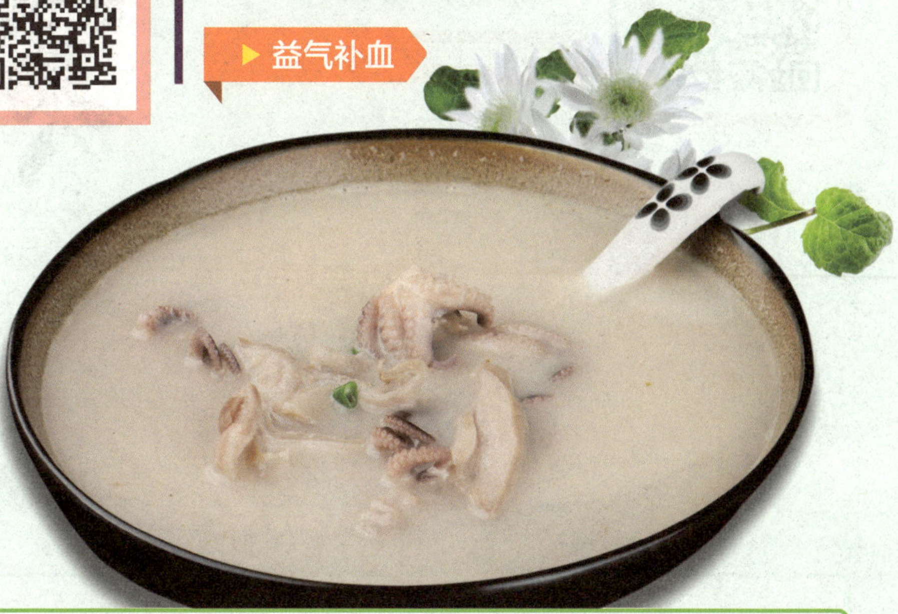

材料 cailiao

八爪鱼300克，熟猪肚200克，姜片、枸杞各5克，葱花少许

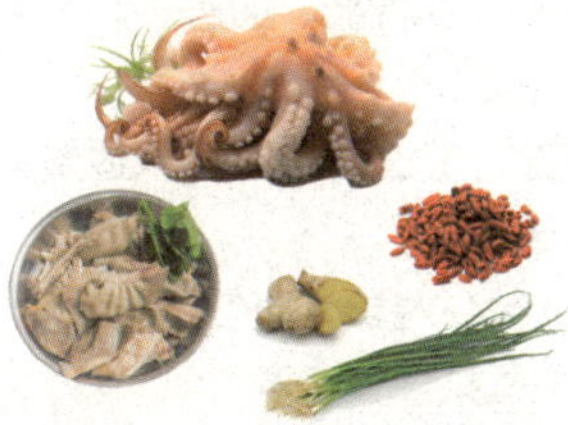

调料 tiaoliao

盐3克，鸡粉2克，料酒10毫升，胡椒粉、食用油各适量

做法 zuofa

01.将八爪鱼处理干净，切成小块；猪肚洗净，切成条。

02.锅中倒入适量清水烧开，放入八爪鱼，加入少许料酒，煮约1分钟，捞出。

03.锅中注油烧热，放入姜片，爆香；放入八爪鱼，翻炒；放入猪肚，炒匀；淋入料酒，炒香。

04.锅中倒入适量清水，盖上盖，烧开后改用小火煮15分钟。

05.揭盖，加入盐、鸡粉、枸杞、胡椒粉，撒上葱花，拌匀即可。

营养分析〉八爪鱼富含蛋白质、脂肪、碳水化合物以及多种微量元素和维生素，具有补肾壮阳、补气养血的功效。其中，八爪鱼中的牛磺酸含量特别高，有助于抗氧化和延缓衰老，同时也能降低血压和软化血管。

八爪鱼相宜〉木瓜（通乳汁）

八爪鱼相克〉柿子（导致腹泻）、浓茶（易形成结石）、啤酒（易得痛风）

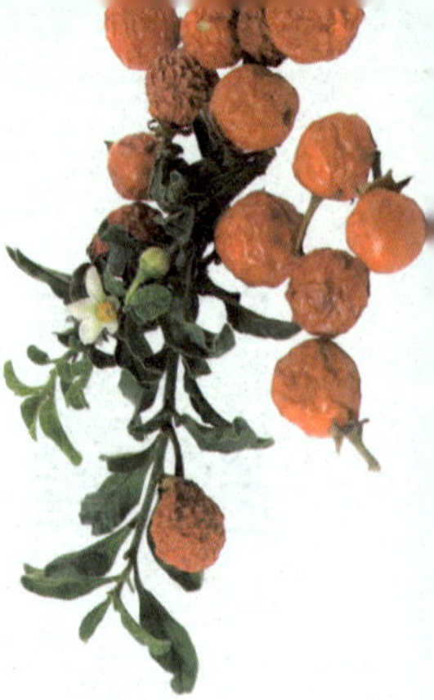

带鱼汤

▶ 增强免疫力

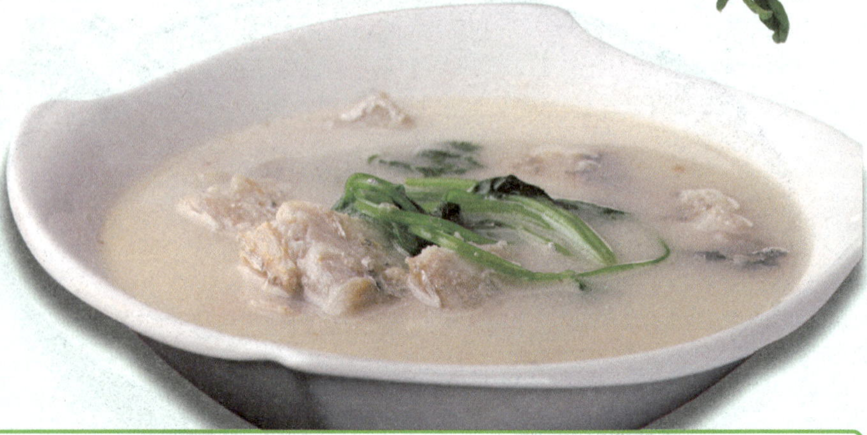

材料 cailiao

带鱼块300克，香菜段25克，姜片适量

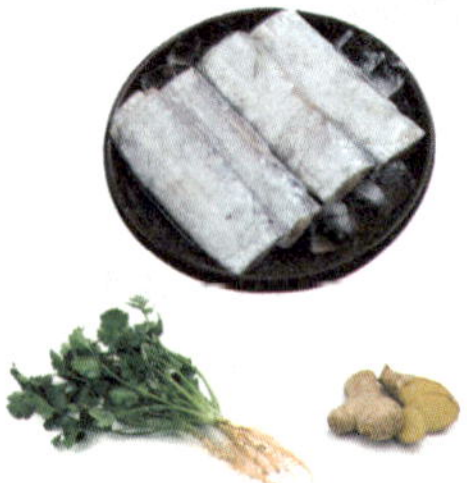

调料 tiaoliao

盐3克，鸡粉2克，料酒5毫升，食用油适量

做法 zuofa

01.锅中注油烧热，下入姜片，爆香。

02.放入带鱼块，用中火煎1分钟；将带鱼翻面，继续煎1分钟至其呈金黄色。

03.倒入适量清水，加盖，烧开后转小火煮20分钟。

04.揭盖，捞去浮沫，淋入适量料酒，拌煮片刻。

05.加入盐、鸡粉，拌匀至入味。

06.放入香菜段，略煮。

07.把煮好的汤料盛入汤碗中即可。

营养分析〉带鱼含有丰富的镁元素，对心血管系统有很好的保护作用，有利于预防高血压，具有养肝补血、泽肤养发的功效。病后体虚、产后乳汁不足者，食用带鱼有一定的补益作用。

带鱼相宜〉木瓜（补气养血）、牛奶（健脑补肾、滋补强身）、大白菜（增强免疫力）、荸荠（辅助治疗糖尿病）、苦瓜（保护肝脏）

带鱼相克〉南瓜（不利于营养物质的吸收）

萝卜西红柿带鱼汤

防癌抗癌

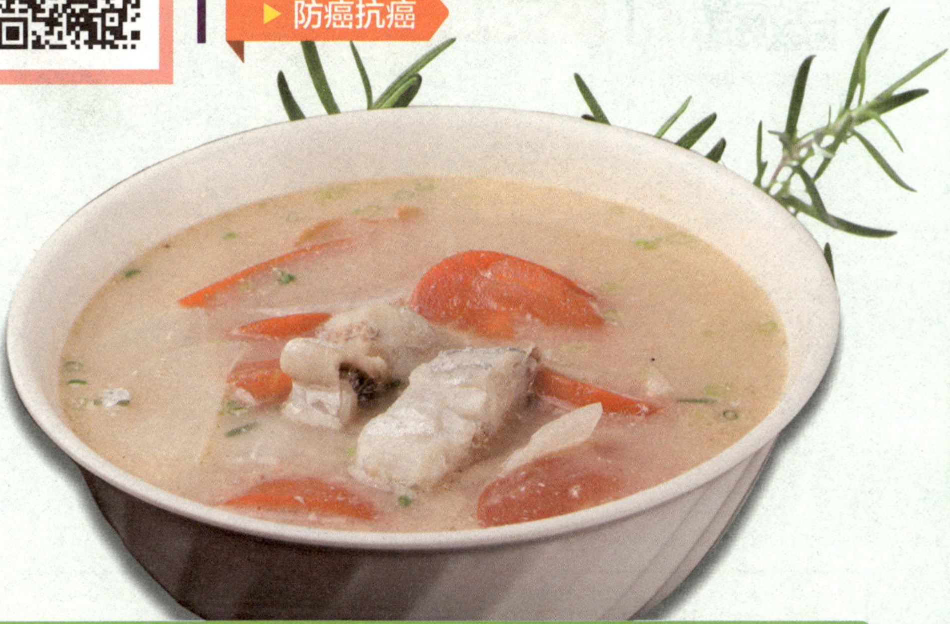

材料 cailiao

鲜带鱼350克，西红柿150克，白萝卜180克，姜片、葱花各少许

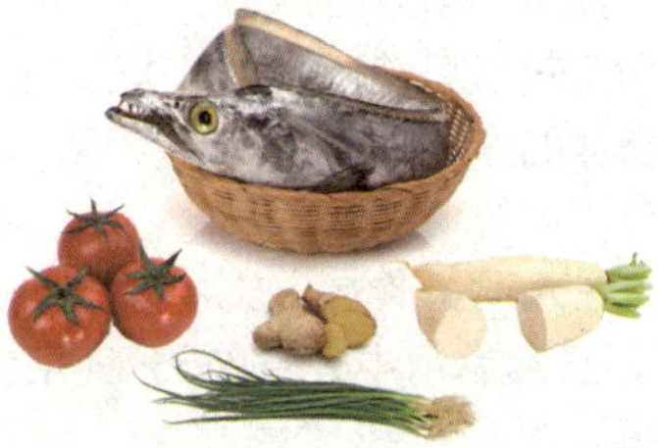

调料 tiaoliao

盐、鸡粉各5克，胡椒粉3克，料酒15毫升，芝麻油、食用油各适量

做法 zuofa

01.把西红柿洗净，切成小瓣；白萝卜去皮洗净，切成薄片。

02.带鱼洗净，切成小块装碗，撒上少许盐、鸡粉，淋入少许料酒，搅拌入味，腌制15分钟。

03.用油起锅，下入姜片，爆香；放入鱼块煎出焦香味，翻动鱼块煎至两面断生；加入料酒、适量清水，大火煮沸。

04.倒入西红柿、萝卜片，加入盐、鸡粉，拌匀，小火煮至入味。

05.撒上胡椒粉，淋入少许芝麻油，撒上葱花即可。

营养分析〉带鱼含有蛋白质、脂肪、多种维生素以及钙、磷、铁、碘等营养成分，具有补益脾胃、养肝护肾等作用。

带鱼相宜〉豆腐（补钙）、香菇（提高免疫力）

银鱼枸杞苦瓜汤

▶瘦身排毒

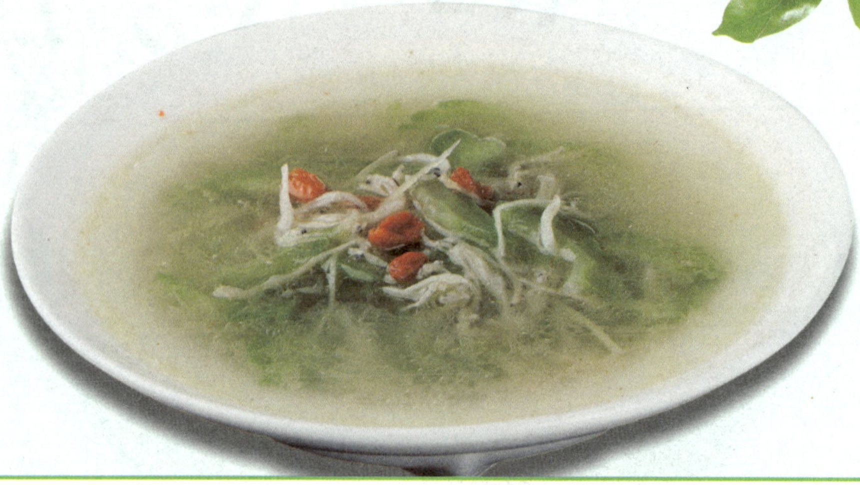

材料 cailiao

苦瓜300克，水发银鱼150克，枸杞、姜丝各少许

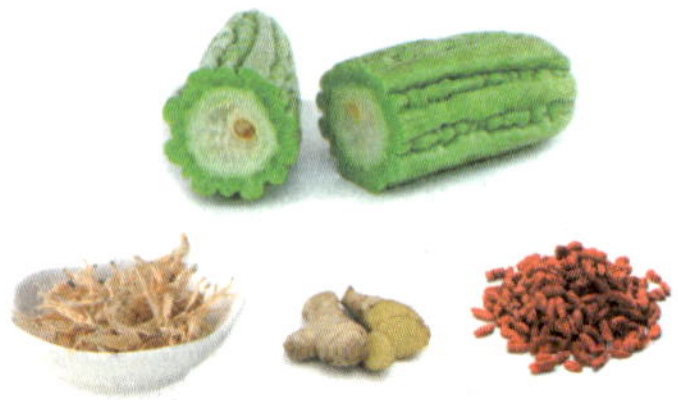

调料 tiaoliao

盐5克，鸡粉2克，胡椒粉3克，食用油少许

做法 zuofa

01.将洗净的苦瓜对半切开，去瓤，斜刀切成薄片。

02.苦瓜片放入碗中，加入少许盐、清水，拌匀，再洗净。

03.用油起锅，放入姜丝，煸炒香；倒入洗净的银鱼，炒匀；加入苦瓜，炒至断生。

04.注入适量清水，放入枸杞，盖上盖，煮沸后用中火煮约3分钟至食材熟透。

05.揭盖，掠去浮沫；加入盐、鸡粉、胡椒粉，拌匀调味即成。

营养分析〉银鱼富含蛋白质、脂肪、钙、磷、铁、维生素和烟酸等营养成分，可以防治心脑血管疾病、骨质疏松，适宜体质虚弱、消化不良、脾胃虚弱等症者食用。

银鱼相宜〉鸡蛋（增加蛋白质的吸收）、冬瓜（降血脂、降血压）、木耳（可保护血管）、蕨菜（补虚健胃）

银鱼相克〉红枣（易引起腰腹痛）、甘草（不利于健康）

虾丸丝瓜汤

▶ 清热解毒

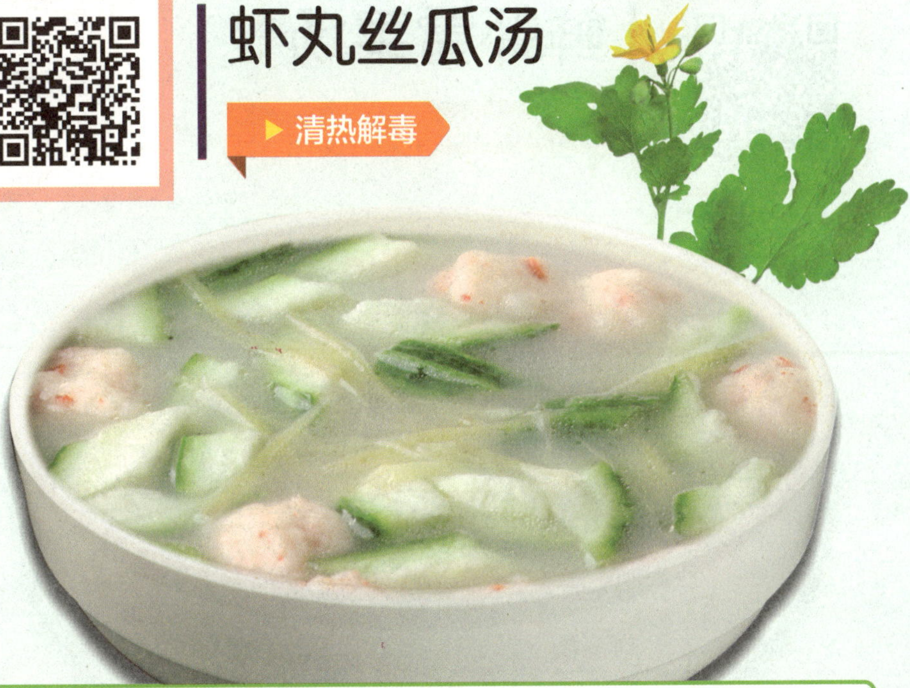

材料 cailiao

虾丸200克，丝瓜70克，姜丝10克，胡萝卜片少许、高汤适量

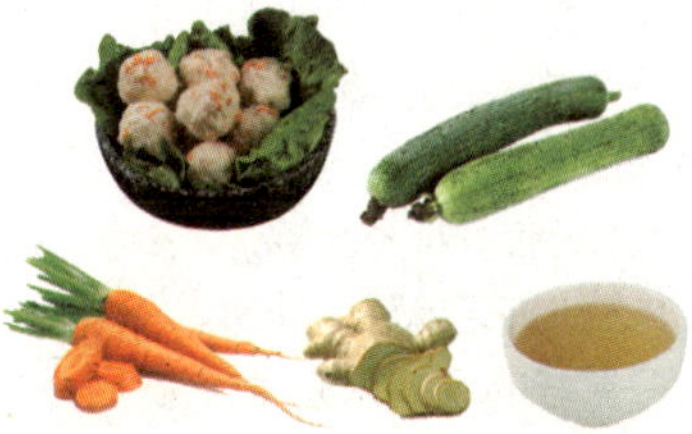

调料 tiaoliao

盐3克，胡椒粉、鸡粉、白糖、料酒、芝麻油各适量

做法 zuofa

01.将丝瓜去皮洗净，切长条，改切成小块。

02.锅中加入适量高汤烧热，放入虾丸和姜丝，用大火煮约2分钟。

03.加入盐、鸡粉、白糖、料酒，拌匀调味。

04.倒入丝瓜、胡萝卜片，撒上少许胡椒粉，拌匀。

05.淋上少许芝麻油，拌煮约1分钟至食材熟透即成。

营养分析〉虾丸富含蛋白质、钙、磷、铁等多种矿物质，容易消化吸收，能够降低人体血压和胆固醇，保护心血管系统，有增强免疫、抗癌防癌等作用。

鲜虾雪菜汤

▶ 增强免疫力

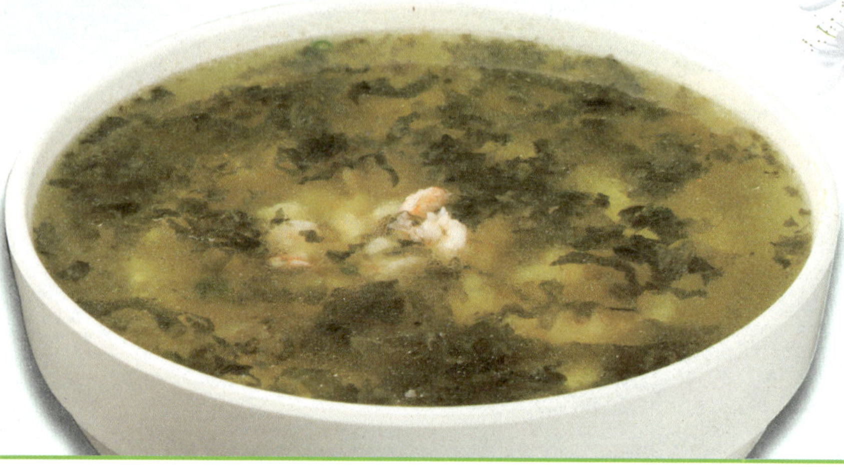

材料 cailiao

虾仁40克，雪菜180克，葱花少许

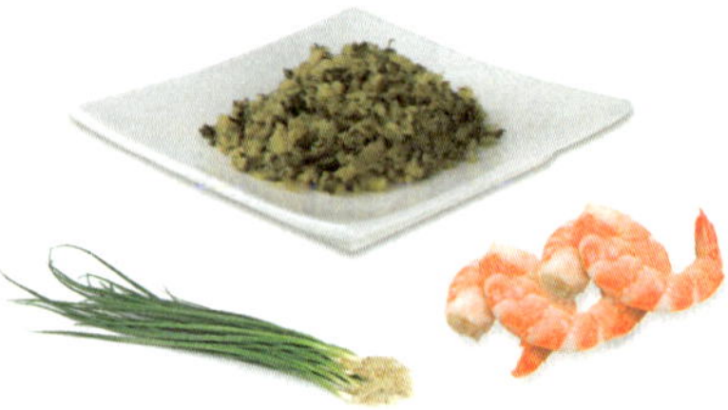

调料 tiaoliao

盐、鸡粉各3克，水淀粉、芝麻油、食用油各适量

做法 zuofa

01. 将洗净的虾仁切成两片，装入碗中，加入少许盐、鸡粉、水淀粉，抓匀，腌制5分钟。

02. 锅中注入适量清水烧开，加入少许食用油，放入雪菜、盐、鸡粉。

03. 放入虾仁，拌煮至沸。

04. 淋入少许芝麻油，拌匀。

05. 将煮好的汤盛入碗中，撒上少许葱花即成。

营养分析〉雪菜富含脂肪、蛋白质、纤维素以及多种氨基酸，具有清热解毒、健脾开胃、补中益气等功效，对于代谢障碍导致的四肢肿胀、脾胃寒凉导致的腹痛、气血亏虚导致的头晕有辅助治疗作用。

雪菜相宜〉黄鱼（营养互补）、冬笋（瘦身）、鸭肉（滋阴宣肺）

雪菜相克〉鳖肉（引发水肿）

虾仁豆腐汤

▶ 益气补血

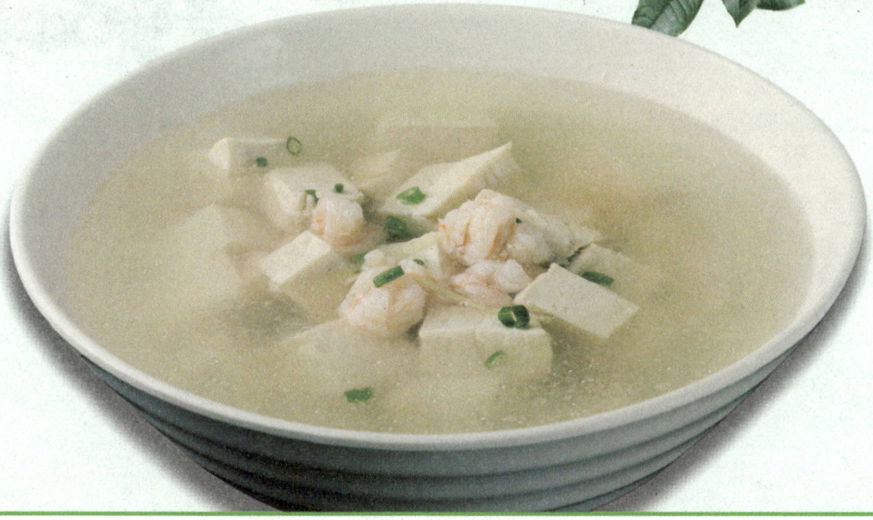

材料 cailiao

虾仁60克，豆腐200克，姜丝、葱花各少许

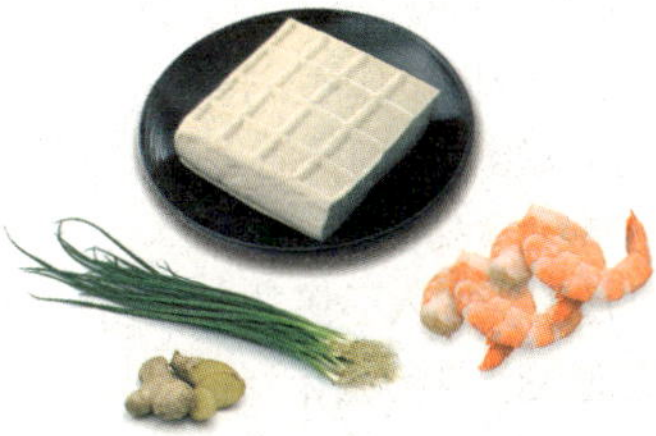

调料 tiaoliao

盐4克，鸡粉3克，胡椒粉少许，水淀粉3毫升，芝麻油2毫升，食用油适量

做法 zuofa

01.将豆腐洗净，切成方块；洗好的虾仁对半切开，去除虾线。

02.虾仁倒入碗中，加入少许盐、鸡粉、胡椒粉、水淀粉，拌匀；倒入适量食用油，腌制5分钟至入味。

03.锅中注入适量清水烧开，放入适量食用油、盐、鸡粉、姜丝、豆腐，煮约1分30秒至熟。

04.倒入虾仁，拌匀，再煮1分钟至虾仁熟透。

05.加入芝麻油、葱花，拌匀即可。

营养分析〉虾仁含有丰富的蛋白质、钾、碘、镁、维生素A等成分，且其肉质松软，易消化，尤其适合身体虚弱以及病后需要调养的人食用。虾的通乳作用较强，并且富含磷、钙，对孕产妇有良好的补益作用。

山药蟹肉汤

益气补血

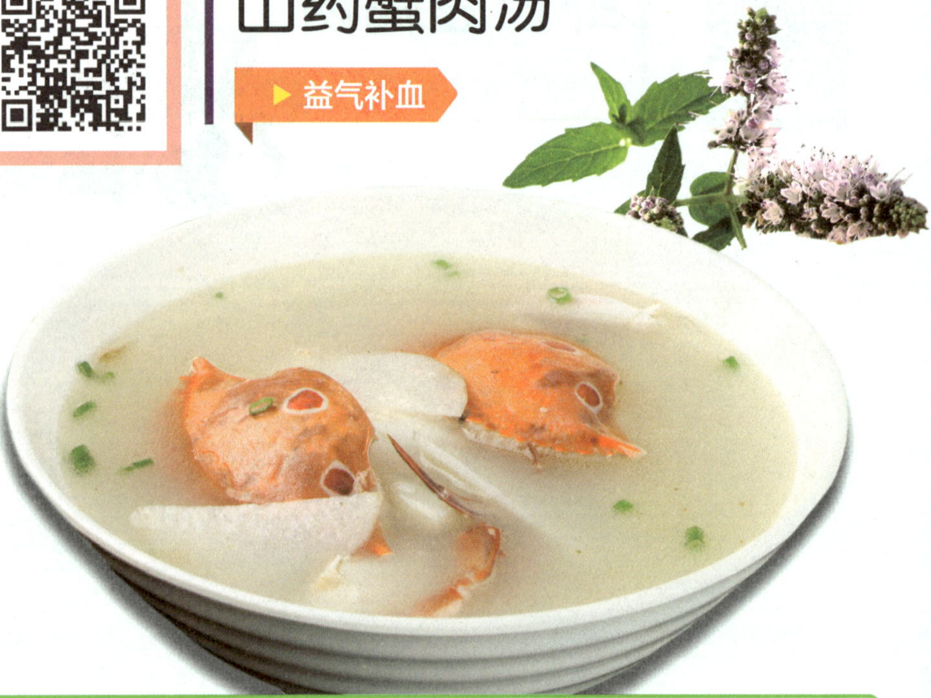

材料 cailiao

山药300克，花蟹2只，姜片、葱花各少许

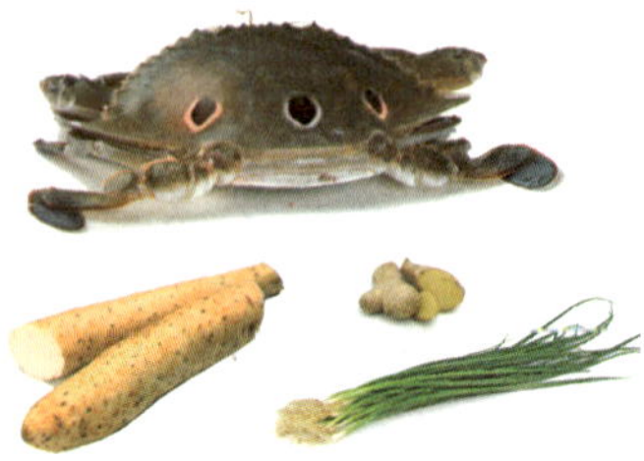

调料 tiaoliao

盐3克，鸡粉2克，胡椒粉、芝麻油、食用油各适量

做法 zuofa

01.将山药去皮洗净，切成片；花蟹切开，去鳃，再切成小块。

02.锅中注入适量清水烧开，放入姜片，倒入少许食用油、山药，拌匀煮沸。

03.放入花蟹，拌匀，盖上盖，用中火煮3分钟至食材熟透。

04.揭开盖，加入适量盐、鸡粉、胡椒粉、芝麻油，拌匀调味。

05.把煮好的汤料盛入汤碗中，撒上少许葱花即可。

螃蟹相宜〉 醋（利于消化）、黄酒（开胃消食）、冬瓜（养精益气）、生地（防治喉咙肿痛、小便不利）

螃蟹相克〉 香瓜（导致腹泻）、土豆（不利消化）、梨（易伤肠胃）、南瓜（可能引起中毒）、香菇（引起结石）

花蟹冬瓜汤

▶ 保肝益肾

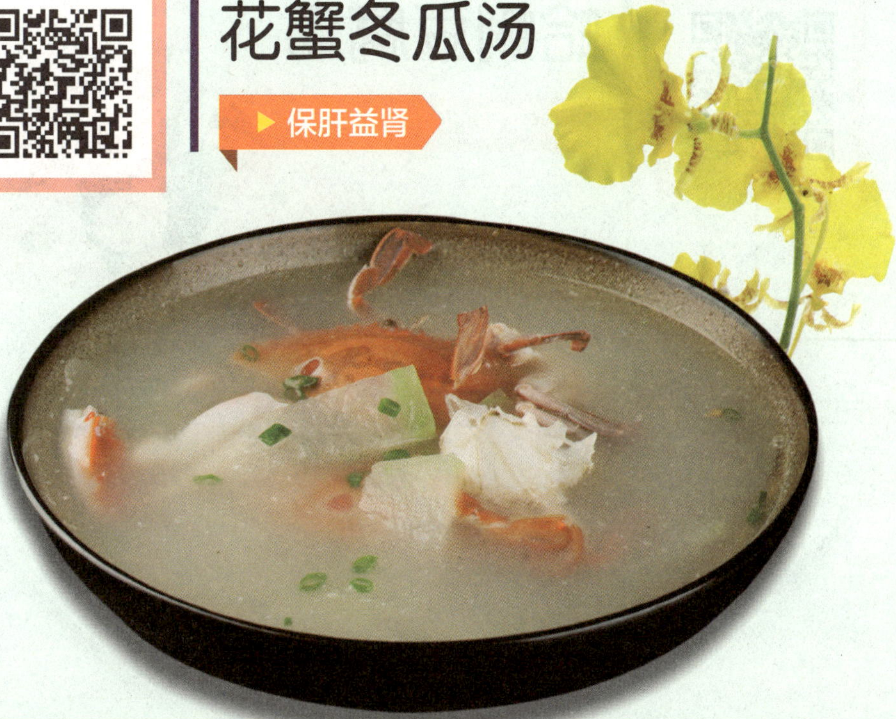

材料 cailiao

花蟹2只，冬瓜400克，姜片、葱花各少许

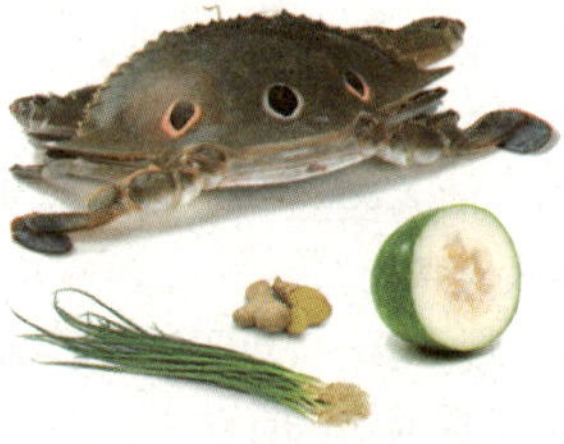

调料 tiaoliao

盐3克，鸡粉2克，胡椒粉1克，食用油适量

做法 zuofa

01.将洗净的冬瓜去皮、去籽，切成片；花蟹切开，去掉鳃，改切成小块。

02.锅中注入适量清水烧开，倒入食用油、冬瓜片、花蟹、姜片，搅拌匀。

03.盖上盖子，烧开后转中火煮约10分钟至食材熟透。

04.揭盖，加入盐、鸡粉、胡椒粉，拌匀调味。

05.把煮好的汤料盛出，撒上少许葱花即可。

营养分析〉花蟹含有人体所需的优质蛋白质、维生素、钙、铁等营养元素，具有通脉滋阴、补肝肾、生精髓、壮筋骨之功效。

蛤蜊豆腐汤

▶ 降低血脂

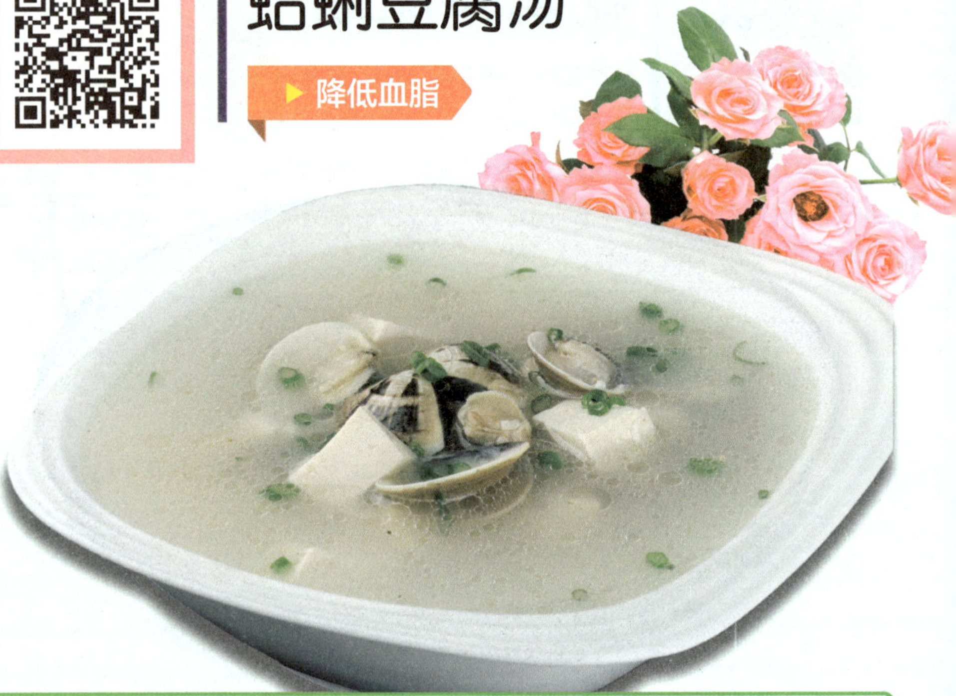

材料 cailiao

蛤蜊350克，豆腐150克，姜丝、葱花各少许

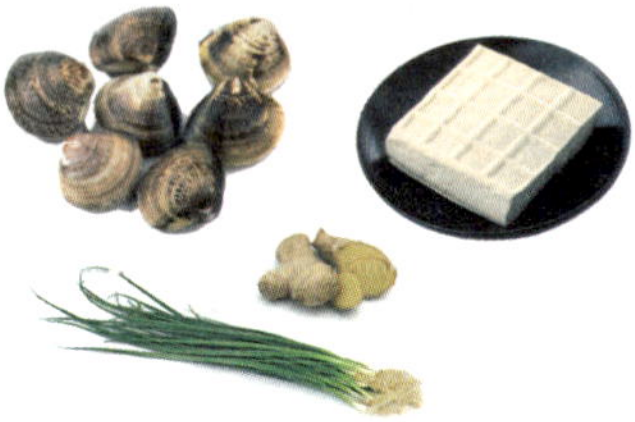

调料 tiaoliao

盐、鸡粉各2克，胡椒粉少许，淡奶5毫升，食用油适量

做法 zuofa

01.将洗净的豆腐切成小方块。

02.锅中注水烧开，放入洗净的蛤蜊，煮约3分钟至壳打开，捞出。

03.锅中注入适量清水烧开，淋入适量食用油，放入姜丝、豆腐、蛤蜊，拌匀，用大火煮沸。

04.加入盐、鸡粉、胡椒粉，拌匀调味。

05.倒入适量淡奶，搅匀。

06.将煮好的汤盛入汤碗中，撒上葱花即可。

营养分析〉蛤蜊是一种清补的营养食品，它的蛋白质含量多而脂肪含量少，适合血脂偏高或高胆固醇血症者食用。此外，蛤蜊还含有多种矿物质，可滋阴润燥。

蛤蜊菌菇汤

▶ 益气补血

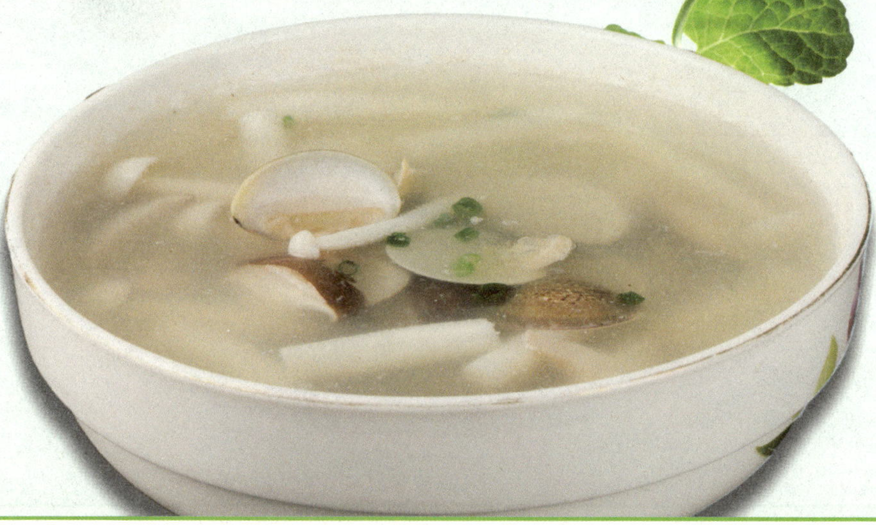

材料 cailiao

蛤蜊250克，白玉菇150克，鲜香菇25克，葱花、姜片各少许

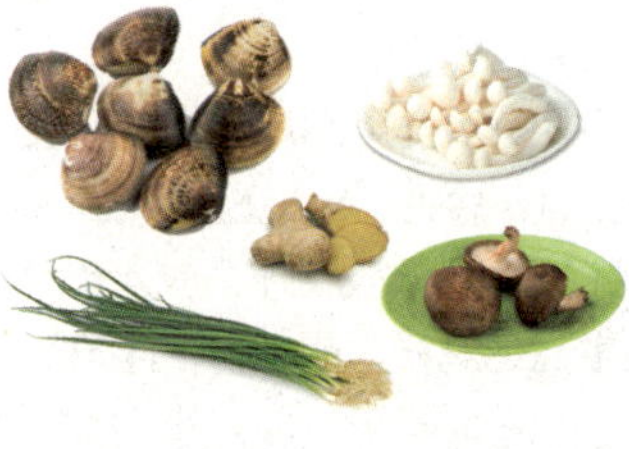

调料 tiaoliao

盐3克，鸡粉2克，胡椒粉适量

做法 zuofa

01. 将洗净的白玉菇切去根部，改切成段；洗好的香菇切成小块；蛤蜊洗净，切开。
02. 锅中注入适量清水烧开，放入姜片，倒入蛤蜊、白玉菇、香菇，拌匀，用大火煮沸。
03. 加入适量盐、鸡粉、胡椒粉，拌匀调味。
04. 将煮好的汤盛入碗中，撒上少许葱花即成。

蛤蜊相宜〉 豆腐（补气养血、美容养颜）、绿豆芽（清热解暑）、槐花（防治牙龈出血）、韭菜（补肾降糖）

蛤蜊相克〉 田螺（引发腹胀）、芹菜（影响维生素的吸收）、扁豆（导致腹痛）

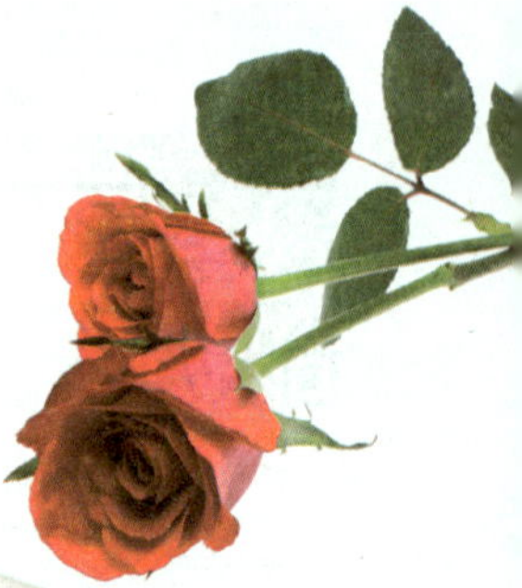

蛤蜊小白菜汤

▶降低血脂

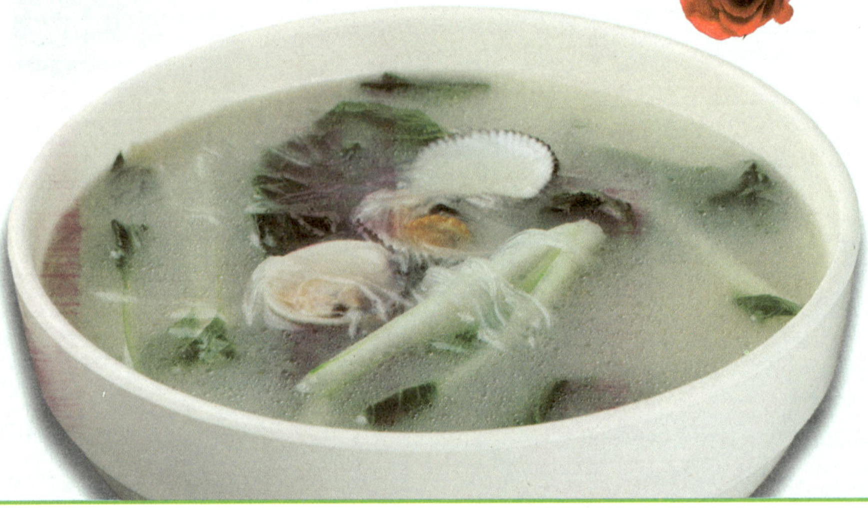

材料 cailiao

水发粉丝100克，蛤蜊350克，小白菜100克，姜片少许

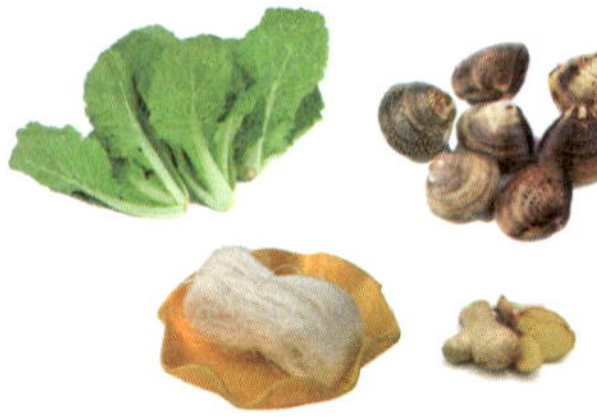

调料 tiaoliao

盐3克，鸡粉2克，胡椒粉少许，淡奶3毫升，料酒5毫升，食用油适量

做法 zuofa

01.将洗净的小白菜切成两段，粉丝切成段。

02.锅中注水烧开，放入洗净的蛤蜊，煮2分钟至壳打开，捞出。

03.锅中倒入食用油烧热，放入姜片，爆香；倒入蛤蜊，淋入适量料酒，炒香。

04.倒入适量清水烧开，放入粉丝，调入适量盐、鸡粉、胡椒粉，拌匀。

05.加入适量淡奶，放入小白菜，拌煮至熟即可。

营养分析〉蛤蜊性寒，味咸，有滋阴、软坚的作用，用于辅助治疗盗汗、干咳、失眠、目干等症。小白菜富含维生素、蛋白质以及钙、铁、磷等矿物质，具有清肝、解热除烦、预防骨质疏松等功效，其含有的膳食纤维可以降低心脑血管发病的概率。

花甲苦瓜汤

清热解毒

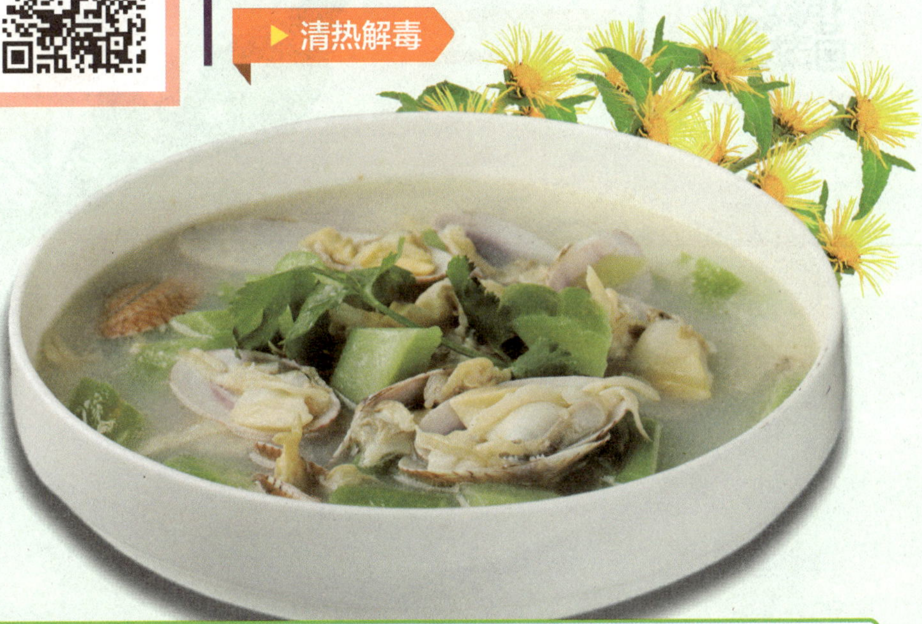

材料 cailiao

花甲600克，苦瓜250克，姜片、葱白各少许

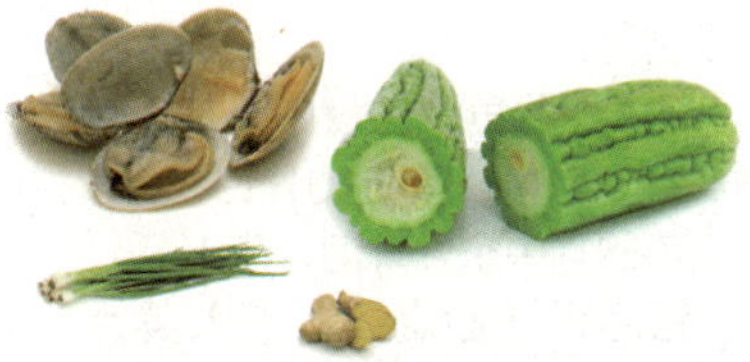

调料 tiaoliao

盐、味精、鸡粉各3克，食用油、胡椒粉、淡奶各适量

做法 zuofa

01.将洗净的苦瓜切开，去瓤籽，切成丁。

02.锅中注水烧开，倒入花甲，壳煮开后捞出，清洗干净。

03.用油起锅，放入姜片、葱白，爆香；倒入花甲，炒匀。

04.加约800毫升清水，加盖，煮约1分钟至沸腾。

05.揭盖，倒入苦瓜，煮约1分钟。

06.加入盐、味精、鸡粉、胡椒粉，拌匀调味。

07.加入适量淡奶，煮片刻即可。

营养分析〉花甲是低热量、高蛋白的海产品，富含蛋白质、多种维生素及矿物质，具有滋阴润燥、利尿消肿、软坚散结等功效，并且有助于降低胆固醇。

花甲相宜〉绿豆芽（利水消肿）、槐花（防治鼻出血、牙龈出血）

花甲相克〉芹菜（影响维生素的吸收）、扁豆（易导致腹痛）、无花果（易引起腹泻）

海鲜豆腐汤

▶ 增强免疫力

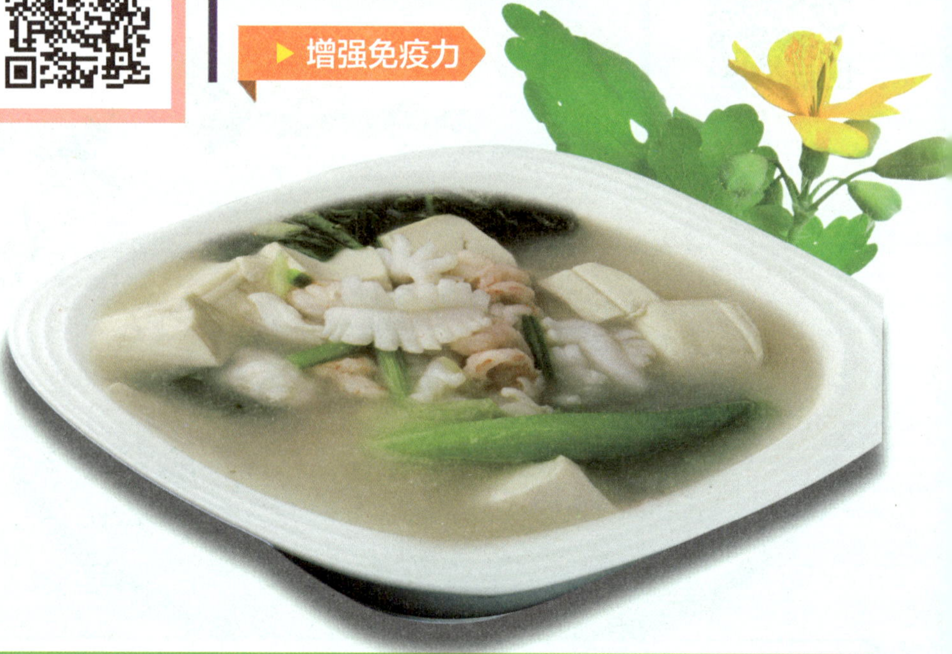

材料 cailiao

虾仁100克，鱿鱼200克，豆腐300克，生菜叶、芹菜段、姜片、葱花各少许

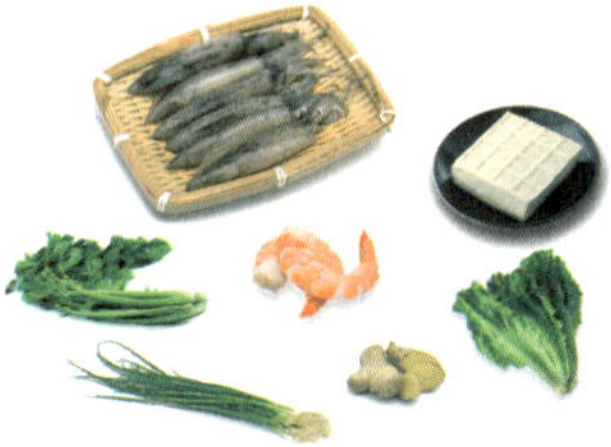

调料 tiaoliao

盐3克，胡椒粉、料酒、味精、鸡粉各适量

做法 zuofa

01.将洗净的鱿鱼对半切开，打上十字花刀，改切成片；虾仁洗净，从背部切开；豆腐洗净，切成块；生菜叶洗净，去梗留叶。

02.虾仁、鱿鱼装入盘中，加入少许料酒、盐，抓匀，腌制10分钟；将食材倒入烧热的水中汆烫片刻，捞出。

03.另起锅注油烧热，下入姜片，爆香；加水烧开，放入豆腐块，煮沸；加入盐、味精、鸡粉，拌匀。

04.倒入虾仁、鱿鱼，拌匀煮沸；加入芹菜、生菜、葱花，拌匀略煮；撒入胡椒粉，拌煮至入味即成。

虾仁相宜〉 韭菜（补肾壮阳）、芹菜（促进新陈代谢）、丝瓜（润肺补肾）、燕麦（护心解毒）、藕（改善肝脏功能）

虾仁相克〉 西瓜（引发腹泻）、乌鸡（引发中毒）、红枣（引发中毒）、葡萄（导致身体不适）、茶（阻碍蛋白质的吸收）

白菜牡蛎粉丝汤

▶ 开胃消食

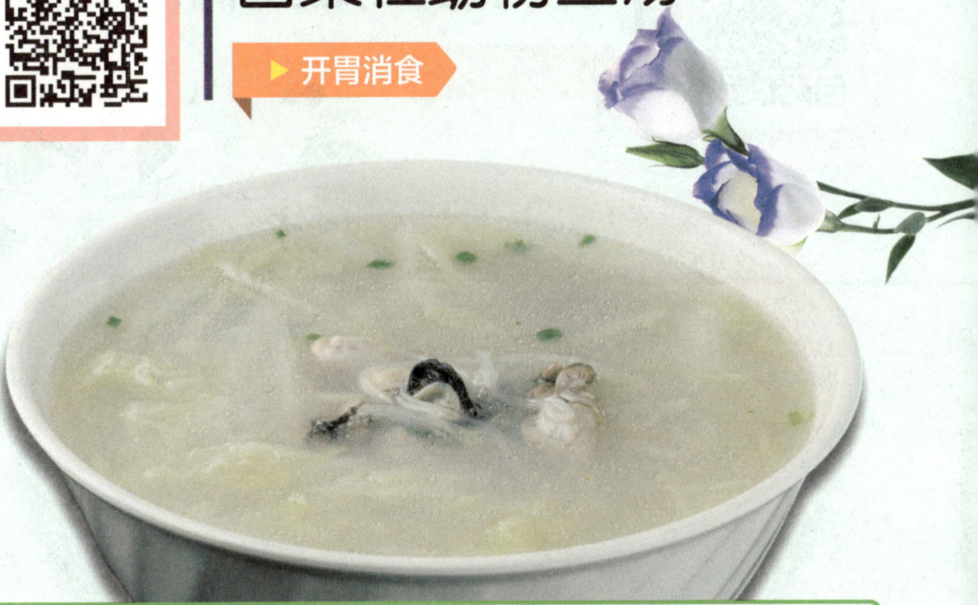

材料 cailiao

大白菜180克，水发粉丝200克，牡蛎肉150克，姜丝、葱花各少许

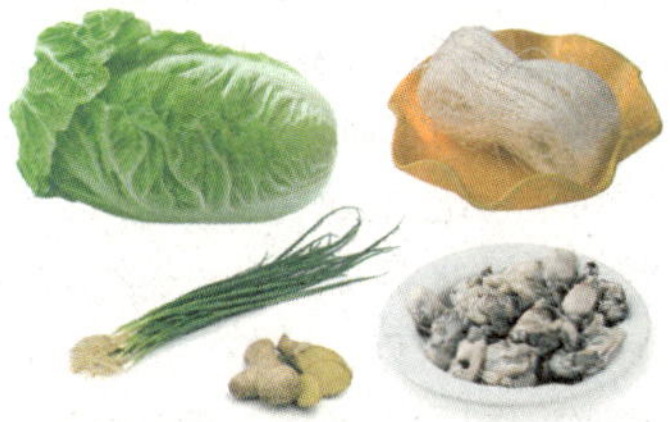

调料 tiaoliao

盐3克，鸡粉2克，胡椒粉、料酒、食用油各适量

做法 zuofa

01.将洗净的大白菜切成丝，洗好的粉丝切成段。

02.锅中注入适量清水烧开，倒入适量食用油，放入姜丝，淋上少许料酒，倒入牡蛎肉、大白菜，拌匀。

03.加盖，烧开后用中火煮3分钟至食材熟透。

04.揭盖，放入盐、鸡粉、胡椒粉，拌匀调味。

05.倒入粉丝，用大火煮沸。

06.把煮好的汤料盛入碗中，再撒上少许葱花即可。

营养分析〉牡蛎富含蛋白质、脂肪、氨基酸、维生素和锌、铁、钙等矿物质，具有平肝潜阳、软坚散结、养心安神、滋阴养血等功效，对阴虚血亏、虚损劳疾、四肢无力、精神倦怠的人有一定的食疗作用。

牡蛎相宜〉冬瓜（活血化瘀）、百合（滋阴润肺）、鸡蛋（促进骨骼生长）、牛奶（预防骨质疏松）

牡蛎相克〉柿子（易引起肠胃不适）、玉米（影响营养的吸收）、芹菜（降低锌的吸收）

扇贝白玉菇豆腐汤

▶ 益气补血

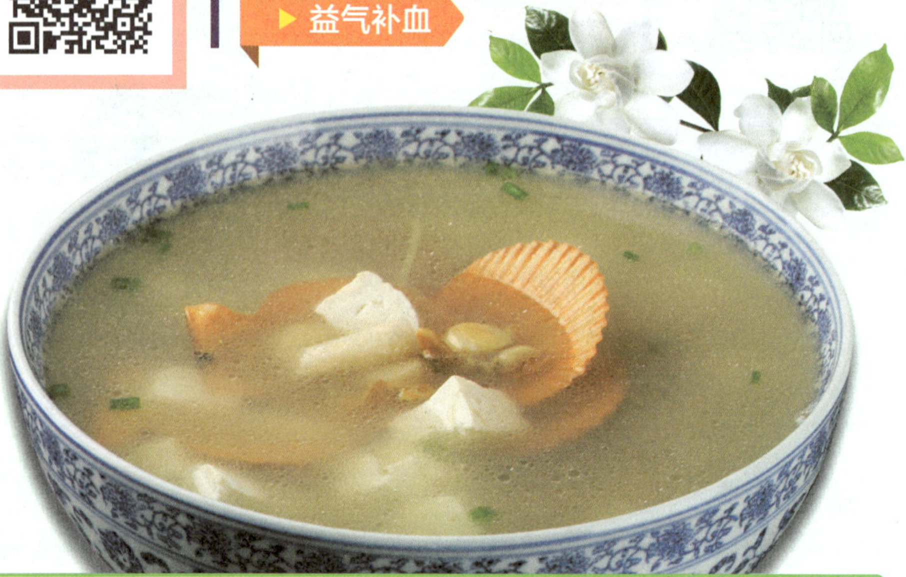

材料 cailiao

扇贝300克，白玉菇100克，豆腐150克，姜片、葱花各少许

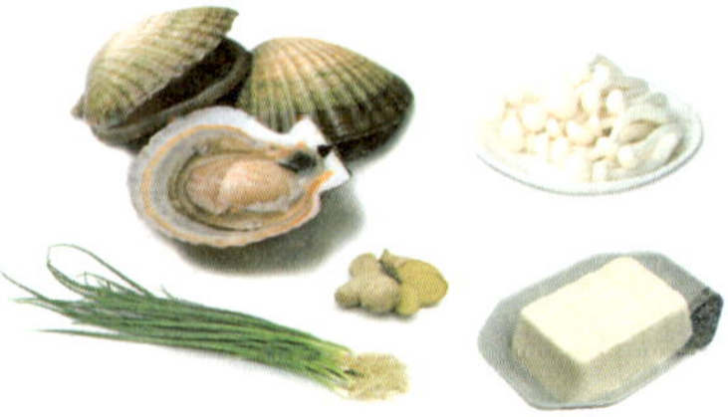

调料 tiaoliao

盐3克，鸡粉2克，料酒4毫升，胡椒粉1克，芝麻油2毫升，食用油适量

做法 zuofa

01.将洗好的豆腐切成长条，改切小块；洗净的白玉菇切去老茎，切成段；扇贝打开，去除内脏和污物，清洗干净。

02.锅中注入清水烧开，倒入豆腐，煮约1分钟，捞出。

03.另起锅注水烧开，放入姜丝、食用油、扇贝、白玉菇，拌匀；加入豆腐、盐、鸡粉、料酒，加盖，烧开后转小火煮5分钟至食材熟透。

04.揭盖，撒入胡椒粉，淋入芝麻油，拌匀。

05.把煮好的汤料盛出，撒上葱花即成。

营养分析〉扇贝含有丰富的蛋白质、脂肪、维生素A、矿物质等营养成分，有平肝、清热、滋阴补肾的功效。

扇贝相宜〉瘦肉（滋阴补肾）、瓠瓜（滋阴润燥）、蘑菇（增强免疫力）、大米（降低胆固醇）

扇贝相克〉腊肠（产生有害物质）、橙子（引起中毒）、动物肝脏（易致结石）

节瓜扇贝汤

▶ 清热解毒

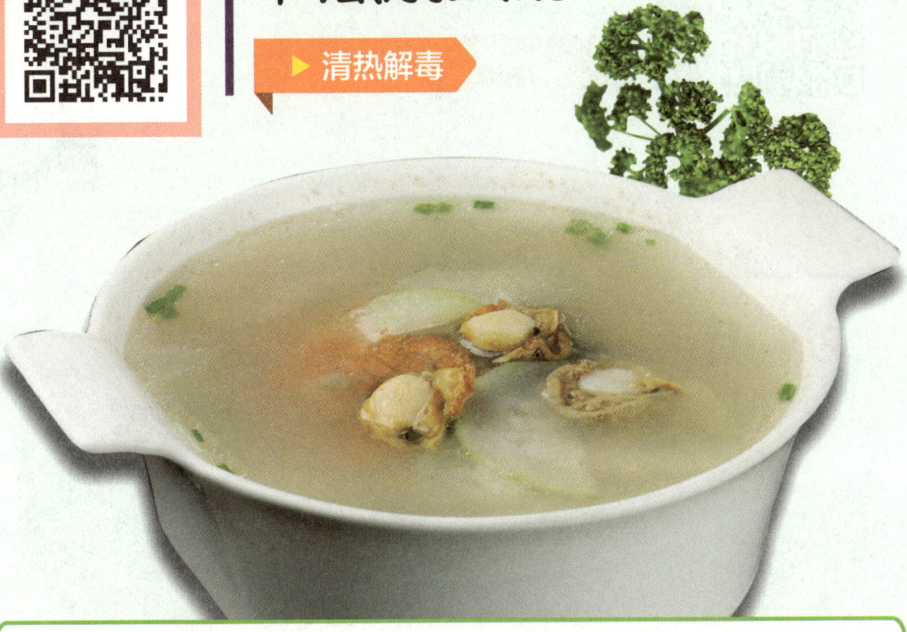

材料 cailiao

节瓜100克，扇贝350克，姜丝、葱花各少许

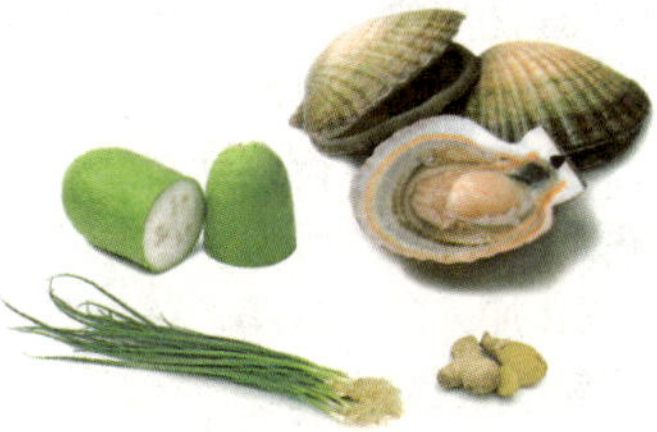

调料 tiaoliao

料酒4毫升，盐3克，鸡粉2克，胡椒粉1克，芝麻油2毫升，食用油适量

做法 zuofa

01.将洗净的节瓜去皮，切成片；将扇贝打开，去除内脏和杂质，洗净。

02.锅中注入适量清水烧开，加入少许食用油、姜丝，倒入节瓜、扇贝，搅拌匀。

03.淋入少许料酒，盖上盖，烧开后转中火煮2分钟至食材熟透。

04.揭盖，加入盐、鸡粉、胡椒粉、芝麻油，拌匀调味。

05.将煮好的汤料盛入碗中，撒上葱花即可。

营养分析〉节瓜含有碳水化合物、蛋白质、多种维生素、钙、铁等营养物质，能生津、止渴、解暑湿、健脾胃、通利大小便，对缓解肾脏病、浮肿病、糖尿病的症状也有一定的辅助作用。

节瓜相克〉红豆（易造成脱水）、山竹（伤肠胃）、醋（破坏营养）

菠菜干贝浓汤

益气补血

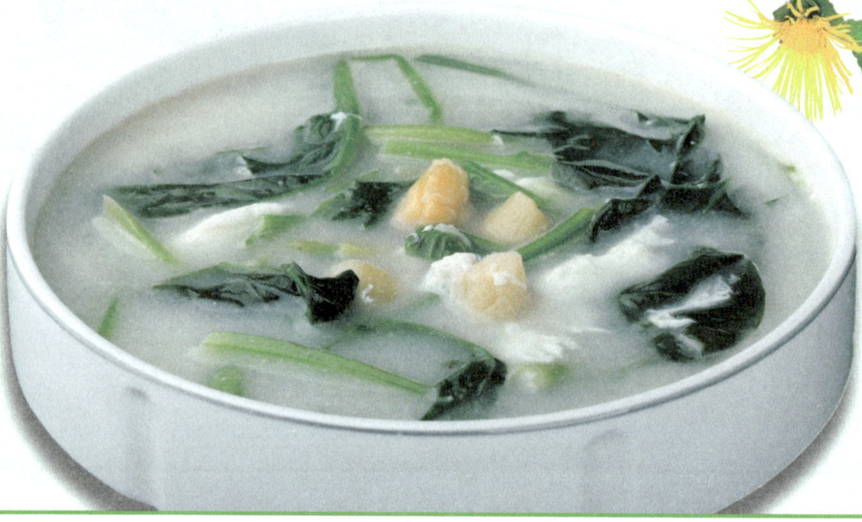

材料 cailiao

菠菜200克，鸡蛋1个，水发干贝30克，姜片少许，牛奶适量

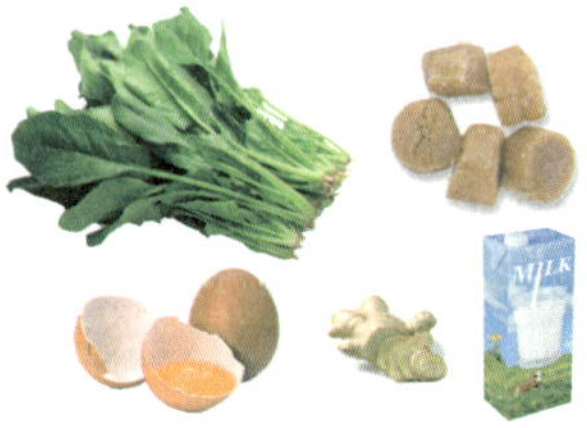

调料 tiaoliao

盐、味精、料酒各适量

做法 zuofa

01. 将蛋清打入碗中。
02. 锅中注油烧热，放入姜片，爆香；倒入处理好的干贝，炒匀。
03. 加入少许料酒，倒入适量清水，加盖，煮沸。
04. 揭盖，加入盐、味精，拌匀调味；放入洗净的菠菜，煮沸。
05. 倒入牛奶，煮沸；加入蛋清，调匀，略煮片刻即可。

营养分析〉菠菜含有水分、碳水化合物、蛋白质、脂肪、膳食纤维、胡萝卜素、钾、钠、钙、磷、铣、镁等营养元素，有润燥滑肠、清热除烦、洁肤抗老的功效。

干贝冬瓜竹荪汤

▶ 清热解毒

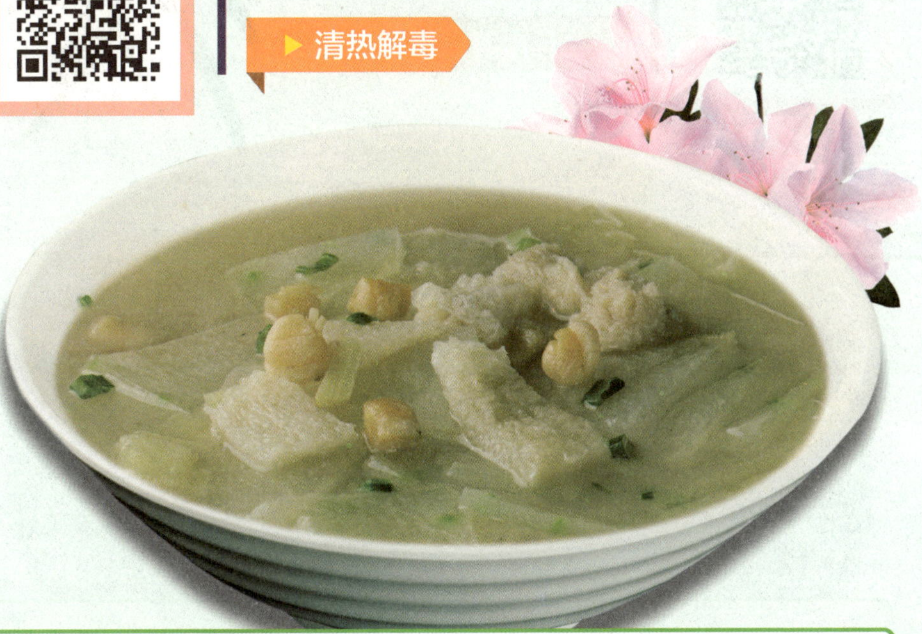

材料 cailiao

水发竹荪20克，冬瓜200克，水发干贝15克，姜片、葱花各少许

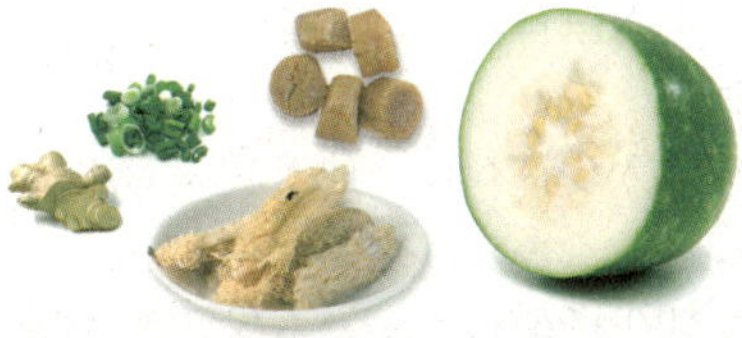

调料 tiaoliao

盐3克，味精1克，鸡粉2克，料酒、胡椒粉、食用油各适量

做法 zuofa

01.将去皮洗净的冬瓜切成片，洗净的竹荪切成段。

02.锅中注油烧热，倒入姜片，爆香；放入洗好的干贝，炒香；倒入冬瓜片，炒匀。

03.加入料酒和适量清水，煮约3分钟。

04.放入竹荪，煮约1分钟；加入盐、鸡粉、味精、胡椒粉，用小火慢煮至入味。

05.将汤料盛入碗中，撒上葱花即可。

营养分析〉干贝富含蛋白质、碳水化合物、核黄素、钙、铁、磷等多种营养物质，具有滋阴补肾、温胃养胃的功能，能缓解头晕目眩、脾胃虚弱、咽干口渴等症状。

干贝相宜〉鸡蛋（营养全面）、海带（降血压）、瘦肉（滋阴补肾）

干贝相克〉浓茶（不利于消化）、橄榄（不利于消化）

冬笋海味汤

开胃消食

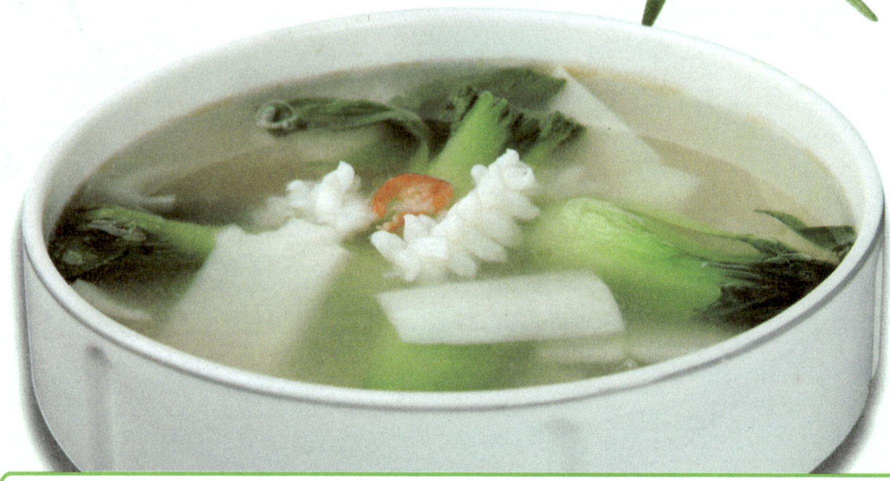

材料 cailiao

冬笋120克，净鱿鱼180克，姜丝少许，虾米、油菜各适量

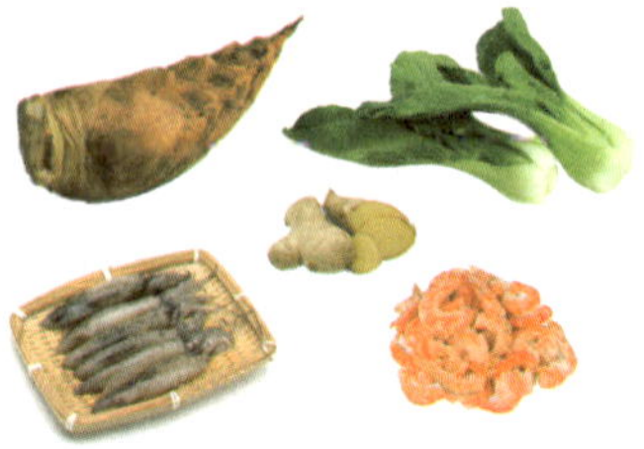

调料 tiaoliao

盐3克，鸡粉、料酒、胡椒粉、芝麻油各适量

做法 zuofa

01.将鱿鱼剥去外皮，打上十字花刀，切成片；洗净的冬笋切成片。

02.锅中倒入适量清水，放入姜丝、笋片、虾米，搅匀烧开。

03.倒入鱿鱼片，加入盐、鸡粉，拌匀略煮。

04.淋入少许料酒，放入洗净的油菜，拌匀。

05.加少许胡椒粉，淋入少许芝麻油，拌匀即可。

营养分析〉冬笋富含蛋白质、氨基酸、维生素、糖类以及钙、铁、磷等矿物质，有清热化痰、益气和胃、治消渴、利水道、帮助消化、去积食、防便秘等功效。另外，冬笋是低脂肪、低热量的食品，是肥胖者的减肥佳品。

冬笋相宜〉猪肉（补肝肾）、雪菜（减肥瘦身）、鸡腿菇（促进消化）

冬笋相克〉甲鱼（伤元气）

虾米干贝草菇汤

防癌抗癌

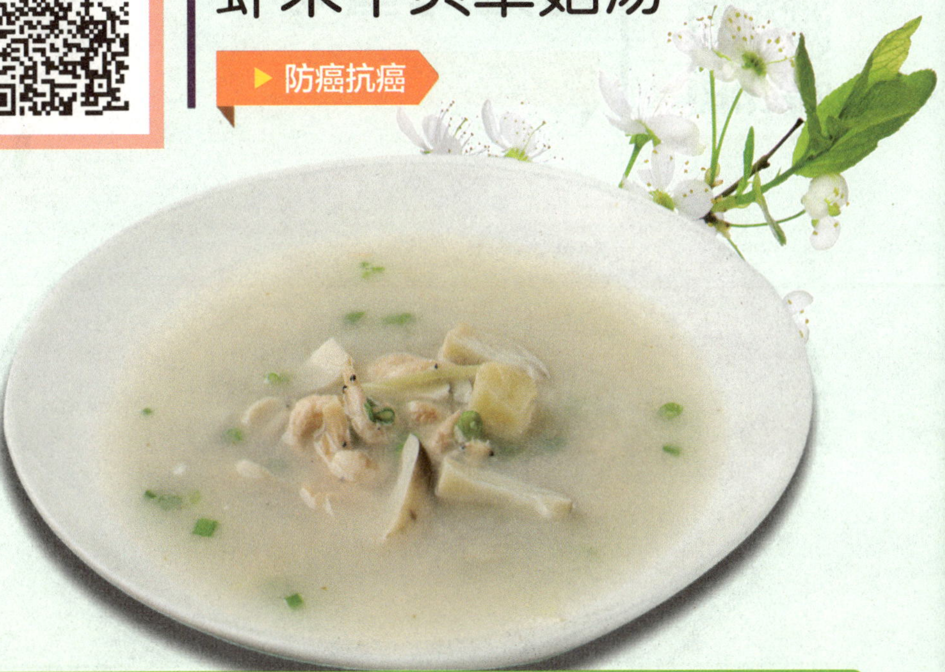

材料 cailiao

虾米70克，草菇40克，干贝10克，姜丝、葱花各少许

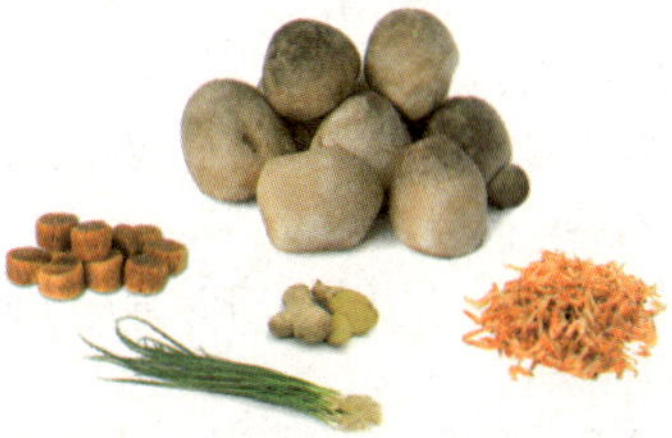

调料 tiaoliao

盐2克，鸡粉、胡椒粉各少许，料酒15毫升，食用油适量

做法 zuofa

01.将草菇切去根部，再切成小块。

02.锅中加入适量清水烧开，淋入少许料酒，放入草菇，拌煮约1分钟，捞出。

03.用油起锅，下入姜丝，爆香；倒入虾米、干贝、草菇，翻炒匀；淋入料酒，炒匀。

04.注入适量清水，煮沸后改用中火续煮4分钟至食材熟软。

05.加入盐、鸡粉、胡椒粉，拌匀调味。

06.把汤料装入碗中，撒上葱花即成。

营养分析〉虾米富含钾、碘、镁、磷、维生素A、氨茶碱等营养成分，具有开胃消食、保护血管的作用。而且，虾米的肉质松软，易消化，适宜身体虚弱和病后需要调养的人食用。

虾米相克〉红枣（会引发中毒）、黄豆（导致消化不良）、菠菜（影响对钙的吸收）

香菇海蜇汤

防癌抗癌

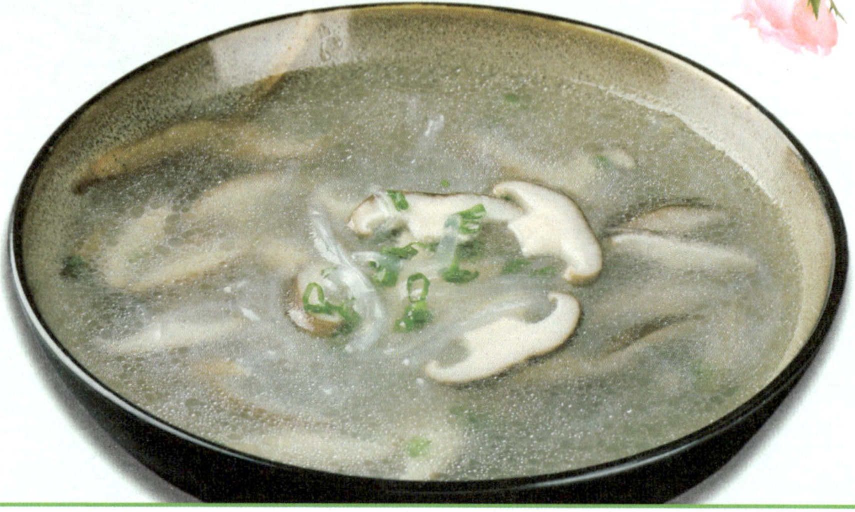

材料 cailiao

水发海蜇丝170克，鲜香菇60克，姜片、葱花各少许

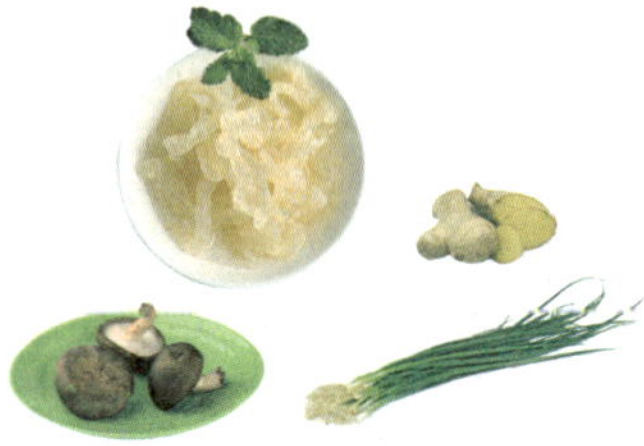

调料 tiaoliao

盐2克，鸡粉、食用油各少许

做法 zuofa

01.将海蜇丝洗净，切成小段；香菇洗净，切成小块。

02.锅中注入适量清水烧开，加入少许食用油、盐。

03.放入姜片，撒上鸡粉，倒入海蜇丝、香菇，搅拌匀。

04.盖上锅盖，煮沸后改中火煮约3分钟至食材熟软。

05.揭盖，将汤料盛入碗中，撒上葱花即可。

营养分析〉 海蜇含有丰富的蛋白质、钙、碘及多种维生素，有清热解毒、降压消肿之功效，对哮喘、风湿性关节炎、高血压、溃疡均有很好的食疗作用。

海蜇相宜〉 木耳（润肠、美肤、降压）、苦菊（预防动脉硬化）、荸荠（降压）、猪肉（缓解支气管炎）

海蜇相克〉 葡萄（导致呕吐、腹泻）、香菜（导致皮肤过敏）

Part 6

如丝如绵入心田，温补养颜 甜品汤

甜品汤既有多种食材和制作方式可以选择，又具有多种功效和作用。比如，枸杞甜品汤富含维生素和胡萝卜素，对眼睛的健康有益；红枣甜品汤富含铁和维生素，对补血有帮助。

适量食用甜品汤，有助于补充水分、提供能量和滋养身体，适合在日常生活和朋友聚会中食用。

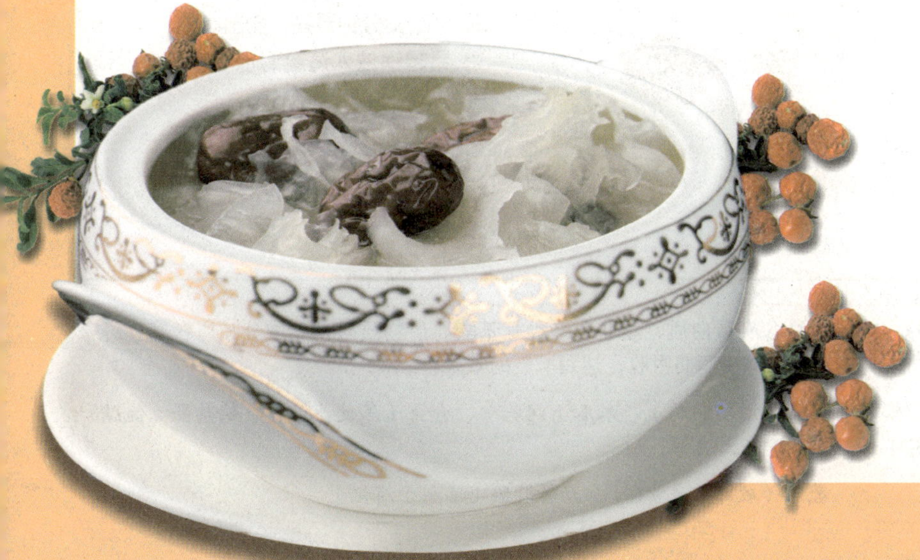

枸杞银耳汤

▶ 美容养颜

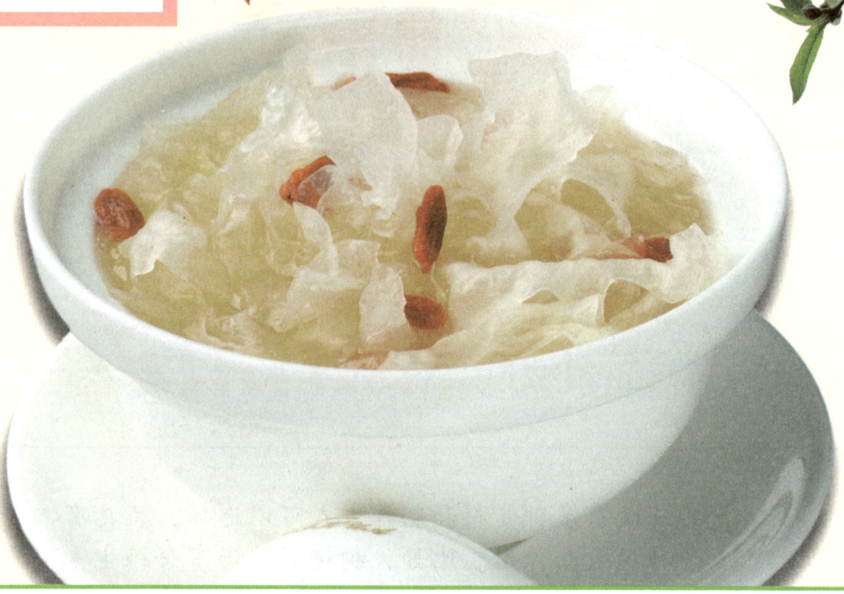

材料 cailiao

水发银耳100克，枸杞7克

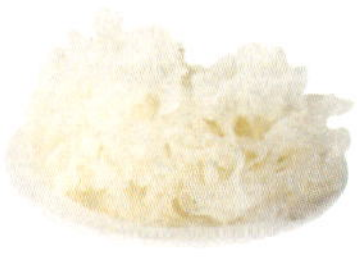

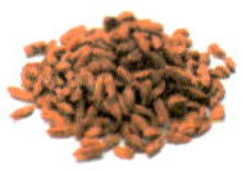

调料 tiaoliao

白糖35克

做法 zuofa

01.将泡发洗净的银耳切去老茎，切成小块。

02.锅中倒入适量清水烧开，倒入银耳，煮约3分钟至熟，捞出。

03.另起锅注入适量清水烧开，倒入银耳，加入白糖，煮沸。

04.放入枸杞，拌匀，出锅即可。

营养分析〉银耳含有蛋白质、脂肪和多种氨基酸、矿物质等营养成分，所含膳食纤维可助胃肠蠕动，减少脂肪吸收，达到减肥的效果。

银耳相宜〉莲子（滋阴润肺）、木瓜（润肤）、青鱼（保健养身）、鹌鹑蛋（健脑强身）、鸭蛋（清热止咳）

银耳相克〉菠菜（破坏维生素C）、动物肝脏（不利于消化）

木瓜炖银耳

▶ 养心润肺

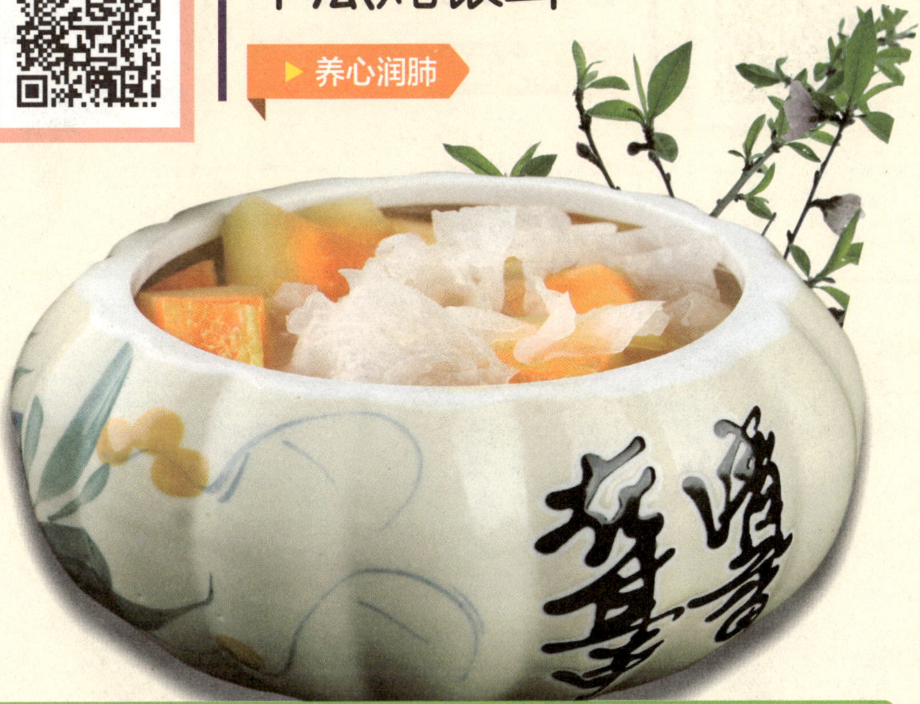

材料 cailiao

木瓜300克，水发银耳100克

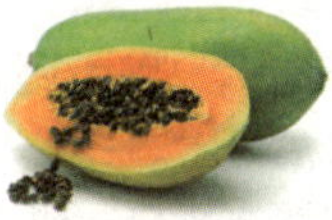

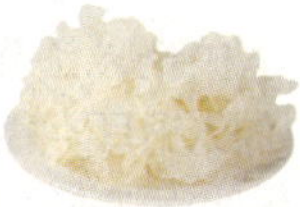

调料 tiaoliao

白糖适量

做法 zuofa

01.把去皮洗净的木瓜切成小块。

02.洗净的银耳切成小朵，浸泡在清水中，备用。

03.锅中注入适量清水烧热，倒入木瓜、银耳，加入白糖，拌匀调味。

04.用小火炖约20分钟至食材熟透。

05.将煮好的银耳汤盛入碗中即可。

营养分析〉木瓜含有大量水分、碳水化合物、木瓜蛋白酶、番木瓜碱、脂肪、多种维生素及人体必需的氨基酸。其所含的木瓜蛋白酶、番木瓜碱能消除体内过氧化物等毒素，净化血液，对肝功能障碍、高血脂、高血压具有防治效果。

银耳雪梨汤

▶ 养心润肺

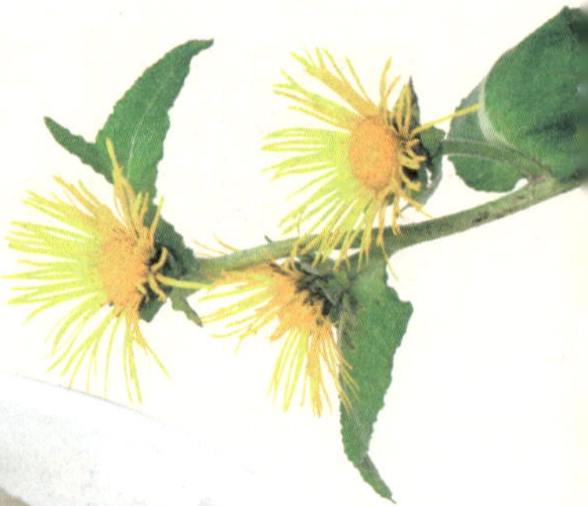

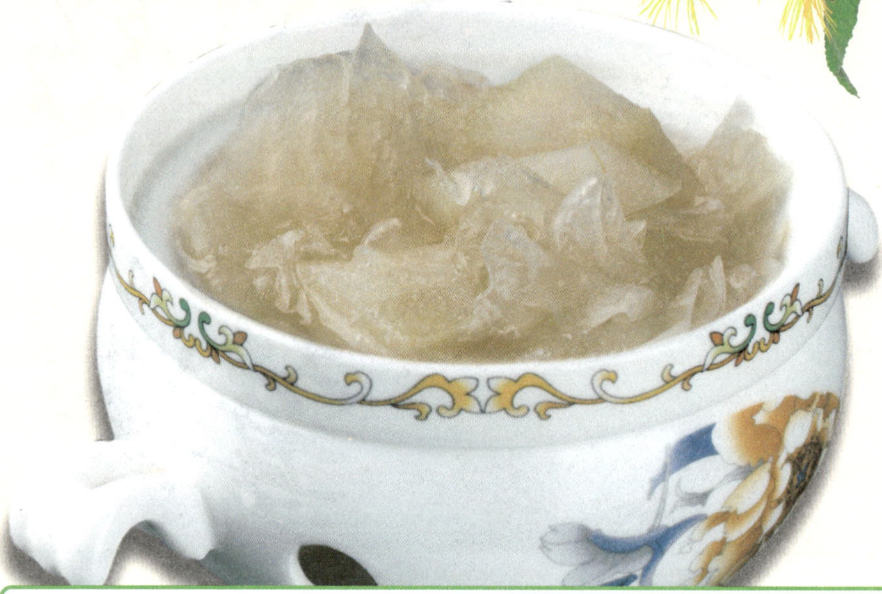

材料 cailiao

雪梨200克，水发银耳150克

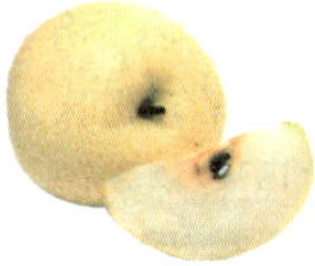

调料 tiaoliao

白糖35克，食粉少许

做法 zuofa

01.将银耳洗净，切成小朵；雪梨去皮洗净、去核，切成小块。

02.锅中倒入适量清水，撒上少许食粉，放入银耳，煮沸后捞出。

03.另起锅注入适量清水烧热，放入雪梨、银耳，加入白糖，拌至溶化。

04.用小火煮15分钟至食材熟透，出锅装碗即可。

营养分析 〉银耳富含天然特性胶质，有滋阴的作用，长期食用可以润肤，能淡化脸部黄褐斑、雀斑。银耳还具有养心润肺的功效，特别适宜女性食用。

药膳银耳汤

▶ 养心润肺

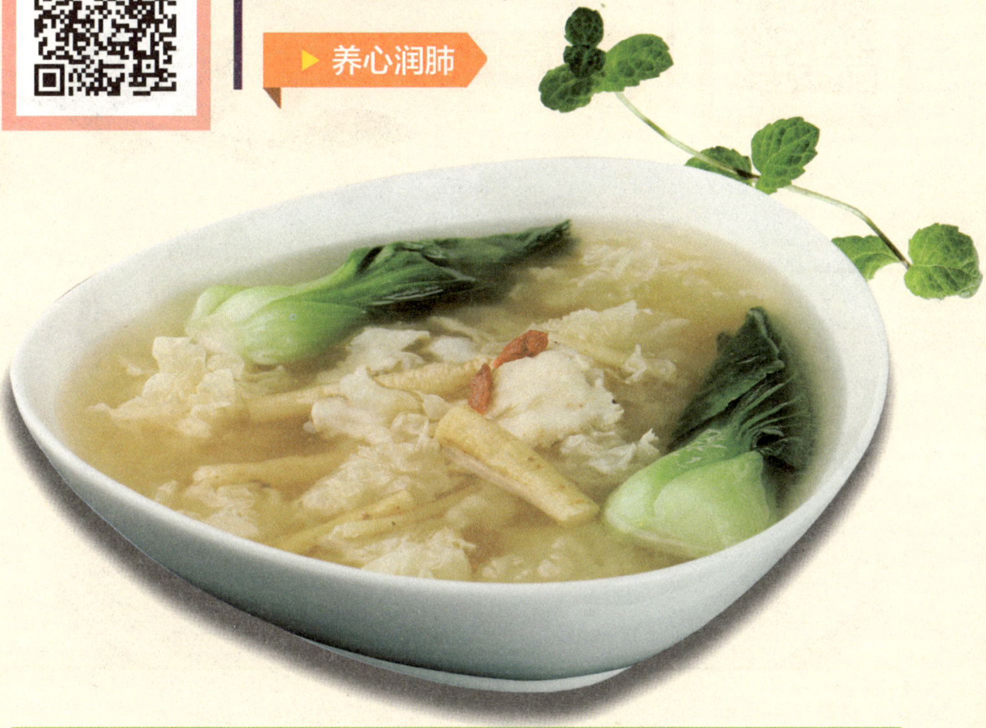

材料 cailiao

水发银耳100克，油菜20克，党参、当归各少许

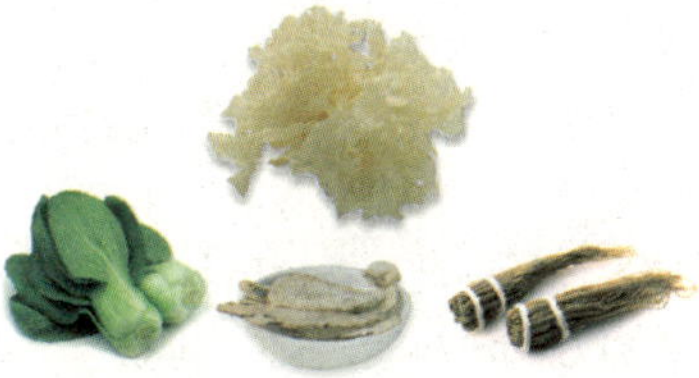

调料 tiaoliao

盐2克，鸡粉少许，食用油适量

做法 zuofa

01.将洗净的油菜切去根部，对半切开，剥去老叶；洗净的银耳切成小朵，备用。

02.砂煲注入适量清水烧开，放入洗净的当归、党参、银耳，盖上盖，煮沸后用小火续煮约30分钟至银耳熟软。

03.揭盖，倒入食用油、盐、鸡粉、油菜，拌煮至熟。

04.拣出煮熟的油菜，待用。

05.将煮好的银耳汤盛入碗中，摆上油菜即可。

营养分析〉银耳含有人体必需的多种氨基酸及钙、磷、铁、钾、镁等矿物质，具有补肾、润肺、生津、止咳、清热、养胃、补气、壮身、补脑、提神的功效。

银耳相宜〉百合（滋阴润肺）、豆腐皮（滋补气血）、菊花（润燥除烦）、黑木耳（提高免疫力）

银耳红枣汤

▶ 益气补血

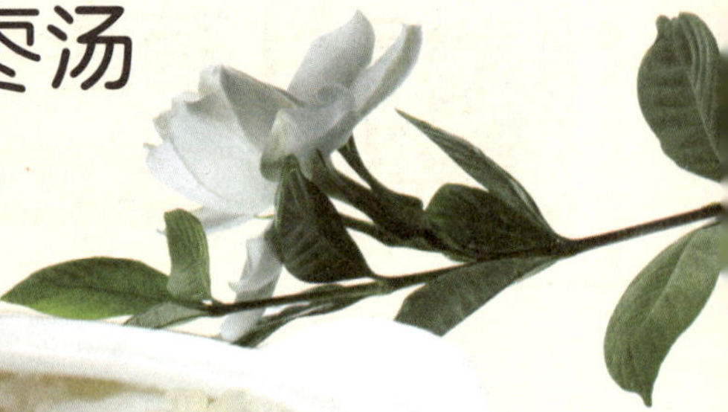

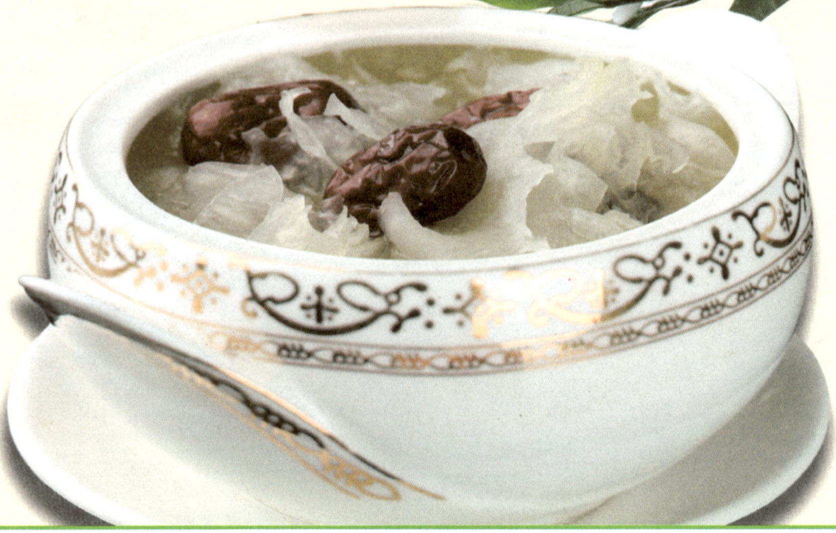

材料 cailiao

水发银耳100克，红枣40克

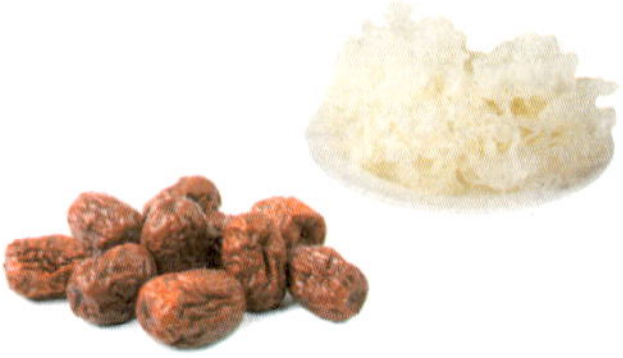

调料 tiaoliao

白糖适量

做法 zuofa

01.将洗好的银耳切去根部，再切成小碎片。

02.锅中注入适量清水烧热，倒入银耳，煮约3分钟至沸腾，捞出过凉水。

03.另起锅注入适量清水，倒入洗净的红枣、银耳，煮开后继续煮10分钟至食材软烂。

04.放入适量白糖，煮片刻至入味。

05.将煮好的汤料盛入碗中即成。

营养分析〉红枣含有糖分、蛋白质、碳水化合物等营养成分，具有益气补血、健脾和胃、祛风之功效。红枣还含有抗疲劳的物质，能增强人的耐力。红枣所含的黄酮类化合物有镇静的作用，还能减轻毒性物质对肝脏的损害。

红枣相宜〉鸡蛋（益气养血）、花生（增强补血）、猪蹄（可缓解女性经期鼻出血的症状）、板栗（健脾益气）、南瓜（解毒止痛）

红枣相克〉螃蟹（易导致寒热病）、虾（易引发中毒）、黄瓜（破坏维生素C）

莲子红枣花生汤

▶ 养心补血

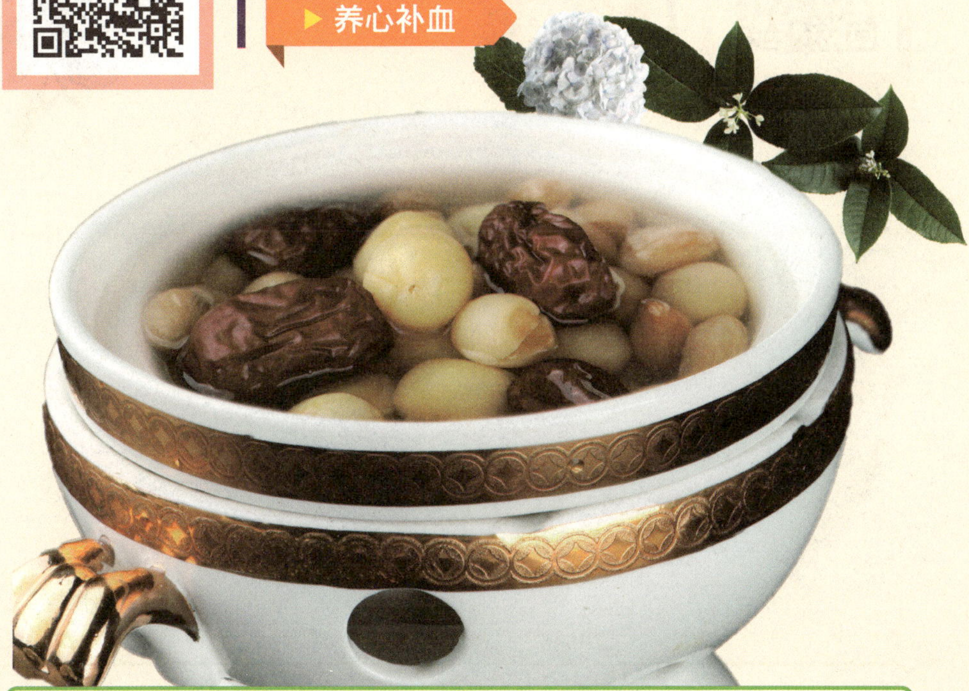

材料 cailiao

莲子 50 克，红枣 7 克，花生 30 克

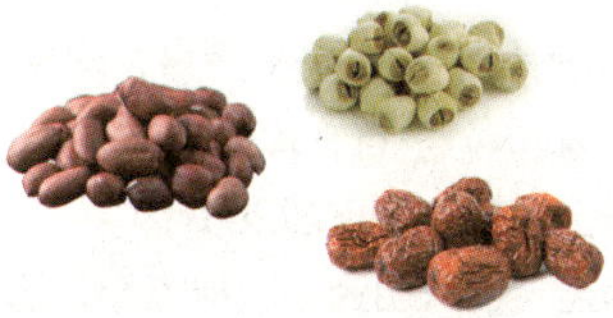

调料 tiaoliao

白糖适量

做法 zuofa

01.锅中注入适量清水烧开，倒入洗好的莲子、花生，加盖，焖煮15分钟至熟透。

02.揭盖，加入洗净的红枣，调入白糖，搅匀，慢火煮沸。

03.将锅中的食材盛入汤盅，将汤盅放入蒸锅中，加盖，用慢火蒸约1小时至莲子、花生完全熟透。

04.取出蒸好的汤品即可。

营养分析〉花生钙含量极高，多吃花生可促进人体的生长发育。花生衣中含有油脂和多种维生素，并含有使凝血时间缩短的物质，能对抗纤维蛋白的溶解，有促进骨髓制造血小板的功能。针对多种出血性疾病，不但有止血的作用，而且对原发病有一定的治疗作用，对人体造血功能有益。

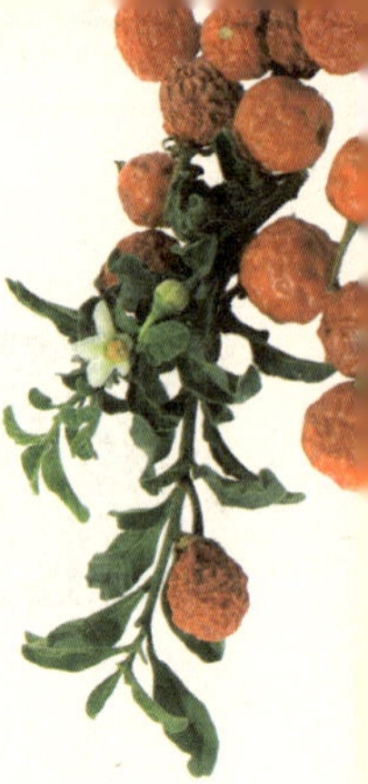

桂圆银耳红枣汤

美容养颜

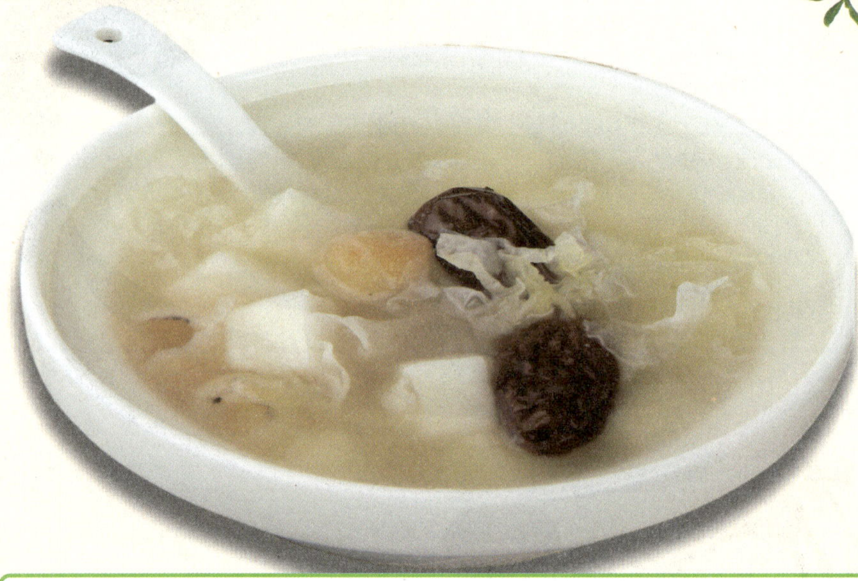

材料 cailiao

桂圆肉35克，红枣20克，水发银耳50克，山药100克

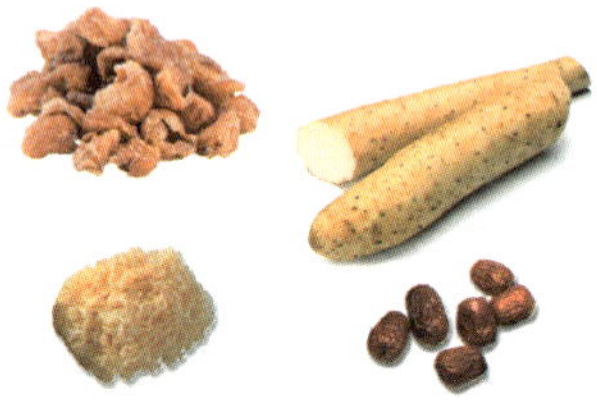

调料 tiaoliao

冰糖45克

做法 zuofa

01. 将银耳洗净，切成小朵。
02. 山药去皮洗净，切成丁，放入清水中浸泡。
03. 热锅注入适量清水，倒入冰糖、桂圆肉、红枣、银耳，拌匀烧开。
04. 盖上锅盖，慢火焖20分钟。
05. 揭盖，倒入山药丁，拌煮至熟透。
06. 将汤盛入碗中即可。

营养分析〉桂圆含有糖、蛋白质和多种维生素等营养成分，有滋补强体、补心安神、养血壮阴、益脾开胃、润肤美容的功效，对失眠、神经衰弱、记忆力减退、贫血有较好的食疗效果。

山药五宝甜汤

▶ 养心润肺

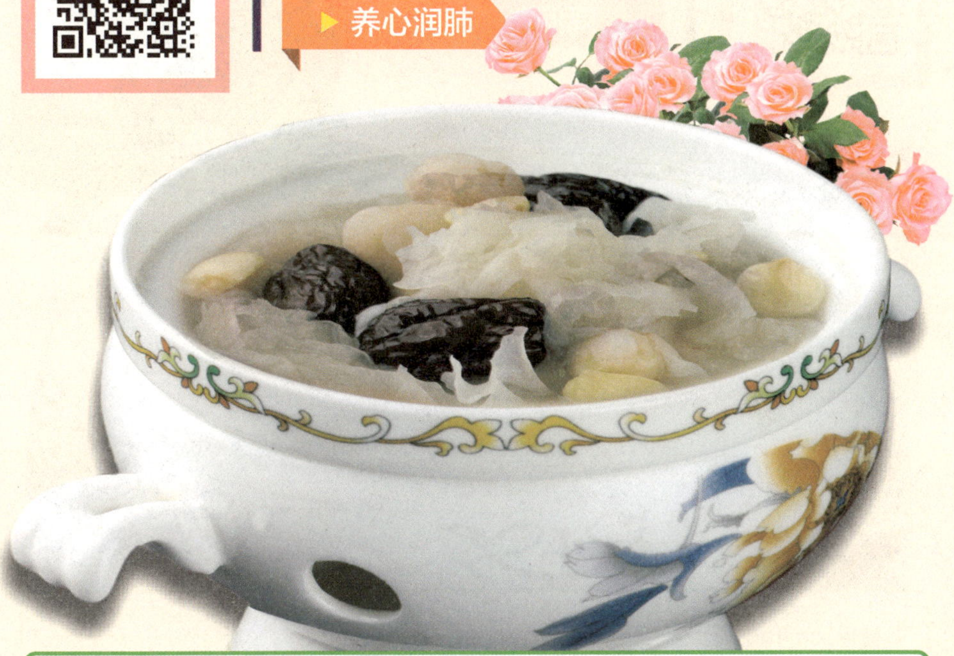

材料 cailiao

山药60克，水发莲子50克，鲜百合40克，红枣20克，桂圆肉35克，水发银耳50克

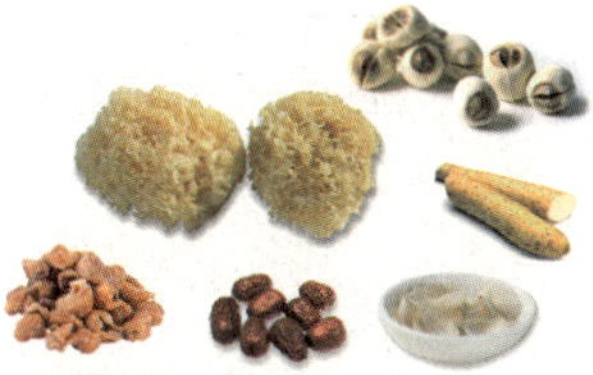

调料 tiaoliao

白糖适量

做法 zuofa

01.将山药去皮洗净，切成片；银耳洗净，切去黄色的根部，再切碎；莲子洗净，用牙签挑去莲子芯。

02.取不锈钢锅，注入适量清水烧开。

03.倒入准备好的所有原料，用中火煮开，再转小火煮约15分钟至食材熟软。

04.加入白糖，用汤勺搅拌匀。

05.将煮好的甜汤盛入碗中即可。

营养分析〉山药富含淀粉、B族维生素、黏液蛋白和矿物质，其所含的黏液蛋白有降低血糖的作用，是糖尿病人的食疗佳品。山药有增强免疫力、宁心安神等保健功效。

山药相宜〉芝麻（预防骨质疏松）、羊肉（可健脾胃）、葡萄（补虚养身）

山药相克〉南瓜（破坏维生素C）、香蕉（易致腹痛）、虾（易引起呕吐、腹痛）

牛奶木瓜甜汤

▶ 降低血脂

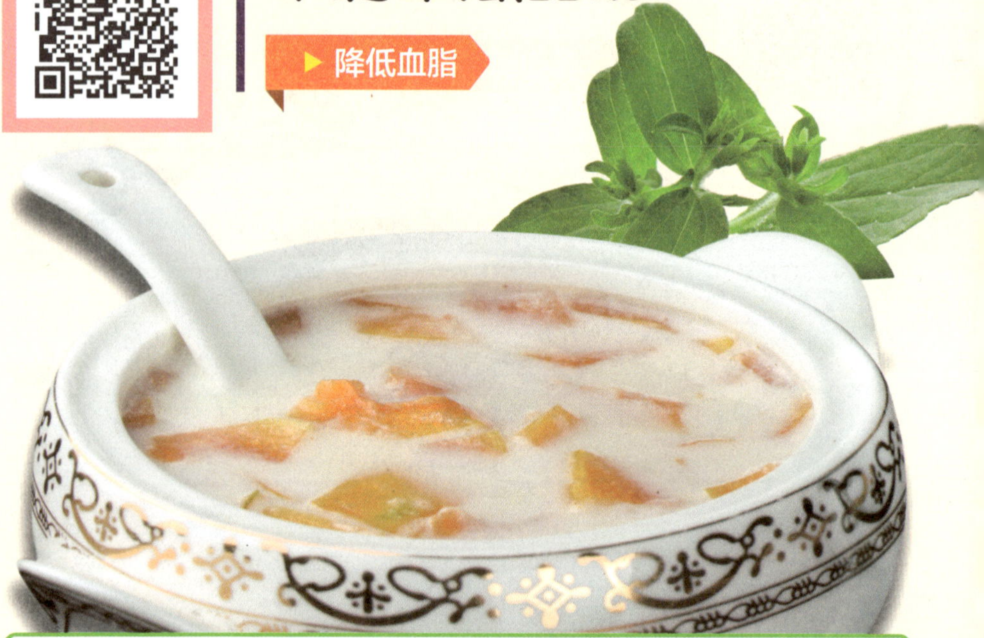

材料 cailiao

木瓜200克，牛奶200毫升

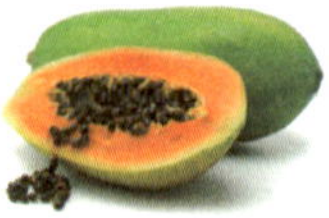

调料 tiaoliao

白糖适量

做法 zuofa

01.将木瓜去皮、去籽，洗净切成块。

02.锅中倒入适量清水，加入白糖，拌匀烧开。

03.倒入木瓜，煮约3分钟至熟透。

04.倒入牛奶，拌煮至沸腾。

05.将汤料盛入碗中即可。

营养分析〉牛奶富含蛋白质、钙、脂肪、维生素和矿物质等营养元素，易于人体吸收。牛奶含有的乳清可以在一定程度上防止黑色素沉着，还有中和胃酸、保护胃黏膜的功效。

牛奶相宜〉木瓜（美容养颜）、草莓（有助于维生素的吸收）、桃（滋养皮肤）、蜂蜜（缓解贫血和痛经）

牛奶相克〉金针菇（导致消化不良）、菠萝（产生身体不适）、香椿（引发腹胀）、西兰花（影响钙的吸收）

百合炖雪梨

▶ 清热解毒

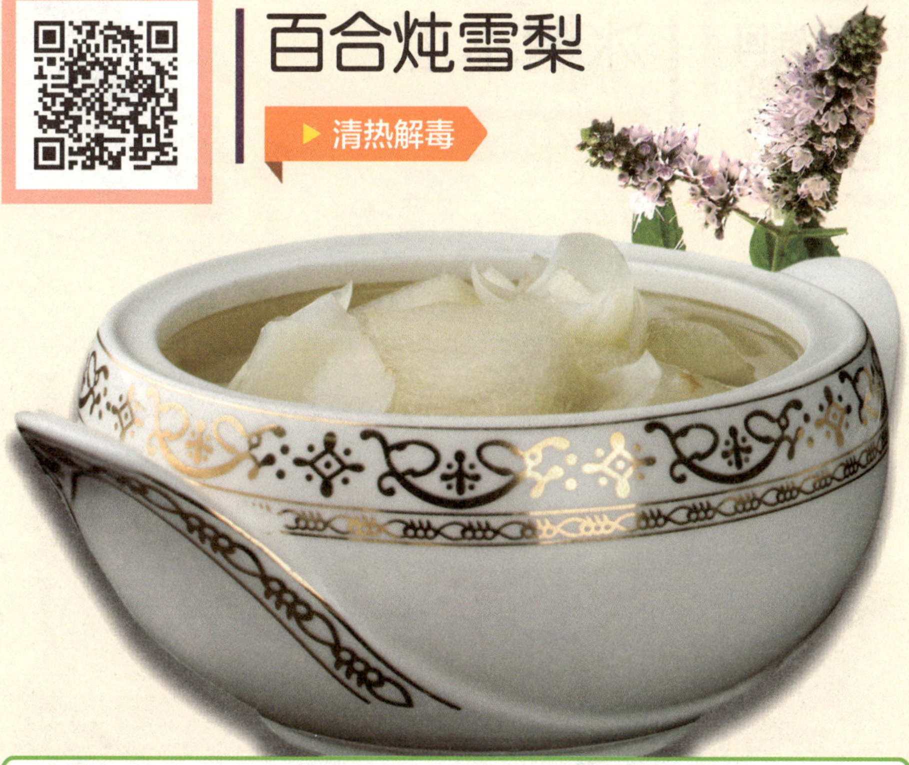

材料 cailiao

雪梨100克，鲜百合60克

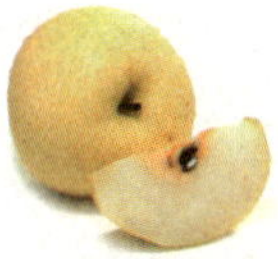

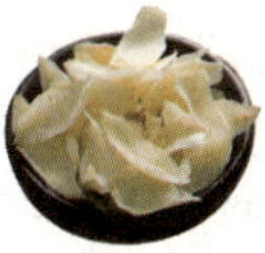

调料 tiaoliao

白糖适量

做法 zuofa

01.将去皮洗净的雪梨切成瓣，去核，改切成块。

02.锅中倒入适量清水烧开，放入雪梨块，加入白糖，煮沸。

03.倒入洗净的百合，慢火炖7分钟至食材熟透。

04.将煮好的汤料盛入碗内即成。

营养分析〉百合含有淀粉、蛋白质、脂肪、多种维生素及钙、磷、铁等营养素，具有润肺止咳、宁心安神、美容养颜、防癌抗癌的功效。

百合相宜〉绿豆（降压降糖）、桂圆（对失眠有帮助）、芦笋（防癌抗癌）、牡蛎（滋阴润肺）、枸杞子（补肾养血）

百合相克〉羊肉（易导致腹泻）、猪肉（易引起中毒）

冰糖木瓜

▶ 养心润肺

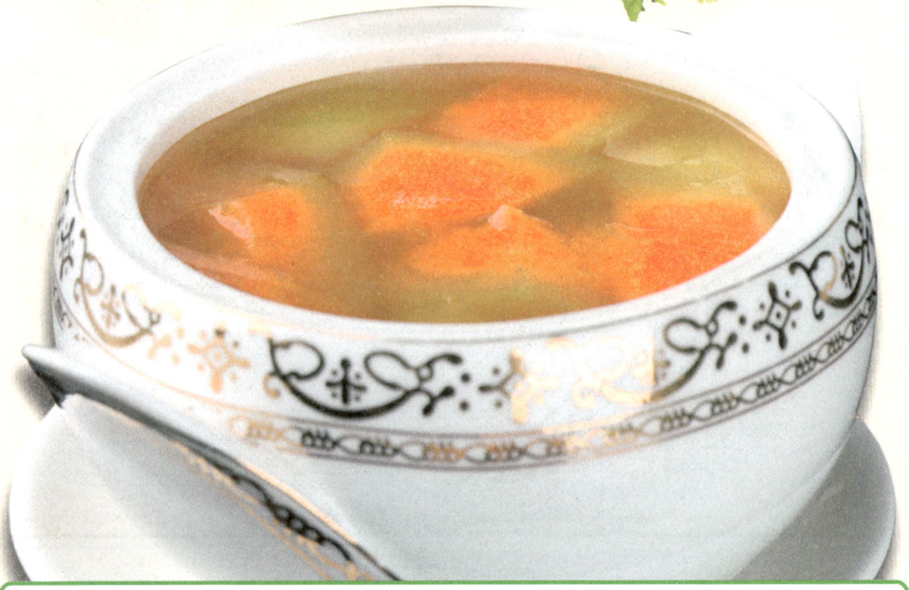

材料 cailiao

木瓜500克

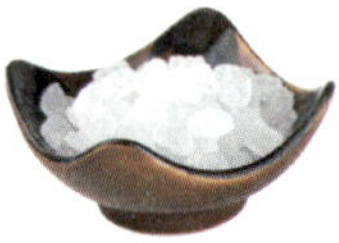

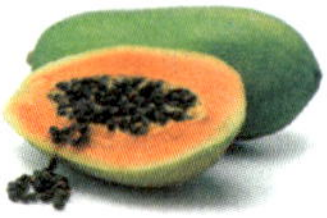

调料 tiaoliao

冰糖30克

做法 zuofa

01.将洗净的木瓜去皮、去籽，切成块。

02.锅中倒入适量清水烧开，放入冰糖，倒入木瓜，大火煮至熟透。

03.将锅中汤料盛入汤碗中，放入蒸锅，用小火蒸40分钟至食材熟烂。

04.揭盖，取出蒸好的木瓜即可。

营养分析〉木瓜含有B族维生素、维生素C、维生素E、蛋白质、胡萝卜素等营养成分，有助消化、消暑解渴、润肺止咳的功效。它特有的木瓜酵素能清心润肺、帮助消化、预防胃病，其独有的木瓜碱具有抗肿瘤的功效，对淋巴性白血病细胞具有强烈抗癌活性。

木瓜莲子百合汤

养心润肺

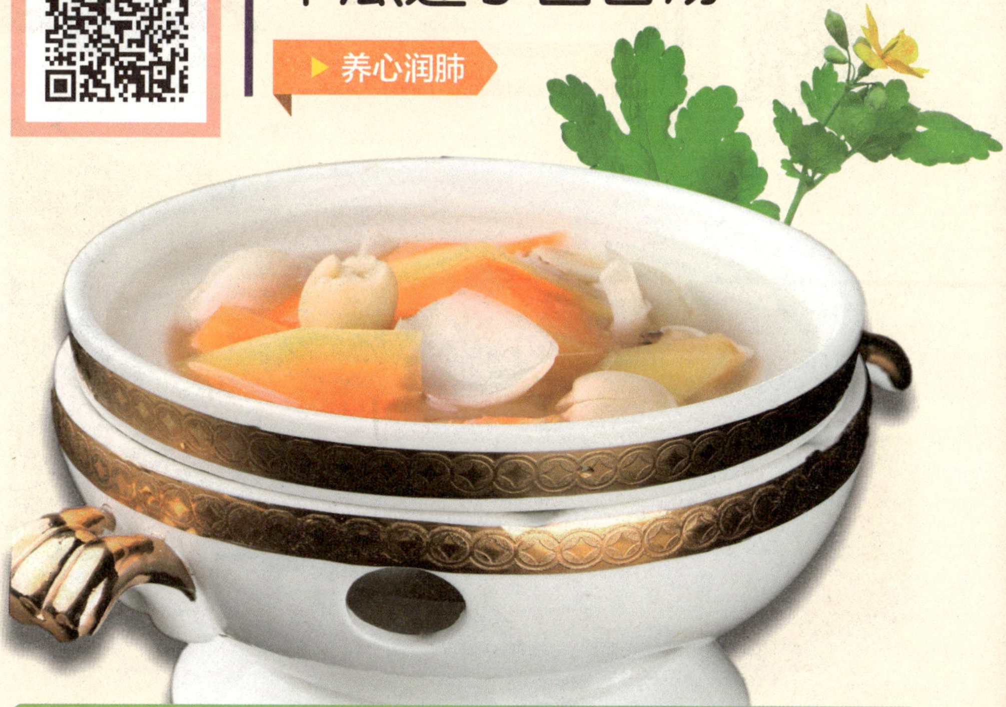

材料 cailiao

木瓜200克，水发莲子、百合各60克

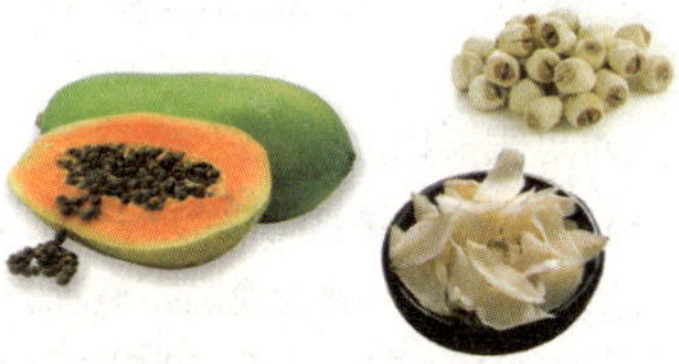

调料 tiaoliao

白糖35克

做法 zuofa

01. 将木瓜洗净后去皮、去籽，果肉切成小块。
02. 锅中注入800毫升清水烧开，倒入木瓜和洗净的莲子，加盖，煮约5分钟至沸。
03. 揭盖，倒入洗好的百合，略煮片刻。
04. 加入白糖，用小火拌煮至糖分溶化。
05. 把汤盛出即成。

营养分析〉 莲子含有铁、钙、莲心碱、蛋白质等营养物质，有很好的滋补作用。莲子还有很好的强心作用，能扩张外周血管、降低血压。脑力劳动者常食莲子，可以健脑、增强记忆力，并能预防老年痴呆症。

莲子相宜〉 南瓜（降血压）、猪肚（补脾健胃）、红薯（润肠通便）、花生（可助骨骼成长）、白果（可收涩止带）、黑米（补肝益肾）、木瓜（促进消化）

木瓜西米汤

清热解毒

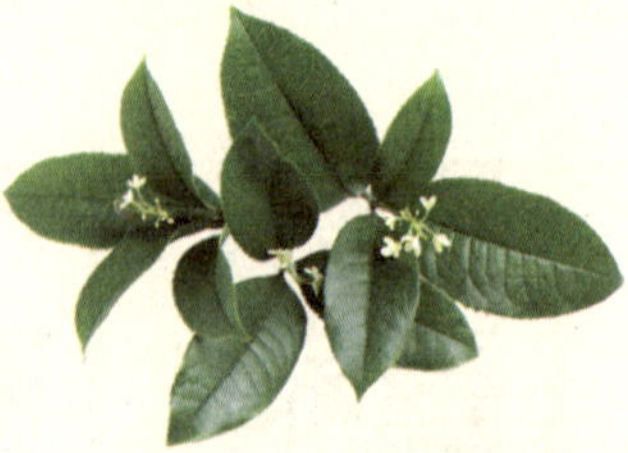

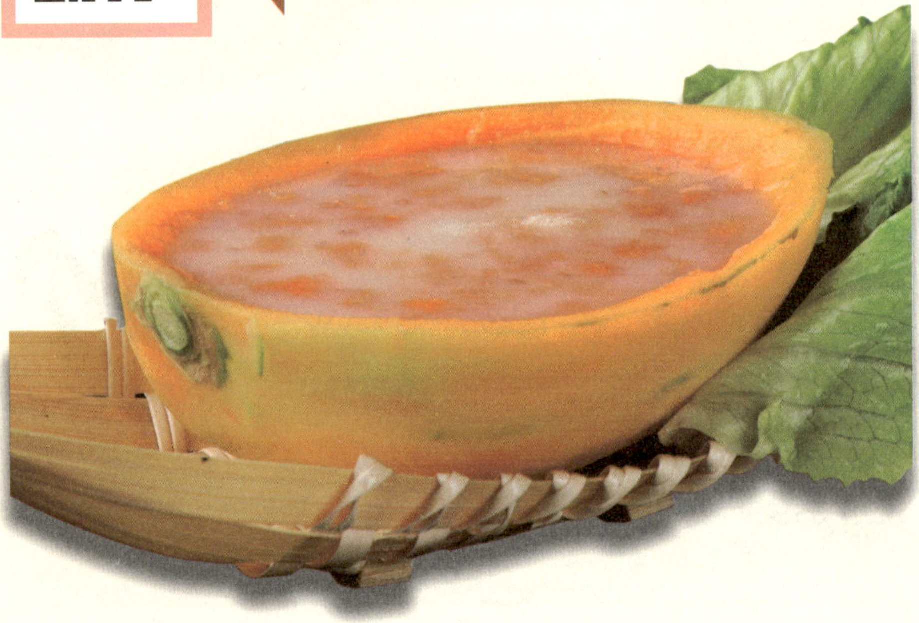

材料 cailiao

木瓜200克，水发西米100克

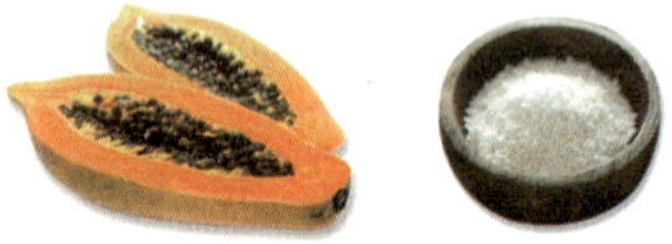

调料 tiaoliao

淡奶30克，白糖30克

做法 zuofa

01.将洗净去皮的木瓜挖出果肉，制成瓜盅。

02.将木瓜果肉切成粒。

03.锅中倒入适量清水烧开，倒入白糖、西米，煮熟；倒入淡奶，煮沸。

04.放入木瓜粒，拌匀煮沸，制成西米汤。

05.将西米汤舀入木瓜盅内，放入蒸锅蒸10分钟至熟透。

06.取出蒸好的木瓜西米汤即可。

营养分析〉西米含有蛋白质、维生素及碳水化合物，有健脾、补肺、化痰的功效，适合体质虚弱、产后或病后恢复期、消化不良、精神疲乏的人食用。

西米相克〉榴梿（破坏营养成分）、动物内脏（影响消化）、白酒（刺激肠道）